Andrea-Anna Cavelius/Alexandra Cavelius/Li Wu

Praxisbuch
Chinesische Medizin

Andrea-Anna Cavelius/Alexandra Cavelius/Li Wu

Praxisbuch
Chinesische Medizin

Im Einklang mit dem Körper durch Akupressur,
Massagen, Heilkräuter und richtige Ernährung

Ludwig

Inhalt

China – eine jahrtausendealte Kultur.

Chrysanthemen helfen bei Lungenbeschwerden.

Yin und Yang symbolisieren Harmonie.

Die ganzheitliche Heilkunde hat sich seit Jahrtausenden in China bewährt.

Ganzheitlich heilen

Fernöstliche Heilweisen, ob aus dem alten Indien oder aus China, liegen aufgrund ihrer Einbettung in ein ganzheitliches System im Gesundheitstrend. Für viele Menschen stellt gerade die chinesische Heilkunde nicht nur eine positive Ergänzung zu den Segnungen der westlichen Schulmedizin dar, sondern oft sogar die einzige Alternative.

Die traditionelle chinesische Medizin hat eine mehr als 2500 Jahre alte Geschichte, die kontinuierlich dokumentiert und auch heute noch an den medizinischen Hochschulen Chinas unterrichtet wird. Die westliche Medizin ist dort dagegen erst seit rund 100 Jahren bekannt.

Denn trotz der bisweilen geheimnisvoll anmutenden Anwendungen und Wirkungen ihrer Heilmethoden ist die traditionelle chinesische Medizin (TCM) keineswegs ein Produkt primitiven Denkens. Vielmehr sind ihre Verfahrensweisen das Resultat einer jahrtausendealten Praxis, die von ständiger Erfahrung und Forschung begleitet wurde und wird.

Bestandteil einer jahrtausendealten Kultur

Während sich in China vor etwa 5000 Jahren eine florierende Hochkultur entwickelte, zu deren Bestandteilen ihre höchst verfeinerte Heilkunst zählte, war in unseren Wäldern von Zivilisation noch gar nicht die Rede. So verfügt unsere westliche Welt heute zwar über die erstaunlichsten Errungenschaften in Wissenschaft und Technik. Was jedoch gerade die Forschung im Gesundheitswesen anbelangt, sind wir den Chinesen in mancher Hinsicht weit unterlegen.

Therapie mit ganzheitlichem Ansatz

Die TCM spricht die Menschen deshalb besonders an, weil sie als ganzheitliche Medizin eine separate Behandlung von Körper, Seele und Geist nicht kennt. Dies ist sicher der Hauptgrund dafür, dass es keinem anderen Heilsystem in diesem Jahrhundert gelungen ist, sich so schnell im westlichen Kulturkreis zu verbreiten. Schließlich ist der Zusammenhang zwischen Psyche (Seele) und Soma (Körper) selbst hartgesottenen Schulmedizinern keine Neuheit mehr, auch wenn noch wenige diese Grunderkenntnis mit in ihre Behandlung einbeziehen. Das Erstaunliche an der chinesischen Heilkunst ist, dass Behandlungsweisen eingesetzt werden, deren Wirkung wir mit unseren Methoden nicht wissenschaftlich begründen können. Das Wunderbare daran: Sie heilen trotzdem und sehr erfolgreich zudem. Akupunktur, bestimmte Massageformen, gezielte Diäten, die Atemübungen Qi Gong, die Heilgymnastik Tai Chi Chuan und nicht zuletzt der ganzheitliche philosophische Ansatz machen die traditionelle chinesische Medizin zu einem wirkungsvollen und ganzheitlichen System, in dem Vorbeugung und Gesunderhaltung eine zentrale Rolle spielen.

Schulmedizin und traditionelle Heilkunde ergänzen sich

Ein Vorurteil, das der chinesischen Medizin anhaftet, ist der Ruf ihrer überirdischen Heilkräfte. Da die Heilkunde in ein philosophisch-religiöses System eingebettet ist, neigen manche ihrer Anhänger dazu, auch die Medizin heilig zu sprechen. Doch Wunder kann die chinesische Heilkunst genauso wenig vollbringen wie unsere klassische Schulmedizin oder alternative Heilmethoden wie etwa die Homöopathie.

Zu den alternativen Behandlungsweisen wird bei uns auch die traditionelle chinesische Medizin gezählt. Allerdings muss man wissen, dass ein in China ausgebildeter Arzt auch die »westliche« Medizin studiert, um hierzulande praktizieren zu dürfen. Trotzdem bleibt festzustellen: Eine Kluft zwischen klassischer Schulmedizin und traditioneller Medizin wie bei uns gibt es in China nicht.

Innere Harmonie – Voraussetzung für Gesundheit

Nicht umsonst steht die Gesundheit in China im Zeichen der Ausgeglichenheit. Denn die chinesischen Weisen sehen im Menschen – wie in allen Erscheinungsformen der Natur – gegensätzliche Kräfte wirken, die zur Harmonie streben und daher in Einklang gebracht werden müssen. Das Harte und das Weiche, das Starke und das Schwache, das Männliche und das Weibliche, Yin und Yang sind diese Gegensätze, die vereint werden müssen. Denn nur ein ausgeglichener Mensch, in dem die Lebensenergie Qi ungestört fließen kann, ist gesund.

Medizinische Entwicklungshilfe leistet die chinesische Medizin gerade bei sehr problematischen Beschwerdebildern wie Migräne, rheumatischen Erkrankungen, Rückenleiden, aber auch bei Schmerzen, chronischen Krankheiten oder Allergien. Hier wird die ganzheitliche Methode, die auf verschiedene Wege setzt und auch in verstärktem Maß die Ernährung einbezieht, von immer mehr Menschen als erste Wahl betrachtet. Traditionelle Ganzheitsmedizin, die in die Zukunft weist.

Die chinesische Heilkunst stellt schon seit jeher den Zusammenhang zwischen körperlichen Beschwerden, Persönlichkeit und Lebenssituation des Kranken her. Unsere Schulmedizin beginnt erst jetzt, diesen Wechselwirkungen mehr Bedeutung beizumessen und eine ganzheitliche Behandlung anzustreben.

Die
traditionelle
chinesische Medizin

Während sich die Heilkunde des christlichen Abendlands als eine Geschichte der Wechselhaftigkeit darstellt, ist die chinesische organisch gewachsen. Im Westen stellten Ärzte und Wissenschaftler im Lauf der Zeit immer neue theoretische Erklärungsmodelle zur Entstehung und Behandlung von Krankheiten vor, die einander nahtlos ablösten. Bei den Chinesen hingegen galt das Wissen der Alten nie als überholt. So wurde ihre Heilkunde jahrtausendelang ständig durch neue Erkenntnisse bereichert, ergänzt und erweitert.

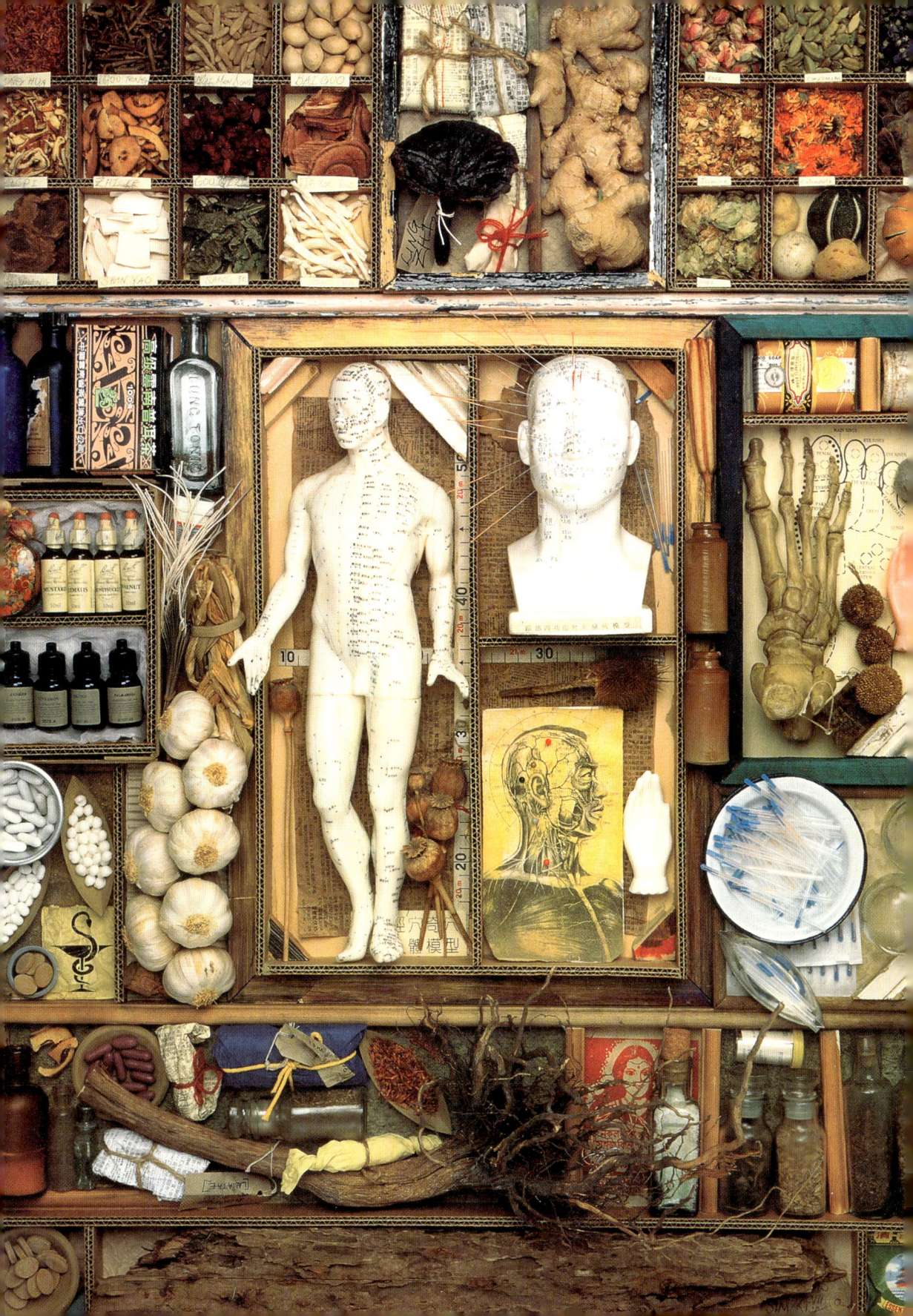

Ein Streifzug durch das alte China

Jedes Heilverfahren ist Ausdruck für die Lebenspraxis einer bestimmten Kultur. So ist unsere westliche Weltsicht vom naturwissenschaftlichen Denken geprägt, wie wir auch an den Heilmethoden der klassischen Schulmedizin erkennen können. Nur der sichtbare Teil des Menschen, sein Körper, wird bei der Behandlung mit einbezogen. Dies entspricht unserem der Oberfläche zugewandten Denken. Die chinesische Heilkunde hingegen betrachtet den Menschen ganzheitlich und zielt – wie das chinesische Denken auch – auf das Wesen der Dinge. Erst beide Pole, die Oberflächlichkeit und die Wesentlichkeit, ergeben eine Ganzheit, denn der eine Pol kann ohne den anderen nicht existieren. Lernen wir also die chinesische Heilkunde als etwas kennen, das unser Denken und unser Leben bereichert und ergänzt. So kann jedes Heilverfahren einer anderen Kultur eine Herausforderung für unsere Persönlichkeitsentwicklung sein.

Die Einbettung der chinesischen Heilkunde in ein umfassendes weltanschauliches System kann auch für westliche Menschen eine geistige Bereicherung sein. Die Selbstbehandlung von Alltagsbeschwerden ist aber auch ohne umfassende Vorkenntnisse fast immer unkompliziert durchzuführen und ist dennoch sehr wirkungsvoll.

Ahnenglaube und Dämonen

Die ältesten Belege für ein erstes systematisches Vorgehen gegen Krankheit in China stammen aus dem 11. Jahrhundert v. Chr. Diesen Zeugnissen, in Form von Orakelinschriften auf Tierknochen oder Schildkrötenpanzern, kann man entnehmen, dass die frühe chinesische Heilkunde noch nicht klar zwischen den verschiedenen Formen von Krankheit unterschied. In der Shang-Zeit (16. bis 11. Jahrhundert v. Chr.) praktizierte das Volk eine Art Ahnenheilkunde. So vermutete man hinter einer Krankheit immer das Werk eines Ahnen, der einem übel wollte.

Harmonie zwischen Leben und Totenreich

Um die Patienten zu heilen, wurden daher den Ahnen Opfergaben gebracht. Die Harmonie zwischen den lebenden und den toten Mitgliedern einer Gemeinschaft sollte dadurch wiederhergestellt werden. Schamanen übernahmen vermutlich die Mittlerrolle zwischen den Welten und gehörten auf diese Weise zu den ersten Heilern. Die Bedeutung der gesellschaftlichen und natürlichen Umwelt prägte bereits während dieser so genannten vorwissenschaftlichen Periode maßgeblich die chinesische Auffassung über Krankheit. Bis heute hat sich die Überzeugung über den Zusammenhang zwischen gesellschaftlichen Krisensituationen und dem körperlichen Leiden eines Individuums erhalten.

Der Kampf gegen die Dämonen

Etwa 500 v. Chr. wurde der Ahnenglaube von der dämonologisch begründeten Heilkunde abgelöst. Das hing mit religiösen und politischen Veränderungen zusammen. Das Volk glaubte an verschiedene Gottessysteme. Dabei lag jeder Religion daran, zu beweisen, dass sie die allein gültige sei. Die Politik nutzte diese Querelen für sich aus. Thronstreitigkeiten führten zu jahrhundertelangen Auseinandersetzungen, deren Brutalität sagenumwoben ist. Die ehemals gültigen ethischen Umgangsformen zwischen den Menschen waren aufgelöst. Damit war der Boden für den Glauben an bösartige und brutale übersinnliche Mächte und Kräfte geebnet.

Der Dämonenglaube gründete auf der Vorstellung, dass neben den lebenden Menschen eine Unzahl von übel wollenden Dämonen existierte. Talismane, exorzistische Sprüche und Arzneisubstanzen zeugen von dieser Zeit, in der sich der Mensch ständig äußerer Bedrohungen gewahr war.

Auch im Westen hing man viele Jahrhunderte dem Glauben an, böse Geister als Krankheitsverursacher durch mit magischen Kräften begabte Heiler austreiben zu können. In manchen Gebieten finden bis heute Exorzisten gläubige Anhänger, die körperliche oder geistige Gesundheit durch Teufelsaustreibung wiederherstellen wollen.

Der Beginn der systematischen Heilkunde

Knapp 200 Jahre später begann man bereits, das aus Erfahrung gewonnene Wissen aufzuschreiben und zu systematisieren. Während im Westen nach wie vor eine magisch-dämonische Medizin praktiziert wurde, begann man im China des 3. Jahrhunderts v. Chr. mit der Dokumentation medizinischen Wissens. So finden sich in dem berühmten Werk »Innerer Klassiker des Gelben Kaisers« schon Ausführungen über den Blutkreislauf des Menschen. In Europa wurde diese Theorie erst im 16. Jahrhundert bewiesen.

Noch ein weiterer Schritt wurde bereits in Richtung Arzneimittellehre getan. Aus dem 2. Jahrhundert v. Chr. stammt das bekannte Arzneibuch »Shen-nung pen-tsào.« Hier werden Heilmittel erstmals eingeteilt und systematisiert. Etwa um 90 v. Chr.

schließlich wird zum ersten Mal das Therapieverfahren des Nadelns (Akupunktur) genannt, einer der wesentlichen Bestandteile chinesischer Heilkunst. Von der Weiterentwicklung der Heilkunde berichten Schriftstücke, die man in Grabanlagen aus dem Jahr 168 v.Chr. fand. Ihre Autoren beschrieben hier detailliert Arzneirezepte sowie prognostische und diagnostische Grundlagen. Außerdem erörterten sie vorbeugende Verfahrensweisen und Behandlungsmöglichkeiten wie Meditation und Atemübungen, gymnastische Übungen, Bäder, Kompressen, Kleinchirurgie und Massagen. Aus diesen Anfängen heraus entwickelte sich im Lauf der folgenden Jahrhunderte die umfangreiche pharmazeutische Literatur.

Bereits die ersten Chinareisenden aus dem Westen berichteten von der Akupunktur. Die exotisch erscheinende Behandlungsweise mit Nadeln erregte großes Aufsehen und Interesse. Mit der Konzentration auf die Weiterentwicklung naturwissenschaftlicher Methoden seit Mitte des 19. Jahrhunderts verlor der Westen die TCM wieder aus dem Blickfeld.

Orientierung an der Natur

Etwa 220 v.Chr. entwickelten die Gelehrten die theoretischen Grundlagen, die in den folgenden drei Jahrhunderten zur Ausbildung einer eigentlichen chinesischen Medizin beitrugen. Man versuchte, die Gesamtheit der Erscheinungswelt zu ordnen und die wesentlichen Kategorien wie das Werden, den Wandel und das Vergehen von Leben und Materie durch ihr Wechselspiel miteinander und ihre ständige Wirkung aufeinander zu erklären. Im Gegensatz zum westlichen Denken, dass sich aufgrund seiner Fortschrittsgläubigkeit auf Details konzentrierte, blieb das chinesische Denken immer einem ganzheitlichen Rahmen verbunden und hatte ständig die Natur als Vorbild. So entstanden u.a. die Yin-und-Yang- und die Fünf-Phasen-Theorie (siehe Seite 21ff.).

Die Schwerpunkte der chinesischen Heiltradition

- Körper, Seele und Geist bilden eine Einheit.
- Für die Gesundheit ist ein ausgeglichener Energiefluss im Körper verantwortlich. Wird dieser gestört oder blockiert, kommt es zur Krankheit.
- Jede Energie soll ausgewogen zwischen zwei Polen vorhanden sein. Ist zu viel oder zu wenig Lebensenergie (Qi) vorhanden, wird ein bestimmter Körperteil krank, und das wirkt sich über die Leitbahnen im Körper (Meridiane) auch auf den ganzen restlichen Körper aus.
- Der frühe Entwicklungszeitraum (prä- und perinatale Phase) des Menschen wird für seine Gesundheit immer berücksichtigt.

Die Theorie der Meridiane

Mit der Reichseinigung (206 v. Chr.) und dem Wandel der Beziehungen zwischen den ehemals weitgehend isolierten Teilstaaten des riesigen Reichs der Mitte entwickelte sich in der medizinischen Wissenschaft auch ein neues Verständnis der Struktur und der Funktionen des Körpers. Denn die natürliche und gesellschaftliche Umwelt spiegelt sich, wie bereits erwähnt, auch im Denken und in der Erkenntnisfindung wider.

Man glaubte jetzt an zwölf Funktionszentren im menschlichen Körper (sie stellen die Organe dar), die durch ein Netzwerk von Kanälen oder Leitbahnen miteinander verbunden sind. Auf diesen Kanälen befinden sich verschiedene Stationen, die als Akupunkturpunkte bezeichnet werden. Innerhalb der so genannten Meridiane fließt ein Energiepotenzial, das die einzelnen Körperregionen versorgt. Diätetische Maßnahmen, Qi Gong und Akupunktur werden auf dieser Grundlage als gezielte Therapien eingesetzt.

Das System der Leitbahnen oder Meridiane transportiert nach chinesischer Sicht Blut und die Lebensenergie Qi durch den Körper. Es ist aber weder mit den Blutbahnen noch mit dem Nervensystem gleichzusetzen. Die Meridiane sind vielmehr unsichtbar und dennoch nach traditioneller Auffassung eine körperliche Realität.

Die Entstehung verschiedener Schulen

Die Medizin machte immer größere Fortschritte. Während der Tang-Zeit (618 – 906 n. Chr.) behandelte der bekannte Arzt Sun Si Miao bereits erfolgreich Mangelkrankheiten, die durch Fehlernährung bedingt waren. Auf deren Erforschung musste der europäische Raum noch lange warten. Die Diätetik gehörte von nun an zu den festen Bestandteilen des Behandlungskanons der chinesischen Heilkunde.

Bis zum 15. Jahrhundert entstanden die verschiedensten Schulen, die sich magischen, religiösen und dämonologischen bis hin zu naturgesetzlichen Erkenntnissen verschrieben. Gemeinsam war jedoch allen, dass sie ihre Ansichten systematisch aus ihren Beobachtungen und Erfahrungen, in denen gezielt alle Sinne zur Erkenntnisfindung eingesetzt wurden, mit der Yin-und-Yang- sowie mit der Fünf-Phasen-Theorie ableiteten.

Asiatische und europäische Medizin nähern sich an

Etwa seit dem 17. Jahrhundert erregte die chinesische Medizin auch in Europa Aufmerksamkeit. Denn die Chinesen behandelten bereits seit Jahrhunderten Pocken mit einer Art Impfung, erneuerten die Geburtsmedizin und wendeten chirurgische Eingriffe wie Schädelöffnungen an. Auch das Interesse an der chinesischen Heilkunde und vor allem an der Technik der

Akupunktur versiegte im Verlauf der folgenden Jahrhunderte nie. Noch zu Beginn des 19. Jahrhunderts strebten westliche Ärzte mit chinesischen Medizinern einen gleichberechtigten Austausch an. Die Situation änderte sich jedoch einige Jahrzehnte später. Die Chinesen steckten durch den Opiumkrieg und den Boxeraufstand in einer Krise, die sich auch auf ihr Selbstverständnis und -bewusstsein auswirkte.

Abgrenzung vom Westen unter Mao

Im Reich der Mitte war man nun nicht nur von der militärisch-technologischen und der wirtschaftlichen Überlegenheit der westlichen Länder überzeugt. Der Westen machte zu dieser Zeit in der medizinischen Technologie Riesenfortschritte. Chirurgie, Anästhesie und auch die Chemotherapie wurden zur Bekämpfung schwerer und schwerster Krankheiten zum Teil mit großem Erfolg eingesetzt. So kam die chinesische Medizin, die weiterhin ihren Traditionen verhaftet blieb, in den Ruf der Rückständigkeit. Einen Ausweg aus dem Dilemma sah das China der Neuzeit nur in einer möglichst raschen Übernahme der westlichen Erkenntnisse. Man verwarf das lang gewachsene und erfolgreich erprobte Wissen.

Erst mit der Gründung der Volksrepublik China durch den Kommunistenführer Mao-tse-dong versuchte man die traditionelle chinesische Medizin in einem ebenso einheitlichen Rahmen darzustellen, wie ihn die westliche Medizin bot. In den sechziger Jahren führten dann sowohl eher pragmatische Gründe – vor allem die geringe Zahl modern ausgebildeter Ärzte –, als auch die politische Abgrenzung vom Westen wieder zu einer Anerkennung der chinesischen Heilkunde.

Maos Initiative, der traditionellen chinesischen Medizin wieder mehr Anerkennung zu verschaffen, hatte politische und wirtschaftliche Gründe. Zum einen hatte die TCM unter der Landbevölkerung nie ihre Bedeutung verloren und war viel volksnäher als die importierte westliche Medizin, zum anderen herrschte in den Jahren des Bürgerkriegs zwischen Kommunisten und Nationalisten ein großer Mangel an modern ausgebildeten Ärzten und vielen Medikamenten.

Die Rolle der chinesischen Philosophie

Die chinesische Heilkunde ist eng mit dem kulturellen Kontext Chinas verwoben, weshalb die Gedankenwelt ihre Entwicklung auch maßgeblich prägte. So wurde die Heiltradition Chinas stark von dem synthetischen (Verbindung der Gegensätze), ganzheitlichen und beziehungssensiblen Denken beeinflusst. Dabei treffen Mystik und die wirkliche Welt nie so als Gegensätze aufeinander, wie wir es in unserer westlichen, der so genannten aristotelischen Denkweise kennen.

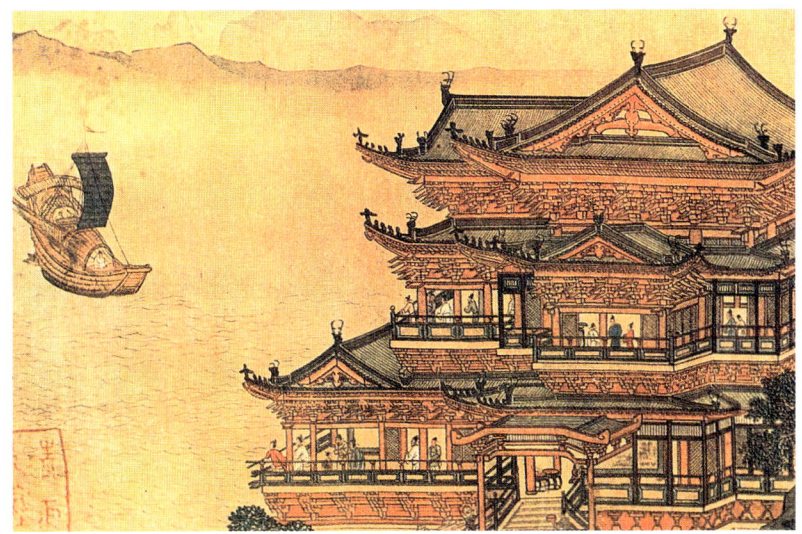

Das ganzheitliche Denken der chinesischen Philosophie zeigt sich nicht nur in der Medizin, sondern auch in der Kunst. Kalligrafie, Malerei und Architektur spiegeln die Harmonie und die Einheit von Mensch und Natur wider.

Die Verbindung von Mystik und Wissenschaft

Bevor die chinesische Heilkunst zur Wissenschaft wurde, herrschte der Dämonenglaube. Demgemäß wurde eine Krankheit immer durch böse Geister hervorgerufen. Dieser Glaube verschwand langsam, als sich der Daoismus als Naturphilosophie und der Konfuzianismus als Staatslehre durchsetzten. Dabei gilt die daoistische Lehre als das einzige mystische System der Welt, das nicht fundamental antiwissenschaftlich ist. Den Grundstein für den Daoismus und den Konfuzianismus legte eines der ältesten Bücher der Welt, das Orakelbuch »I Ging«, auch das Buch der Wandlungen genannt.

Der Daoismus

Schon in den Jahrhunderten vor der christlichen Zeitrechnung entwickelte der Daoismus eine Vielzahl unterschiedlicher Strömungen. Gottes- und Dämonenglaube sowie buddhistische Einsichten fanden darin Eingang. Begründer des Daoismus ist der Philosoph Li-er, bei uns besser bekannt als Lao-tse (ca. 480–390 v. Chr.). Wörtlich übersetzt heißt »Dao« u. a. »der Weg«, aber auch »Ordnung der Natur«.

Lao-tse deutete den Begriff als göttliches Urwesen, aus dem die Welt entstanden ist und in das alle Dinge wieder zurückkehren. Der Daoismus vereint in sich Natur- und Gesellschaftsphilosophie. Nicht der Mensch bildet das Zentrum aller Dinge, sondern die Natur, deren Bestandteil er darstellt. Ziel der Lehre ist die

Die Beobachtung der Natur erlaubt nach Meinung der Daoisten Rückschlüsse auf das Wesen des Menschen. Dabei strebt man nicht danach, aktiv in Naturgesetzmäßigkeiten einzugreifen, sondern sich ihnen vielmehr so gut wie möglich anzupassen.

17

Rückkehr zu einer einfachen, bescheidenen und natürlichen Lebensweise. Die höchste Stufe, die ein Daoist erreichen konnte, war die eigene Unsterblichkeit oder zumindest die Verlängerung der irdischen Phase seines Daseins. Um diesem Ziel möglichst nahe zu kommen, lebte man gesund, machte regelmäßig Gymnastikübungen, ernährte sich ausgewogen und trainierte bestimmte Atemtechniken und Meditationen.

Auf der Suche nach Unsterblichkeit

Die Vorbeugung von Krankheiten war schon zu jener Zeit ein entscheidender Grundgedanke bei der Gestaltung des Lebens. Bis heute ist er in der chinesischen Medizin erhalten geblieben. Die Suche nach Unsterblichkeitselixieren und -kräutern regte schließlich zur wissenschaftlichen Beschäftigung nicht nur mit den naturgegebenen Substanzen, sondern auch mit chemischen Verfahrensweisen an. Beim Erforschen der Natur und des menschlichen Körpers setzten die chinesischen Ärzte – wie die westlichen Mediziner auch – auf Methoden wie Beobachtung und Erfahrung. Nur setzte man im Osten ganz bewusst alle Sinne ein. Denn typisch für das östliche Denken ist das Fühlen, Empfinden und intuitive Erfassen der Dinge, während für unser westliches Denken die Logik kennzeichnend ist.

Die große Rolle von Beobachtungsgabe und Intuition in der chinesischen Heilkunde drückt sich auch in den Diagnoseverfahren aus: Während westliche Ärzte sich dabei weitgehend auf die Ergebnisse von Laboruntersuchungen und Gerätemessungen stützen, nehmen chinesische Mediziner ausführliche Bewertungen von Puls, Zunge und Allgemeinzustand des Patienten vor.

Der Konfuzianismus

Im Gegensatz zum Daoismus ist der Konfuzianismus eine reine Sozial- und Sittenlehre, in der sich u. a. religiöse, gesellschaftliche und lebensanschauliche Aspekte mischen. Sein Gründer Kung-fu-tse (551–479 v. Chr.) verfolgte damit Ziele wie Gerechtigkeit, Friede und Achtung vor dem Einzelwesen. So sollte eine Regierung immer um die Gleichheit des ganzen Volkes und um dessen Wohlergehen bemüht sein.
Die gesetzlose Epoche des Jeder-gegen-jeden war zumindest für den Adel überwunden. Stattdessen versprachen die Konfuzianer: »Ein guter Lebenswandel lohnt sich wieder.« Denn eine Lebensweise entsprechend ihrer ethisch-moralischen Normen verhieß nicht nur gesellschaftliche Harmonie, sondern auch Gesundheit und Zufriedenheit für den Einzelnen.
Während der Han-Zeit (206 v. Chr.–220 n. Chr.) entwickelte sich der Konfuzianismus jedoch immer mehr zu einem stark hierarchischen, bürokratischen und von starren Regeln beherrschten System. Der medizinischen Theorie kam schließlich zugute, dass

der Konfuzianismus den Rationalismus und die Scholastik für sich entdeckte, wodurch auch die Medizin weiterentwickelt und -systematisiert werden konnte.

Der Buddhismus

Eine wichtige Rolle spielt in der chinesischen Kultur auch der Buddhismus, der im 1. Jahrhundert n. Chr. von Indien aus Einzug hielt. Zur Weiterentwicklung der chinesischen Medizin trug diese Religion allerdings weniger bei, da sie grundsätzlich eine abwehrende Haltung gegen wissenschaftliches Forschen einnimmt. Stattdessen prägte sie die Geisteshaltung der Heilkunde. Denn die Gebote des Buddhismus verlangen, dass der Mensch enthaltsam lebt und den Zustand der absoluten inneren Ruhe und Erleuchtung anstreben soll.

Mit dem Buddhismus kamen auch altindische Heilverfahren nach China. Sie fanden dennoch nur wenig Eingang in die chinesische Medizin, obwohl bereits um 700 n. Chr. buddhistische Mönche in China nach ayurvedischen Methoden heilten und einige Klöster sogar Hospitäler unterhielten.

Westliches und östliches Denken

Um die Wirkungsweise der traditionellen chinesischen Medizin zu verstehen, müssen wir uns einer für den Westen ungewohnten Geisteshaltung öffnen, die sich im Osten im Lauf von 4000 Jahren entwickelt hat.

Den Unterschied zwischen dem europäischen und dem chinesischen Denken kann man mit Hilfe des menschlichen Gehirns deutlich machen, das sich aus zwei Hemisphären zusammensetzt. Dem westlichen Denken ordnet man dabei die linke Hirnseite zu – den Sitz des logischen, mathematischen und stark analytischen Verstands.

Das östliche Denken wird hingegen mehr mit der rechten Hirnhälfte in Verbindung gebracht. Hier befinden sich die Ursprünge von Intuition und Phantasie und damit die Fähigkeit zum ganzheitlichen Begreifen. Beide Gehirnhälften, links und rechts, ergänzen einander. Jede hat ihre Stärken und trägt so dazu bei, mit der jeweils anderen ein Ganzes zu bilden.

Oberflächlichkeit und Wesentlichkeit

Vereinfacht lässt sich sagen, dass der westliche Mensch die äußere Welt und das an der Oberfläche Liegende erforscht, wohingegen der Chinese nach innerer Erkenntnis und dem verborgenen Wesen der Dinge strebt. Während allerdings der Westen die Natur beherrschen und unterwerfen möchte, erkennen die

Philosophen des fernen Ostens die enge Zusammengehörigkeit von Mensch und Natur. Dort fügt man sich in die Gegebenheiten des Lebens ein und versucht nicht, einen Pol dem anderen zu unterwerfen.

Das mechanistische Weltbild des Westens

Die chinesische Medizin, wie auch die ihr zugrunde liegende Philosophie, ist von ihrem Wesen her ganzheitlich. Währenddessen herrscht in der westlichen Medizin in der Regel die Ansicht vor, dass Geist, Seele und Körper eines Menschen voneinander getrennt sind. Der menschliche Körper gleicht nach diesem mechanistisch-analytischen Verständnis einer Maschine, deren Funktion man durch Zerlegen in ihre kleinsten Bestandteile verstehen kann. Schadhafte Teile werden einfach repariert oder nach Möglichkeit durch andere ersetzt. Ein Chirurg entfernt z. B. einen bösartigen Tumor, doch die Ursache, warum dieser entstanden ist, wird im Normalfall nicht bekämpft.

Natürlich hat auch die chinesische Medizin ihre Grenzen und Schwächen. Engagierte asiatische und westliche Ärzte bemühen sich daher, von dem gegenseitigen Wissen zu profitieren und Behandlungsmethoden beider Heilkunden sinnvoll zu ergänzen.

Das verknüpfende Denken des Ostens

Die Zusammenhänge einer Krankheit mit der natürlichen und sozialen Umwelt eines Menschen werden bei uns nur selten in Betracht gezogen. Die Chinesen hingegen begreifen den Menschen als Einheit von Geist, Körper und Seele. Gleichzeitig betrachten sie ihn als Teil einer umfassenden kosmischen Ordnung, in der sich selbst die kleinsten Teilchen gegenseitig beeinflussen. Anders als im Westen werden bestimmte Körperfunktionen und Krankheiten auch nicht automatisch auf Organe, Nerven oder Blutkreislauf bezogen. Die Chinesen stellen vielmehr die Leben erhaltende Energie Qi in den Mittelpunkt ihrer Betrachtung der Welt und des Menschen an sich (siehe Seite 29ff.).

Krankheit und Umwelt

Der ideale chinesische Arzt behandelt jeden Patienten ganz individuell. Er stuft den Kranken nicht in bestimmte Kategorien ein, sondern erfasst so gut wie möglich den gesamten körperlichen und geistigen Zustand des Einzelnen. Dabei beachtet er auch seine Beziehung zur Umwelt. Die Chinesen beschreiben Krankheitssymptome mit Umwelterscheinungen wie Wind, Kälte und Hitze. Was ein chinesischer Arzt beispielsweise mit Hitze in einem Organ bezeichnet, würden wir im Westen stattdessen Entzündung nennen.

Was Gesundheit bedeutet

Unter dem Begriff »Gesundheit« versteht man im Reich der Mitte nicht nur die Abwesenheit von Krankheit. Vielmehr verbirgt sich dahinter eine ganze Lebensweise. Selbstverantwortlichkeit spielt dabei eine große Rolle. Es gibt also nur einen einzigen Menschen, der für seinen Körper die volle Verantwortung trägt: Das sind Sie selbst! In der chinesischen Medizin geht es um die Vermeidung von Krankheiten, nicht nur um deren Bekämpfung.

Chì Po, der Hofarzt des legendären Gelben Kaisers, meinte vor über 4000 Jahren: »Eine Krankheit heilen, die schon ausgebrochen ist, ist, als ob man einen Brunnen zu graben begänne, wenn man Durst bekommt.«

Früher war es sogar üblich, einen Arzt nur dann zu bezahlen, solange man gesund war. »Die Weisen griffen nicht erst dann ordnend ein, wenn eine Krankheit ausgebrochen war; sie ordneten dort, wo noch keine Krankheit bestand«, liest man in alten Schriften.

Auch heute versuchen chinesische Ärzte in erster Linie Krankheiten vorzubeugen. Hierbei spielt eine positive Geisteshaltung eine große Rolle. Dazu gibt es eine Reihe verschiedener Heilmethoden, die teilweise vorbeugend, teilweise als ergänzende Therapien angewendet werden. Hierzu gehören beispielsweise neben ausgewogener Ernährung, Kräuterarzneien, Heiltees, Akupunktur oder Schröpfen auch heilgymnastische Übungen (Tai Chi Chuan) und Atemtherapie (Qi Gong).

Die Früherkennung von Störungen im Körper ist eine Spezialität der chinesischen Ärzte. Mit den intuitiven Methoden der traditionellen chinesischen Medizin lassen sich Krankheiten bereits erkennen, wenn mit westlichen diagnostischen Hilfsmitteln wie EKG, Röntgen oder Computertomografie noch keine organischen Schäden feststellbar sind.

Das Kräftegleichgewicht – Yin und Yang

»Wenn man dem natürlichen Lauf von Yin und Yang folgt, dann kann man leben; wenn man ihm zuwiderhandelt, dann muss man sterben«, heißt es in einem Text aus der Zeit der Han-Dynastie. Alle Erscheinungen wurden diesem Denkansatz gemäß zwei gegensätzlichen, aber doch stets ineinander übergehenden und auseinander hervorgehenden Polen, dem weiblichen Yin und dem männlichen Yang, zugeteilt.

Die Ruhe von Geist und Seele finden

So wie der Tag aus der Nacht hervorgeht und wieder in die Nacht übergeht, wie die Flut der Ebbe folgt und dann wieder der Ebbe weicht, so sehen die Weisen alle Phänomene miteinander verbunden und in stetem Wandel begriffen. Wandlungen und Veränderungen im Körper werden in der chinesischen Heilkunst daher auch nicht als lästige und unnötige Prozesse betrachtet, sondern als das Wesentliche im Leben erkannt. Daher stellt die Wandlung von allem, was existiert, und die Vereinigung der beiden Pole Yin und Yang einen der Grundpfeiler der chinesischen Heilkunde dar.

»Wenn der Geist und die Seele ruhig sind, sind Yin und Yang in Harmonie«, besagt eine daoistische Weisheit. Ausgeglichenheit und Harmonie – im täglichen Leben wie im eigenen Körper – sind die Hauptvoraussetzungen, um von Grund auf gesund zu sein.

Die Weisheiten des I Ging

Bei Yin und Yang handelt es sich um zwei gegensätzliche Kräfte, deren Gleichgewicht immer angestrebt werden sollte. Übersetzt bedeutet Yin so viel wie sanft, dauerhaft und dunkel und Yang so viel wie kräftig, rasch, schnell und hell.

Die Idee von Yin und Yang tauchte das erste Mal in dem legendären Orakelbuch »I Ging«, dem »Buch der Wandlungen«, auf, dessen Kapitel teilweise schon aus dem 11. Jahrhundert v. Chr. stammen. Es zählt damit zu den ältesten Büchern der Welt und enthält auch einige der Grundlagen zur östlichen Lebensphilosophie. Dabei steht die Wandlung im Mittelpunkt seiner Betrachtungen. Alle Erkenntnisse beruhen auf der Beobachtung der Natur sowie des menschlichen Verhaltens.

Die chinesischen Weisen nahmen an, dass der in Yin und Yang aufgeteilte Makrokosmos nicht nur universal, sondern auch in jedem Menschen als Mikrokosmos vorhanden ist. Das chinesische Orakelbuch der Wandlungen behandelt daher auch die Wechselwirkungen zwischen den kosmischen Gesetzen und unserem individuellen Verhalten.

Das Tai Chi

Jedes Ding hat zwei Seiten: einen Yin- und einen Yang-Aspekt. Diese beiden Pole oder Kräfte stehen für alle Gegensätze wie beispielsweise Ruhe und Bewegung, Plus und Minus, dunkel und hell, schwach und stark, weiblich und männlich. Jedes bedingt das andere, und keines kann ohne das andere existieren. Am besten veranschaulicht das kreisförmige Zeichen von Yin und Yang deren Symbolik, das so genannte Tai Chi (siehe Bild Seite 49). Der Kreis steht – wie in allen anderen Kulturen auch – für das Vollkommene, für den Beginn und das Ende. Yin und Yang füllen diesen Kreis aus und ergänzen sich harmonisch. Die kontrastierenden kleinen Kreise in den zwei Feldern zeigen, dass im schwarzen Yin auch weißes Yang enthalten ist und umgekehrt. Die geschwungene Trennungslinie verdeutlicht das dynamische Ineinanderfließen von Yin und Yang. Sie schaffen und kontrollieren einander und verwandeln sich ineinander.

Yin und Yang in der Gesundheitslehre

Nach den kosmischen Gesetzen, die zwischen Himmel, Erde und Sternen gelten, teilt man auch die Bestandteile des menschlichen Körpers in Yin und Yang ein: So entspricht unsere Vorderseite Yin und unsere Rückseite Yang. Unsere obere Hälfte ist mehr Yang als die untere. Links gilt als Yang und rechts als Yin, Knorpel und Sehnen als Yang und Haut und Knochen wiederum als Yin.

Yin-Organe sind stabil, voll Fülle und enthalten Energie. Sie sind verantwortlich für das Herstellen, Umwandeln, Regulieren, Speichern und Kontrollieren. Yang-Organe hingegen sind Hohlorgane, die empfangen, transportieren, verteilen und Energie abgeben, die uns beispielsweise durch unsere tägliche Nahrung zugeführt wird.

Das chinesische Schriftzeichen für Yin bezeichnete ursprünglich »die schattige Seite des Hügels«, während das Yang-Zeichen »die sonnige Seite des Hügels« bedeutete.

Die Entsprechungen von Yin und Yang

Yin	Yin-Körper	Yang	Yang-Körper
Weiblich, rechts, dunkel, hingebend, Erstarrendes, Stilles, Erde, Kälte, Nacht, Wasser, Feuchtigkeit, Herbst, Winter, Abwärtsbewegung, passiv, depressiv, Leere, Regen, Altern, Tod	Unterer Körperabschnitt, vordere Körperseite, rechte Körperhälfte, innere Körperteile, Körperhöhlen, Vollorgane, Haut und Knochen	Männlich, links, hell, stark, Verwandelndes, Himmel, Sonne, Wärme, Frühling, Sommer, Tag, Feuer, Trockenheit, Aufwärtsbewegung, aktiv, heiteres Gemüt, Fülle, Wind, Jugend, Wachstum	Oberer Körperabschnitt, hintere Körperseite, linke Körperhälfte, äußere Körperteile, Außenseite, Hohlorgane, Sehnen und Knorpel

Ungleichgewicht blockiert den Energiestrom

Gleichzeitig kann jeder Yin- und Yang-Aspekt wiederum in Yin und Yang unterteilt werden. So wird beispielsweise die Temperatur in kalt (Yin) und heiß (Yang) unterteilt und kalt in eiskalt (Yin) oder mäßig kalt (Yang). Stehen beide Kräfte nicht im Gleichgewicht, ist man krank. Unser Energiestrom Qi ist blockiert. Kommt es zur Trennung von Yin und Yang, spricht man von Stillstand und Tod. Krankheiten, die durch Schwäche, Langsamkeit, Kälte und Zurückhaltung charakterisiert sind, haben einen Yin-Charakter. Zu den typischen Yin-Störungen zählen niedriger Blutdruck, Müdigkeit, Blässe und Unterleibsbeschwerden. Yang-Krankheiten fallen hingegen durch Stärke, Hitze, Aktivität und Übertreibung auf. Typisch bei einem Yang-Übergewicht sind hoher Blutdruck, Entzündungen sowie Reizbarkeit und Überaktivität.

Die Harmonisierung von Yin und Yang

Das Ziel jeder Heilbehandlung liegt im Ausgleich der Yin- und Yang-Aspekte des Körpers, die sich im Krankheitsfall in Disharmonie befinden. So liest man bei therapeutischen Anweisungen beispielsweise, dass das Heiße gekühlt, das Stagnierende in Fluss gebracht und das Gestaute gelöst werden sollte. Um ein Gleichgewicht wieder herzustellen, muss in der Regel auch Energie verlagert oder transformiert werden, entweder vom Negativen ins Positive oder umgekehrt.

Ein chinesischer Arzt ist davon überzeugt, dass ein Mensch nur dann glücklich und gesund sein kann, wenn er mit der Natur in Einklang steht. Denn Mensch, Natur und Kosmos bilden eine sich ergänzende Einheit. Laut den Gesetzen von Yin und Yang steht alles miteinander in Wechselwirkung. Natur und Mensch folgen daher den gleichen Regeln.

Genauso wie man in der Natur die Aufeinanderfolge von Jahreszeiten beobachten kann, durchläuft jeder Mensch verschiedene Entwicklungsstufen von seiner Geburt zur Reife bis zum Tod. Wer sich in diese Gesetzmäßigkeiten fügt, ist auf dem besten Weg zu sich selbst und der Wirklichkeit, die ihn umgibt. Das I Ging bezeichnet diese Haltung auch als den Weg vom Chaos zur Ordnung.

Die fünf Wandlungsphasen

Während die Wurzeln der Yin-und-Yang-Theorie bis weit in das chinesische Altertum reichen, findet man die ersten Erwähnungen der fünf Wandlungsphasen etwa im 4. Jahrhundert v. Chr. Zunächst existierten beide Betrachtungsweisen der kosmischen Weltenordnung unabhängig voneinander. In der Fünf-Phasen-Theorie ordnet man alle Phänomene in fünf grundsätzliche

Entwicklungsstadien bzw. -prozesse ein. Die Zahl Fünf gilt in der chinesischen Gedankenwelt als die Zahl des Lebens. Sie setzt sich aus der Zwei, der Zahl der Erde (Yin), und der Drei, der Zahl des Himmels (Yang), zusammen. Ihre Entsprechungen finden die fünf Phasen durch die Elemente Holz, Feuer, Erde, Metall und Wasser. Während der frühen Han-Zeit des 2. Jahrhunderts v. Chr. fasste man die Yin-und-Yang- mit der Fünf-Phasen-Theorie in einem komplexen Ideensystem zusammen. Seitdem dienen beide Ordnungssysteme als naturgesetzliche Grundlage der chinesischen Medizin.

Kreislauf der gegenseitigen Erzeugung

Der Schwerpunkt der fünf Wandlungsphasen liegt auf der Einordnung von rhythmischen Strukturen, zeitlichen Abläufen und Abschnitten, die sich gegenseitig ablösen und wieder ein Ganzes bilden. Die chinesischen Weisen benutzen die fünf Phasen beispielsweise zur Beschreibung der Jahreszeiten: Holz entspricht dem Frühling, Feuer dem Sommer, Metall dem Herbst und Wasser dem Winter. Die Erde versinnbildlicht hingegen den Übergang von einer Jahreszeit zur nächsten.

Dieser Prozess wird auch als Kreislauf der gegenseitigen Erzeugung bezeichnet. Wasser lässt die Pflanzen wachsen und bringt so Holz hervor. Holz lässt Feuer entstehen. Feuer hinterlässt Asche, und aus Asche entsteht Erde. Erde erzeugt Metalle, weil Metalle in der Erde lagern und hier Wasser sammeln. Und so schließt sich der Kreislauf des Lebens wieder.

Die Theorie der fünf Wandlungsphasen wurde bei ihrer Entstehung von den damaligen Machthabern mit großem Interesse aufgenommen, weil sie Vorhersagen über die Reihenfolge der herrschenden Dynastien erlaubte. Ihre Bedeutung für die Heilkunde entwickelte sich erst später.

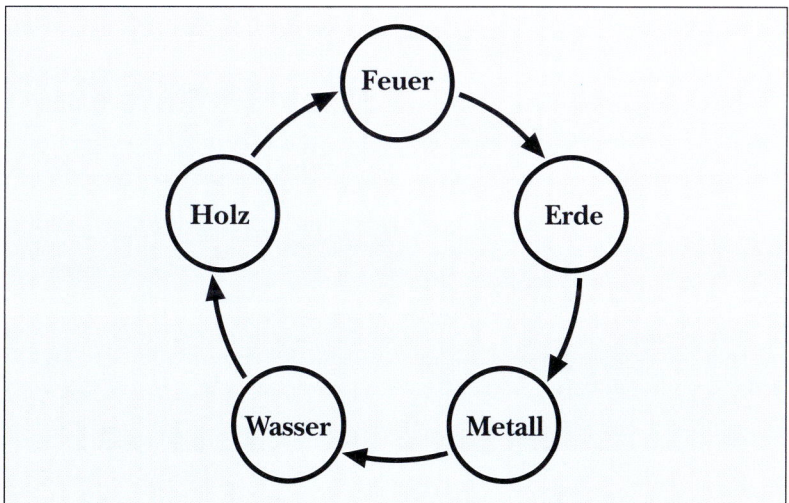

Hier wird deutlich, dass sich alle Elemente gegenseitig bedingen und miteinander vernetzt sind. Ist nur eine Beziehung gestört oder unterbrochen, kann keines der anderen Elemente mehr so existieren wie zuvor.

Die fünf Elemente und ihre Verknüpfungen

Element	Holz	Feuer	Erde	Metall	Wasser
Richtung	Osten	Süden	Mitte	Westen	Norden
Jahreszeit	Frühling	Sommer	Spätsommer	Herbst	Winter
Entwicklung	Kindheit	Jugend	Junge Reife	Lebenserfahrung	Alter
Farbe	Blau/Grün	Rot	Gelb	Weiß	Schwarz
Klima	Windig	Heiß	Feucht	Trocken	Kalt
Stimmlicher Ausdruck	Rufen	Lachen	Singen	Weinen	Stöhnen
Emotion	Ärger	Freude	Schwermut	Kummer	Angst
Geschmack	Sauer	Bitter	Süß	Scharf	Salzig
Yin-Organ	Leber	Herz	Milz	Lunge	Nieren
Yang-Organ	Gallenblase	Dünndarm	Magen	Dickdarm	Blase
Sinnesorgan	Augen	Zunge	Mund	Nase	Ohren
Gewebe	Sehnen	Blutbahnen	Fleisch	Haut	Knochen
Geruch	Beißend	Verbrannt	Wohlriechend	Ranzig	Faulig

Die verschiedenen Funktionsbereiche

Wie beim Yin-und-Yang-System gibt es auch bei den fünf Wandlungsphasen unzählige symbolische Entsprechungen und Funktionsbereiche. Unter diesen Funktionsbereichen versteht man die Gesamtheit der menschlichen Phänomene und der körperlichen Erscheinungen, die einer Wandlungsphase zugeordnet sind. Sie bedingen einander, halten einander aufrecht und regulieren sich gegenseitig.

So ist z. B. das Element Feuer dem Funktionsbereich Herz und das Element Holz dem Funktionsbereich Leber zugeordnet. Dabei sind die Organe nicht wie in der westlichen Sicht anatomisch begrenzte Einheiten, sondern durch die mit ihnen verknüpften Funktionen und Wirkungen erklärt (siehe Kasten). Aus diesem Grund gibt es in der chinesischen Heilkunde auch keine Anatomie im Sinn der westlichen Schulmedizin.

Die Entsprechungen der fünf Wandlungsphasen sind zum Teil schwer nachvollziehbar. Man hat aber etliche Parallelen zu den komplizierten Beziehungen zwischen Organen, Elementen, und Geschmacksrichtungen in einer der Wurzeln der westlichen Medizin, der antiken Lehre von den Temperamenten, gefunden.

Der Ernährungs- und Hervorbringerzyklus

Die fünf Wandlungsphasen befinden sich in einer steten Dynamik des Sich-gegenseitig-Hervorbringens, -Überwindens und -Kontrollierens. Ein gesunder Organismus zeichnet sich z. B. dadurch aus, dass sich in ihm die fünf Elemente gegenseitig kontrollieren. Jedem Funktionsbereich ist dabei ein Element zugeordnet. Ein Element bringt das andere hervor. Keines kann ohne das andere existieren. Das Holz (Leber) nährt das Feuer (Herz), denn das Feuer braucht Holz, um zu brennen. Feuer ernährt die Erde, denn Erde (Magen/Milz) entsteht aus Asche. Erde ernährt Metall, denn Metall (Lunge) entstammt der Erde. Metall ernährt das Wasser (Nieren), denn das Metall kann Wasser sammeln. Dieses nährt das Holz, weil das Wasser die Wurzeln der Bäume bewässert. Damit ist der so genannte Ernährungs- und Hervorbringerzyklus geschlossen. Im medizinischen Sinn bedeutet das, dass sich die Organe gegenseitig unterstützen.

Ein in der TCM besonders häufig auftretendes Krankheitsbild heißt »Holz (Leber) überwindet Erde (Magen/Milz)«. In diesem Fall stört das in Übergewicht geratene Leber-Qi die Verdauungsfunktionen von Magen und Milz. Es kommt zu Appetitlosigkeit, Blähungen, Verstopfung oder Durchfall.

Der Kontroll- und Überwindungszyklus

Die Elemente Feuer, Holz, Erde, Metall und Wasser kontrollieren und überwinden sich gegenseitig, um insgesamt das Gleichgewicht zu erhalten. Klassisch lässt sich der so genannte Kontroll- und Überwindungszyklus folgendermaßen formulieren: Holz kontrolliert Erde, denn ein Holzpflug zerteilt die Erde. Erde kontrolliert Wasser, denn ein Deich hält den Fluss zurück. Wasser kontrolliert Feuer, denn Wasser löscht das Feuer. Feuer kontrolliert Metall, denn Feuer lässt Metall schmelzen. Metall kontrolliert Holz, denn ein Beil zerteilt das Holz.

Dieser Kreislauf lässt sich auch auf die Gefühlsebene übertragen. Die Wut kontrolliert das Nachdenken. Das Nachdenken kontrolliert die Angst. Die Angst kontrolliert die Freude. Die Freude kontrolliert die Trauer. Die Trauer kontrolliert die Wut.

Innerhalb des Kontrollkreislaufs kann es zu Schwankungen kommen, die jeweils auf die Schwäche oder Stärke eines Elements zurückzuführen sind. Die Wandlungsphase, die die Kontrollfunktion ausüben soll, ist gegenüber der Phase, die kontrolliert werden soll, übermächtig geworden. Diesen Vorgang nennt man Überwindungskreislauf.

Der Überwältigungszyklus

Auch der Kreislauf des Überwältigens ist dadurch gekennzeichnet, dass ein Element, das eigentlich kontrolliert werden soll, die Übermacht bekommt. Allerdings wird in diesem Fall die Wandlungsphase, die kontrolliert werden soll, gegenüber der, die sie kontrollieren soll, übermächtig.

Klassisch lässt sich der Überwältigungszyklus so ausdrücken: Erde überwältigt Holz, indem der Holzpflug zerbricht. Holz überwältigt Metall, indem das Beil zerbricht. Metall überwältigt das Feuer, indem das Feuer vom Metall erstickt wird. Feuer überwältigt Wasser, indem das Löschwasser nicht ausreicht. Wasser überwältigt die Erde, indem der Deich bricht. Auf emotionaler Ebene bedeutet dies, dass beispielsweise Traurigkeit in Wut umgewandelt wird.

Ein häufiges Krankheitsbild in diesem Zusammenhang zeigt sich, wenn das volle Leber-Qi die Erde und das Metall überwältigt. Dies führt u. a. zu Erkältungen, Verdauungsbeschwerden und Hauterkrankungen.

Die Lehre von den Elementen spielte in vielen alten Kulturen eine wichtige Rolle bei der Entwicklung der Naturwissenschaften. So bildete sie eine Grundlage der Wissenschaft bei den Indern, den Arabern und den Griechen.

Die fünf Wandlungsphasen im Krankheitsgeschehen

Die fünf Elemente können sich demnach gegenseitig ergänzen. Ihnen wohnt aber auch die Fähigkeit inne, sich gegenseitig negativ zu beeinflussen oder sogar zu zerstören. So kann sich die Wechselwirkung der Elemente im Körper eines Kranken fatal auswirken.

Ist beispielsweise Feuer in der Leber (Holz), greift dieses auf die Lunge (Metall) über. Die Lunge entfacht daraufhin das Feuer im Herzen. Die Flammen des Herzens lassen das Wasser der Nieren versiegen. Ohne Wasser trocknet die Erde (Magen/ Milz) aus, und das Holz (Leber) kann nicht mehr wachsen bzw. seiner Aufgabe nachgehen. Der Körper des Menschen trocknet langsam aus, sein Qi kann nicht mehr fließen und kommt im schlimmsten Fall zum Stillstand.

Ein wertvolles Diagnoseinstrument

Die komplexe Theorie der fünf Wandlungsphasen wird hauptsächlich eingesetzt, um klinische Prozesse und Beziehungen zu beschreiben. Da sich aber immer wieder Widersprüche in den teilweise starren Systemen ergeben, ist dieses Erklärungsmodell auch ständiger Kritik ausgesetzt.

Ein erfahrener Arzt kann jedoch genau einschätzen, wann eine Einordnung in die fünf Phasen sinnvoll ist. Auch unter Kritikern gilt die Theorie unbestritten als wertvolle Hilfestellung für das Erkennen und Einschätzen einer Krankheit. Anhand der Fünf-Phasen-Theorie lässt sich auch sehr gut das Prinzip der Ganzheitlichkeit erfassen. Denn in diesem geschlossenen System wird der Mensch sowohl in seiner Umgebung als auch innerhalb der natürlichen Rhythmen wie den verschiedenen Jahreszeiten, seinem eigenen Biorhythmus und seinen psychosomatischen Beziehungen betrachtet.

Die fünf Grundsubstanzen

Chemische Analysen, Anatomie und Physiologie, die die Grundpfeiler der westlichen Medizin bilden, sind in der chinesischen Heilkunde unwichtig. Diese geht vielmehr davon aus, dass der Körper des Menschen aus fünf Grundsubstanzen besteht. Dazu gehören die Lebensenergie (Qi), das Blut (Xue), die Vitalessenz (Jing), die Vitalität (Shen) und die Säfte (Jiin-Ye).

Diese Grundsubstanzen bilden die Basis der chinesischen Medizin. Sie verkörpern die Prinzipien von Yin und Yang und enthalten demnach verschiedene Aspekte. Ein Aspekt herrscht jedoch immer vor. Die Säfte zählen als Flüssigkeit beispielsweise zu den Yin-Substanzen.

Das alte Wort »Odem« kommt der Bedeutung des chinesischen Schriftzeichens für Qi nahe, mit dem u. a. die Begriffe »Atem«, »Dampf« oder auch »Wolke« bezeichnet werden. Im englischen Sprachraum wird Qi meist als »energy« oder »vital essence« übersetzt.

Die Energie – Qi

»Der Mensch lebt inmitten von Qi, und das Qi erfüllt den Menschen (…). Alles bedarf des Qi, um zu leben«, heißt es in einem medizinischen Text aus dem 4. Jahrhundert n. Chr. Die chinesische Heilkunst gründet somit auf dem Studium des Qi. Bei dieser alles erfüllenden Lebensenergie handelt es sich um eine Art formloser und unsichtbarer Substanz, die jedoch spürbar oder besser: intuitiv erfassbar ist.

Im Westen benennen wir das Qi auch als Urkraft oder Lebensenergie. Tatsächlich ist es in unserer Sprache nur schwer definierbar, denn es ist schwierig, einen Begriff für etwas zu finden, das es in unserer westlichen Vorstellungskraft gar nicht gibt. Am nächsten kommt ihm wohl die altdeutsche Bezeichnung »Odem«, also der Lebenshauch, der alles, was ist, durchströmt. Nach dem Verständnis der traditionellen chinesischen Medizin besteht das ganze Universum aus dem Qi und wird durch das Qi erklärt. Denn es gibt »keinen Ort, an dem es nicht existiert, und keinen Ort, zu dem es nicht vordringt«, wie es in einem alten Lehrbuch der chinesischen Medizin heißt.

Die Ursprungsorte des Qi

- *Ursprungs-Qi:* Es wird bei der Empfängnis vom Himmel, von der Erde und den Eltern auf das Kind übertragen und in den Nieren gespeichert.
- *Nahrungs-Qi:* Es wird der verdauten Nahrung entzogen.
- *Luft-Qi:* Die Lunge gewinnt es aus der eingeatmeten Luft.

Eine Leben spendende Substanz

Im Grunde ist die Vereinfachung des Qi durch seine Übersetzung als Lebensenergie gar nicht zulässig. Denn genau genommen handelt es sich bei ihm weder um Energie noch um Materie. Man kann es sich vielmehr als Materie an der Grenzlinie zur Energie oder andersherum als Energie am Punkt der Materialisierung vorstellen. Vergleichbar ist das Qi dem »Prana« (sanskr.: Atem, Lebenskraft, Energie), das im indischen Yoga eine wichtige Rolle spielt. Es wird vorrangig über die Atmung aufgenommen, durchdringt in verfeinerter Form alle Dinge und macht sie lebendig. Ein Chinese würde gar nicht auf die Idee kommen, über die Zusammensetzung des Qi zu mutmaßen. Er begreift es schlicht durch seine Wirkung. Das Qi ist also die Kraft, die die Materie bewegt und alle Funktionen des Körpers unterhält. Weil der Begriff sich jedoch so eingebürgert hat, werden wir das Qi weiter auch Lebensenergie nennen.

Nach chinesischer Auffassung ist das Qi eine allumfassende Substanz, die nicht nur den Menschen erfüllt, sondern auch in Tieren und Pflanzen sowie in der unbelebten Materie enthalten ist.

Qi und Gesundheit

Das Qi strömt im ganzen Körper durch die so genannten Meridiane (siehe Seite 36ff.). Und solange es ungehindert fließen kann, ist der Mensch gesund und befindet sich im körperlich-seelischen Gleichgewicht. Wird der Fluss der Lebensenergie jedoch aus irgendwelchen Gründen gestaut, blockiert oder behindert, entsteht eine Krankheit. Das Qi ist eine Yang-Substanz. Einen Mangel an Qi bezeichnet man als Yin-Zustand, in dem der Kranke die für Yin typische Eigenschaft der Aktivitätsschwäche zeigt. Das äußert sich beispielsweise in Lethargie, einer leichten Anfälligkeit für Erkältungen, Schmerzen und in zahlreichen schwer wiegenden Erkrankungen.

Gesundheitstipps für ein gutes Qi

- Teilen Sie Ihren Tag möglichst in feste Abläufe ein. Stehen Sie zur gleichen Zeit auf, nehmen Sie um dieselbe Zeit Ihre Mahlzeiten ein, gehen Sie um dieselbe Zeit schlafen.
- Gehen Sie einmal am Tag hinaus in die Natur, und atmen Sie die frische Luft tief ein.
- Reduzieren Sie Alkohol, Nikotin und Süßigkeiten.
- Meditieren Sie regelmäßig.
- Nehmen Sie sich selbst in dieser Welt nicht zu wichtig, und lernen Sie Gelassenheit.

Die Aufgaben des Qi

Die oben genannten Formen vermischen sich miteinander und bilden das Qi an sich. Die Chinesen betrachten das Qi als ein Phänomen mit vielen unterschiedlichen Aufgaben und Aspekten. Fünf Hauptfunktionen sagt man dem Qi nach:

● Qi ist die Quelle aller Bewegung im Körper und begleitet jede Bewegung. Bewegung ist hier als ein weiter Begriff zu verstehen. Er beinhaltet Vorgänge wie Gehen und sich Regen, aber auch Atmen, Essen, Denken und Altern. Qi ist dabei nicht die Ursache der Bewegung, sondern hängt unmittelbar mit ihr zusammen.

● Qi schützt den Körper. Das Qi bekämpft äußere Einflüsse und hält sie vom Eindringen in den Körper ab. Es heißt: »Wenn sich bösartige Einflüsse festsetzen, muss es am Qi mangeln.«

● Qi ist die Quelle eines harmonischen Umwandlungsprozesses im Körper. Aufgenommene Nahrung wird in andere Substanzen umgewandelt wie Speichel, Schweiß oder Urin.

● Qi wärmt den Körper. Die normale Körpertemperatur hängt von der wärmenden Funktion des Qi ab.

● Qi sorgt dafür, dass Körpersubstanzen und Organe bewahrt werden. Das Qi hält im Körper die Ordnung und ist dafür zuständig, dass sich beispielsweise die Organe an ihrem richtigen Platz befinden.

Am stärksten wirkt das Qi in den frühsten Entwicklungsstadien des Menschen während seiner Zeit im Mutterleib, wo er rund um den Nabelpunkt der Mutter heranwächst. Für die Daoisten ist der Punkt unterhalb des Nabels (drei Querfinger) daher der Ausgangspunkt, von dem aus das Qi fließt. Beim Erwachsenen hingegen ist dieser Punkt der Ort, wo die meiste Energie zirkuliert und gespeichert wird. Der Daoismus kennt dazu Meditationsübungen, die die heilende Energie wieder aktivieren.

Sehr wichtig für die Entwicklung eines Kindes soll die Menge an Qi sein, die es von den Eltern mitbekommen hat. Da besonders die Mutter durch eine Geburt nach chinesischer Vorstellung viel Qi verloren hat, um es dem Kind weiterzugeben, muss sie durch gesunde Lebensführung möglichst schnell diesen Qi-Mangel wieder beheben.

Das Blut – Xue

Unter dem Begriff »Blut« versteht man in der chinesischen Medizin ebenso wie im Westen unseren Lebenssaft. Doch unterscheidet sich seine Funktion ganz wesentlich von unseren Erkenntnissen. Das Blut fließt hauptsächlich in den Blutgefäßen, aber auch in den Meridianen. Man unterscheidet in der chinesischen Heilkunde aber nicht streng zwischen beiden Leitbahnen. Daher ist es nicht entscheidend, wie und wohin genau das Blut fließt, sondern was es im Körper bewirkt. So besteht seine Hauptaufgabe in der ständigen Zirkulation, der Nährung, Bewahrung und Benetzung der verschiedenen Körperteile. Als Flüssigkeit gehört es zu den Yin-Substanzen. Xue entsteht durch die Umwandlung von Nahrung. Nach komplizierten Umwandlungsprozessen wird es vom Herz-Qi zusammen mit dem Atem-Qi durch den Körper gepumpt. Blut und Qi stehen in unlösbarer Abhängigkeit voneinander. »Qi ist der Befehlshaber des Bluts. Das Blut ist die Mutter des Qi«, heißt es in einer alten Überbringung, die das Prinzip von Yin (Blut) und Yang (Herz) deutlich macht.

Besonders bedeutsam für Xue sind die drei Organe Herz, Milz und Leber. Das Herz sorgt für den beständigen gleichmäßigen Kreislauf des Bluts. Die Leber hingegen kontrolliert, filtert und speichert es, während die Milz es in seinen Bahnen hält. Störungen im Xue zeigen sich beispielsweise in gestautem Blut oder auch in Blutmangel.

Aus dem Jing geht die Lebensenergie Qi hervor. Qi ist dabei das Potenzial, das aktiviert und bewegt. In Relation zueinander gesetzt, entspricht Jing dem Yin und Qi dem Yang.

Die Essenz – Jing

Bei der Essenz handelt es sich um eine flüssigkeitsähnliche Substanz, die man sich dunkel, ruhig, feucht und warm vorstellen kann. Sie ist ein feinstofflicher Grundstoff, der im Menschen wie im Kosmos aus einer ursprünglichen Leere Leben entstehen lässt. Ohne Jing gibt es weder Wachstum noch Verfall und kein Leben. Es ist die Quelle jeglicher organischer Veränderung. Die Essenz unterstützt, nährt und bildet die Grundlage für Entwicklung und Nachbildung. Was die westliche Medizin beispielsweise als angeborene Störung ansieht, bezeichnet ein chinesischer Arzt als Funktionsstörung des Jing. Mit Jing sollte jeder Mensch haushalten, da es in unserem Körper nur in begrenzter Menge vorhanden ist.

In der traditionellen Heilkunst Chinas geht man des Weiteren davon aus, dass diese Essenz zwei verschiedenen Ursprüngen entstammt. So gibt es das vorgeburtliche Jing, die Wurzel allen Lebens. Dieses erbt man von seinen Eltern und der Natur. Während des Prozesses der Empfängnis verschmelzen die elterlichen Essenzen miteinander. Die vorgeburtliche Essenz ist bei jedem Menschen einzigartig und bestimmt unser individuelles Wachstumsmuster und unsere ganz persönliche Konstitution. Zum anderen gibt es das nachgeburtliche Jing. Dieses wird aus der zugeführten Nahrung aufgenommen und führt dem vorgeburtlichen Jing ständig neue Lebensenergie zu. Ein gestörtes Jing äußert sich beispielsweise in Fortpflanzungsunfähigkeit, vorzeitigem Altern oder sexuellen Disfunktionen.

Der Geist – Shen

Shen ist die einzige Substanz, die im Kosmos nur dem Menschen eigen ist. Es entstand nach der daoistischen Lehre durch die Verschmelzung des Jing mit der Urenergie. Hier umfasst es die Aspekte des Jedermanns- und des spirituellen Bewusstseins. Das Jedermannsbewusstsein erhält man mit der Geburt und eignet es sich an. Es besteht aus unseren Wahrnehmungen, unseren Gedanken und Gefühlen. Es drückt sich durch die Kraft einer individuellen Persönlichkeit aus und verleiht die Gabe des Denkens. Das spirituelle Bewusstsein hingegen besteht schon vor der Geburt und wird danach unsichtbar und verdeckt vom Jedermannsbewusstsein. Durch meditative Versenkung gewinnen wir aber unser spirituelles Bewusstsein wieder zurück. Denn, so heißt es: »Shen ist die Bewusstheit, die aus unseren Augen scheint, wenn wir wahrhaft wach sind.«

In der chinesischen Medizin bezeichnet man Qi, Jing und Shen als die drei Schätze. Das Shen zählt wegen seiner Kraft zu aktivieren zu den Yang-Substanzen.

Ein Mensch, der an einer Shen-Störung leidet, reagiert meist zögerlich, er ist vergesslich und langsam; auch kann er sich nur schwer entscheiden. Sein Denken scheint unklar, und die Augen werden stumpf. Bei einer extremen Shen-Disharmonie verliert der Mensch den Verstand.

Das Shen wird ähnlich wie das Jing von den Eltern an ihr Kind weitergegeben. Aber auch nach der Geburt kann der Shen-Vorrat ständig ergänzt und im Gleichgewicht gehalten werden.

Die Säfte – Jiin-Ye

Das Wort »Jiin« deutet auf leichte, klare Säfte hin, während der Begriff »Ye« die schweren und dickflüssigen umfasst. Als Flüssigkeiten zählen die Säfte zu den Yin-Substanzen. Zu ihnen gehören, bis auf das Blut, alle Flüssigkeiten im Körper, u. a. Schweiß, Urin und Verdauungssäfte. Von der Bedeutung her stehen sie hinter Qi, Xue, Jing und Shen zurück. Das Blut besitzt beispielsweise eine höhere Nährfähigkeit als die Säfte. Man gewinnt das Jiin-Ye aus der Nahrung. Es wird von verschiedenen Organen, besonders den Nieren, reguliert und absorbiert.

Die Hauptaufgabe der Säfte besteht im Benetzen der einzelnen Körperteile. U. a. nährt es teilweise auch die verschiedenen Schleimhäute, Knochen, Muskeln, Haare, Körperöffnungen und inneren Organe.

Eine Störung im Haushalt der Säfte geht meist mit dem Symptom der Trockenheit einher. Das zeigt sich beispielsweise am Feuchtigkeitsverlust von Lippen, Augen oder Haut.

Die Zang- und die Fu-Organe

Zang	Fu
• Lunge – Fei	• Dickdarm – Da Chang
• Herz – Xin	• Dünndarm – Xiao Chang
• Milz – Pi	• Magen – Wei
• Leber – Gan	• Gallenblase – Dan
• Nieren – Shen	• Blase – Pang Guang
	• Dreifacher Erwärmer – San Jiao

Die Vorstellung von den Körpersäften als wichtigen Elementen für Gesundheit und Frische drückt sich auch in unserer Sprache in bildlichen Ausdrücken wie »voll Saft und Kraft« aus oder in der altertümlichen Bezeichnung »im vollen Saft stehen« für einen kräftigen, vitalen Menschen.

Die Bedeutung der Organe

Das System der Organe kann man in der chinesischen Medizin nicht mit unserem Verständnis von Anatomie gleichsetzen. Die Chinesen suchen nicht, wie der Westen, nach festen körperlichen Strukturen. Vielmehr konzentrieren sie sich auf die Aktivitäten im Körper. Für sie symbolisieren die Organe Funktionskreise, also ganze Komplexe und keine begrenzten körperlichen Einheiten. Da sie als solche optisch nicht wahrnehmbar sind, kann es auch als Organ den Dreifachen Erwärmer (siehe Seite 35) geben, der in der westlichen Medizin völlig unbekannt ist.

Allen Funktionskreisen werden bestimmte Entsprechungen zugeordnet. Das kann eine besondere Empfindlichkeit gegenüber einem speziellen klimatischen Einfluss sein, ein besonderer Gefühlszustand etc. Das Mystische, das diesen Vorstellungen anhaftet, hat sich in der Erfahrung als richtig erwiesen. Und auch die moderne Biorhythmik hat die Vorstellung von Entsprechungen körperlicher Funktionen und die Anbindung an bestimmte Rhythmen grundsätzlich bestätigt. Die Lehre von den Organen, ihre Verbindung zur Körperoberfläche über Nervenbahnen und die dort durch ihre Funktion wahrnehmbaren Veränderungen wie etwa die Pulstätigkeit oder das Aussehen der Zunge bilden das Kernstück der chinesischen Medizin.

Die Lehre Zang-Fu

Über die Meridiane, auf die wir im nächsten Kapitel zu sprechen kommen werden, stehen die Zang-Organe, die Fu-Organe und die Körperoberfläche in gegenseitiger Verbindung. Diese Erkenntnis beruht auf der Erfahrung, dass sich Erkrankungen im Körperinneren an der Körperoberfläche zeigen und dass man die Möglichkeit hat, durch Beeinflussung der Körperoberfläche auf das Körperinnere zu wirken. Dies hat u. a. zu Therapieansätzen geführt, die durch die Beeinflussung der Körperoberfläche wie etwa durch Akupunktur, Akupressur, Moxibustion, Schröpfen und Bäder auf das Körperinnere wirken.

Man unterscheidet zwischen zwei Typen von Funktionskreisen. Die fünf Bewahrer (Zang) und die sechs Sammler (Fu). Die Aufgabe der Zang-Organe ist es, Qi und Xue und die mit ihnen zusammenhängende Lebenskraft zu bewahren. Ihre körperliche Funktion ist besonders wichtig. Die Aufgabe der Fu-Organe ist es, Nahrung als die wichtigste Quelle für Lebenskraft aufzunehmen, zu verarbeiten und abzugeben. Ihnen kommt eine ergänzende und damit weniger wichtige Bedeutung zu.

Die Funktionen der Organe

Jedes Zang-Organ steht für bestimmte vegetative Grundprozesse sowie für einen Funktionstrakt, der diesem Ablauf dient. Jedem Zang-Organ ist ein Fu-Organ zugeteilt; beide bilden eine funktionelle Einheit. Sichtbar werden Erkrankungen eines Zang-Organs an einem Sinnesorgan bzw. einer Körperöffnung, die diesem zugeteilt ist. Gemeinsam mit den fünf Elementen bilden die Zang-Organe die Grundlage für das Entsprechungssystem der fünf Wandlungsphasen (siehe Seite 24).

● Die Lunge ist das Organ der Atmung, das Symbol des Austauschs. Sie verteilt die lebensnotwendigen Stoffe im Körper. Der Dickdarm wiederum trennt, ähnlich wie die Lunge, gute dünne von schlechter dicker Luft, das für den Körper Verwertbare vom nicht Verwertbaren. Erkrankungen der Lunge werden erkennbar an Nase und Rachen und äußern sich am Geruchssinn. Störungen zeigen sich an der Haut und der Körperbehaarung. Trauer ist der psychische Faktor, der die Lunge beeinflusst.

● Das Herz ist verantwortlich für den Kreislauf, die Durchblutung und Belebung. Es kontrolliert den Willen und die Konzentrationsfähigkeit und symbolisiert den geistigen Aspekt. Vom Dünndarm aus bringen Herz und Gefäße Nährstoffe in den Körper ein. Das Herz steht in Beziehung zur Zunge, zur Stirn und zu den seitlichen Augenwinkeln sowie zur Körperflüssigkeit und zur Schweißproduktion. Störungen zeigen sich an den Gefäßen. Freude ist der psychische Faktor, der das Herz beeinflusst.

● Die Milz ist das Organ der Energieaufnahme sowie der Verdauung und das Symbol für Bewegung und Umwandlung. Der

Mit dem Dreifachen Erwärmer ist in der chinesischen Medizin kein einzelnes Organ gemeint, sondern das verbindende Element, dass die Organe zu einem System zusammenfasst. Es soll die Funktion haben, das Wasser im Körper zu kontrollieren.

Magen sammelt die Nahrung für den Verdauungsprozess der Milz. Die Milz kontrolliert Blut und Kreislauf und hat Beziehungen zu den Muskeln und zu den Extremitäten. Milz und Magen haben eine Beziehung zu Mund und Lippen sowie zu den Unter- und Oberlidern der Augen. Sorge ist der psychische Faktor, der die Milz beeinflusst.

● Die Leber ist das Organ der Blutspeicherung, das Symbol für Harmonie, für das Fließen und Gleiten. Sie beeinflusst die Seele und die verschiedenen Verdauungsfunktionen. Die Gallenblase sammelt das abgesonderte Sekret der Leber. Die Leber steht in Beziehung zu Augen, Finger- und Zehennägeln, Sehnen und der linken Wange. Zorn ist der psychische Faktor, der die Leber beeinflusst.

● Die Nieren sind das Organ für die Fortpflanzung und das Symbol für das Aufbewahren und das Verbergen. Sie kontrollieren die Einatmung und den Wasserhaushalt im Körper. Die Harnblase sammelt den Harn der Nieren. Die Nieren stehen in Beziehung zum Knochenmark und den Knochen, den Zähnen und dem Haupthaar, zu den Ohren und zum Gehörsinn. Angst ist der psychische Faktor, der die Nieren beeinflusst.

● Der Dreifache Erwärmer koordiniert die Tätigkeiten aller anderen Organsysteme, so dass diese harmonisch zusammen wirken können.

In der bildhaften chinesischen Sprache bedeutet Zang so viel wie Speicher und Fu Palast. Diese Einteilung der Körperorgane in Speicher und Paläste spiegelt das Verwaltungssystem eines Staats, in dem vielfältige Aufgaben an die zuständigen Stellen geleitet werden müssen und wo es eine Hierarchie von über- und untergeordneten Instanzen gibt.

Die Meridiane – Jing Luo

»Alles im Menschen wird durch die Leitbahnen zur Ganzheit verknüpft. Sie entscheiden über Leben und Tod. Sie halten Yin und Yang im Gleichgewicht«, liest man in alten Quellen. Gemeinsam mit den inneren Organen und der Körperoberfläche bildet das so genannte Meridiansystem eine Einheit.

Schon vor Tausenden von Jahren erfassten die chinesischen Ärzte neben den sichtbaren Leitbahnen der Venen und Arterien, Lymph- und Nervenbahnen unsichtbare Leitlinien, die den Körper durchziehen. Man kann sich diese Bahnen als Tunnel oder Kanäle vorstellen. Sie bilden ein unsichtbares und dichtes Netz, das den ganzen Körper durchwebt und alle Grundsubstanzen und Organe miteinander verbindet. Im Chinesischen nennt man das Meridiansystem Jing Luo. Das Wort »Jing« heißt sinngemäß »Wege im Körper«, »Luo« bedeutet »Netz«. Die Meridiane verbinden gewissermaßen das Körperinnere mit der Körperoberfläche und gewährleisten eine fortlaufende Zirkulation von Qi und Xue im Körper.

Störungen und Blockaden

Wenn eine Störung innerhalb einer Leitbahn auftritt, entsteht ein Ungleichgewicht im Körper. So kann z. B. eine Stauung in der Magenleitbahn Schmerzen in den oberen Zähnen auslösen, da die Leitbahn durch den oberen Gaumen führt.

Eine Störung in einem Meridian kann zum einen durch mechanische Einwirkungen wie Verletzungen oder Operationen entstehen. Zum anderen wird sie aber auch durch seelische Belastungen und Verwundungen hervorgerufen. Ist man z. B. zornig oder verängstigt, so verändert sich automatisch die Körperhaltung und man verkrampft sich. Dieser oberflächliche Krampf geht in der Folge häufig mit inneren Verspannungen einher. Dadurch wird der Energiefluss in bestimmten Leitbahnen blockiert.

Die Meridiane können äußerlich mittels Druck (Akupressur, Massage), Nadelung (Akupunktur), Wärme (Moxibustion oder Bäder) sowie gymnastischer und Atemübungen beeinflusst werden. Innerlich kann man auf sie durch Ernährung und Arzneien einwirken. Beschwerden und Schmerzen können so gelindert und gänzlich vertrieben werden. Auch westliche Ärzte bezeugen, dass sich durch den Einsatz der Akupunktur komplizierte Operationen ohne Betäubung durchführen lassen.

Die erwiesene Tatsache, dass manche Operationen mit Akupunktur schmerzfrei durchgeführt werden können, führen westliche Ärzte auf verschiedene Ursachen zurück. So sollen durch Akupunktur Nervenbahnen so blockiert werden, dass sie Schmerzsignale nicht an das Gehirn weitergeben können. Nach anderer Auffassung werden durch die Nadeln verstärkt schmerzstillende Substanzen frei, die der Körper selbst produziert.

Die den Organen zugeordneten Yin-Meridiane	
Meridianursprung	Meridianursprung
Hand	Fuß
Lungenmeridian	Milz-Pankreas-Meridian
Kreislauf-Sexualität-Meridian	Lebermeridian
Herzmeridian	Nierenmeridian

Die den Organen zugeordneten Yang-Meridiane	
Meridianursprung	Meridianursprung
Hand	Fuß
Dickdarmmeridian	Magenmeridian
Dreifacher-Erwärmer-Meridian	Gallenblasenmeridian
Dünndarmmeridian	Blasenmeridian

Reizpunkte therapieren

Während einige Behandlungsmethoden dem kundigen Arzt vorbehalten sind, können andere, wie z. B. die Akupressur, selbst durchgeführt werden. Für eine Behandlung wählt man bestimmte Akupunkturpunkte entlang der betreffenden Meridiane aus. Oft erkennt man diese daran, dass sie druck- und schmerzempfindlicher als andere Stellen sind. Sie liegen auch meist an auffälligen Bereichen wie Knochenvorsprüngen und Falten oder in Regionen, in denen sich die Beschaffenheit der Haut ändert. Die Chinesen betrachten diese »magischen Stellen« als Durchtrittspforten für die im Körper fließenden Energieströme. Durch sie kann man die Substanzen beeinflussen, die sich in den Bahnen bewegen.

Die klassische Theorie über die Meridiane erklärt nicht nur detailliert deren Funktion, sondern beschreibt zusätzlich auch ca. 360 Akupunkturpunkte. Zählt man jedoch alle aus alten Aufzeichnungen und moderner Forschung bekannten Reizpunkte zusammen, kommt man auf eine stolze Zahl von etwa 2000 Punkten. Jede Durchtrittspforte hat dabei eine definierte therapeutische Wirkung.

Jeder Reizpunkt auf den Meridianen hat eine bestimmte therapeutische Wirkung. Ein in chinesischer Medizin ausgebildeter Arzt behandelt selten nur einen, sondern meist eine Kombination von bis zu 15 sorgfältig ausgewählten Punkten.

Das System der Meridiane

Das Leitbahnsystem besteht aus zwölf Hauptleitkanälen, die jeweils zwölf Organen zugeordnet sind. Neben den Hauptleitbahnen existieren acht Extraenergiebahnen, die unabhängig von den einzelnen Organen arbeiten. Ferner kennt man viele kleine Nebenleitbahnen, die auch Luo-Leitbahnen heißen. Sämtliche Meridiane sind miteinander verbunden.

Je sechs Anfangs- oder Endpunkte der Hauptleitbahnen finden sich in beiden Händen und Füßen. Außerdem sind die Hauptmeridiane auch jeweils mit den zugeordneten Fu- und Zang-Organen verbunden.

Die Sondermeridiane

Strömt in den Hauptleitbahnen zu wenig Qi, so wird von den so genannten Sondermeridianen Qi zugeführt. Ist aber ein Übermaß an Qi vorhanden, so wird dies von den acht unabhängigen Leitbahnen absorbiert. Die Sondermeridiane sorgen folglich für einen Ausgleich im Energiehaushalt der Hauptmeridiane. Dieses Ausbalancieren funktioniert jedoch nur über einen kurzen Zeitraum hinweg. Danach stellt sich körperliche Schwäche ein.

Von den acht Sonderleitbahnen sind zwei besonders hervorzuheben: das Lenker- und das Dienergefäß. Diese beiden Meridiane sind deshalb von Bedeutung, weil sie unabhängige Reizpunkte besitzen. Damit sind diejenigen Punkte gemeint, die nicht auf einer der zwölf Hauptleitbahnen liegen. Die Wege der anderen Sonderbahnen kreuzen sich alle mit den zwölf Hauptmeridianen und besitzen keine unabhängigen Reizpunkte. Die zwölf Hauptmeridiane, das Lenker- und das Dienergefäß nennt man zusammen auch die 14 großen Leitbahnen.

Kenntnisse über die einzelnen Leitbahnen sind für die Eigenbehandlung sehr nützlich. Hat man durch längere Erfahrung eine gewisse Fertigkeit beispielsweise bei Atemübungen erreicht, kann man das Qi sogar willentlich über bestimmte Bahnen leiten und damit eine Störung im Körper selbsttätig ausgleichen, denn wer das Qi zu führen weiß, nährt im Inneren seinen Körper und wehrt nach außen hin schädigende Einflüsse ab.

Durch Entspannungsgymnastik, Ernährung und Lebensweise kann man sein Qi positiv beeinflussen.

Die 14 großen Leitbahnen
Lungenmeridian – Tai Yin

Der Lungenmeridian beginnt im mittleren Teil der Bauchhöhle (1) und stößt im Inneren des Körpers auf den Dickdarm (2). Die Leitbahn schwenkt von hier nach oben, führt durch das Zwerchfell (3) und tritt in die Lunge ein (4). Von dort verläuft sie zur Kehle (5) und stößt dort an die Körperoberfläche. An der inneren Seite des Oberarms (6) zieht sie sich zur Ellenbogenfalte und die vordere Seite des Unterarms (7) entlang bis über das Handgelenk. Hier endet der Lungenmeridian auf der äußeren Seite der Daumenspitze (8). Ein zweiter Ast der Lungenleitbahn zweigt gleich über dem Handgelenk ab und zieht sich entlang bis zur äußeren Seite des Zeigefingers (9). Dort trifft er auf die Dickdarmleitbahn.

Über den Lungenmeridian lassen sich nicht nur Beschwerden der Atemwege, sondern auch Kopf- und Rückenschmerzen beeinflussen. Ein Punkt auf diesem Meridian wird mit großem Erfolg zur Schmerzbetäubung stimuliert.

Anzeigen von Störungen Atemnot, leichte Erkältungen, Brustschmerzen, Asthma, Halsschmerzen, Schulter- und Rückenschmerzen, schwitzende Hände, starker Husten, starker Harndrang, Lungenentzündung, blutiger Auswurf und Speichel sowie Bronchialkatarrh

Dickdarmmeridian – Yang Ming

Die Dickdarmleitbahn entspringt auf der Spitze des Zeigefingers. Von dort läuft sie auf der äußeren Seite des Zeigefingers (1) durch die Mulde zwischen den Daumensehnen (2) nach oben und zieht sich entlang der äußeren Seite des Unterarms zur äußeren Seite des Ellenbogens. Weiter geht es an der äußeren Seite des Oberarms (3) zum höchsten Punkt der Schulter (4). Dort spaltet sich der Dickdarmmeridian in zwei Äste auf (5). Der eine Ast verläuft ins Innere und zieht sich durch die Lunge (6) und das Zwerchfell bis hin zum Dickdarm (7). Der zweite Ast verläuft an der Körperoberfläche den Hals (8) entlang hinauf zur Wange und innerlich weiter zu den unteren Zähnen und dem Zahnfleisch (9). Dann kurvt er an der Oberfläche um die obere Lippe und schwenkt zur gegenüberliegenden Seite der Nase (10).

Anzeigen von Störungen Migräne, Verstopfung, Bluthochdruck, Tennisarm, Kältegefühl, Durchfall, trockener Mund, verstopfte Nase, Heiserkeit, Zahnschmerzen und Zahnfleischerkrankungen

Auf dem Dickdarmmeridian befindet sich der so genannte Meisterpunkt gegen Zahnschmerzen, den man auch selbst akupressieren kann.

Magenmeridian – Yang Ming

Dieser Meridian entspringt neben der Nase (1), wo die Dickdarmleitbahn endet. Der Magenmeridian zieht sich bis zur Nasenwurzel und stößt im inneren Augenwinkel auf den Blasenmeridian. Unterhalb des Auges tritt er an die Oberfläche, um von dort seitlich an der Nase nach unten zu laufen und schließlich in das obere Zahnfleisch (2) zu stoßen. Dort zieht er eine Kurve um die Lippen und führt dann am unteren Kieferknochen entlang (3). Hier schwenkt die Magenleitbahn wieder um und läuft vor dem Ohr (4) direkt bis zur Schläfe hinauf. Am Unterkiefer spaltet sich die Leitbahn in zwei Äste. Ein Ast zieht sich vom Unterkiefer (5) im Inneren des Körpers durch das Zwerchfell, trifft erst auf das zugeordnete Organ, den Magen, und anschließend auf die Milz (6). Ein anderer Ast verläuft vom Unterkiefer an die Oberfläche, kreuzt Hals, Brust (7) und Bauch (8) und endet in der Leiste. Der innere Ast bildet sich am unteren Ende des Magens neu und führt in der Bauchhöhle (9) nach unten. Dort verbindet er sich in der Leiste mit dem äußeren Ast.

Scheuen Sie sich nicht, nach Art und Dauer der Ausbildung des Therapeuten zu fragen, bevor Sie sich einer Akupunkturbehandlung unterziehen. In China dauert das Studium der Akupunktur an der medizinischen Hochschule vier bis sechs Jahre.

Er läuft über den Oberschenkel (10) zur äußeren Seite des Knies (11), weiter zur Spitze des Fußes, wo er an der äußeren Seite der zweiten Zehe endet. Ein anderer Zweig gabelt sich unter dem Knie (12) und endet an der äußeren Seite der mittleren Zehe. Vom Rist geht ein weiterer Ast (13) zur inneren Seite der großen Zehe, wo er sich mit dem Milz-Pankreas-Meridian vereint.

Anzeigen von Störungen Magenbeschwerden aller Art, Blähungen, schmerzende Hals- und Nackenmuskulatur, Verdauungsschwierigkeiten und verkrampfte Gesichtsmuskulatur

Der Magenmeridian zieht sich von Kopf bis Fuß durch den Organismus. Der Magen zählt zu den Organen des Fu-Kreises.

Milz-Pankreas-Meridian – Tai Yin

Der Milz-Pankreas-Meridian beginnt an der Innenseite der großen Zehe und zieht sich entlang der Innenseite des Fußes (1). Vor dem Fußknöchel läuft er über die hintere Seite des Unterschenkels (2) und die innere Seite von Knie und Oberschenkel (3). Weiter oben gelangt er in die Bauchhöhle (4). An dieser Stelle verzweigt sich die Leitbahn. Ein Nebenast läuft im Inneren des Körpers zur Milz (5) und zum Magen (6). Der Hauptzweig zieht sich an der Oberfläche des Bauchs zur Brust (7). Von dort führt er wieder in das Körperinnere, zur Kehle (8) und zur Zungenwurzel (9). Ein innerer Zweig führt aus dem Magen nach oben durch das Zwerchfell, bis hinein in das Herz (10) und verbindet sich hier mit der Herzleitbahn.

Anzeigen von Störungen Gemütsschwankungen, körperliche Schwere, unregelmäßige und schwache Menstruation, schwere Zunge, Übergeben, Aufstoßen, Sodbrennen und negative Gefühle

Der Milz-Pankreas-Meridian erstreckt sich fast über die gesamte Körperlänge. Die Milz steht als Organ für Bewegung, Transformation und Verwandlung.

Herzmeridian – Shao Yin

Diese Leitbahn besteht aus insgesamt drei Ästen, die alle im Herz direkt entspringen (1). Der erste Zweig zieht sich durch das Zwerchfell (2) und fließt weiter bis in den Dünndarm. Der zweite Ast verläuft seitlich an der Kehle (3) und trifft weiter oben auf das Auge. Der dritte Zweig zieht sich vom Herz zur Lunge (4) und stößt genau an der Achselhöhle an die Körperoberfläche. Er zieht sich im inneren Oberarm (5) über den inneren Ellenbogen entlang des inneren Unterarms (6). Dann kreuzt er das Handgelenk und die Handinnenfläche (7), um schließlich an der inneren Spitze des kleinen Fingers zu enden. Dort verbindet er sich schließlich mit dem Dünndarmmeridian.

Bei Herzbeschwerden muss die Ursache zunächst unbedingt von einem Internisten geklärt werden, bevor man versucht, über den Herzmeridian durch Akupunktur oder Akupressur Einfluss auf die Störung zu nehmen.

Anzeigen von Störungen allgemeine Herzbeschwerden, Kreislaufstörungen, trockene Kehle und Dünndarmerkrankungen

Dünndarmmeridian – Tai Yang

Die Dünndarmleitbahn beginnt in der äußeren Spitze des kleinen Fingers. Sie kreuzt dann die Handfläche und das Handgelenk (1). Von dort zieht sich der Dünndarmmeridian an der Hinterseite des Unterarms (2) und der äußeren Seite des Oberarms (3) über die Schulter (4). Weiter führt die Bahn zum höchsten Punkt des Rückens und trifft dort auf das Lenkergefäß. Hier gabelt sich der Dünndarmmeridian in zwei Äste. Der eine verläuft innerlich (5) durch Herz (6), Zwerchfell und Magen (7), um dann schließlich in den Dünndarm einzutreten (8). Der andere Ast verläuft an der Seite des Halses (9) hinauf zur Wange (10)

Der Dünndarmmeridian gehört zu den sechs Sammlern, den Fu-Organen. Ihm wird auch das Element Feuer zugewiesen.

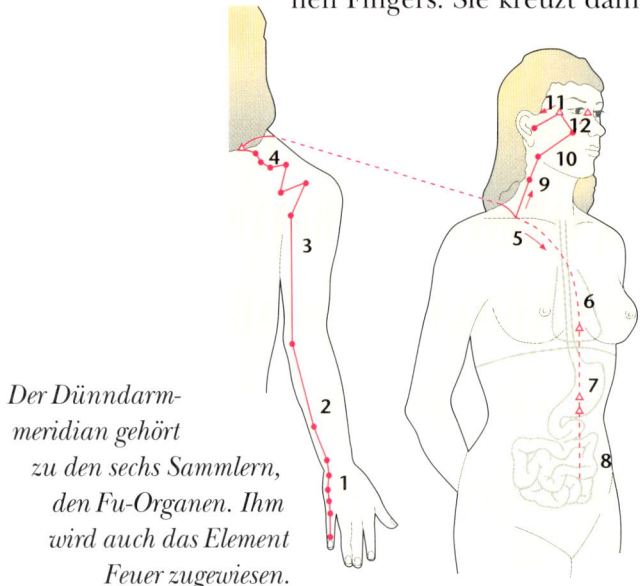

42

und weiter zum äußeren Augenwinkel (11). Von dort tritt der Dünndarmmeridian dann in das Ohr ein. Auf der Wange zweigt ein kleiner Zweig ab (12). Er zieht sich weiter zum inneren Augenwinkel und vereint sich dort schließlich mit der Blasenleitbahn.

Anzeigen von Störungen Taubheit, Kopfschmerzen, Durchblutungsstörungen, steifer und schmerzender Nacken, Hexenschuss, Ischiasbeschwerden, Störungen des Magens, des Dünndarms und des Herzes

Blasenmeridian – Tai Yang

Der Blasenmeridian entspringt am inneren Augenwinkel und verläuft über die Stirn (1) bis zum Scheitelpunkt des Kopfs. Dort gabelt sich ein kleiner Ast ab, der weiter direkt in das Gehirn (2) führt. Der Hauptast des Meridians verläuft über den Hinterkopf (3) und verzweigt sich anschließend im Nacken (4). Der linke Ast führt zur Basis des Nackens (5) und parallel weiter nach unten zum Rückgrat (6). In der Nähe der Lenden zweigt ein Ast ab, der sich mit den Nieren (7) und der Blase (8) vereint. Der rechte Zweig zieht sich am Schulterblatt (9), parallel zum linken Ast, abwärts über das Gesäß (10). Gemeinsam verlaufen beide Zweige des Blasenmeridians über die hintere Seite des Oberschenkels (11), um sich weiter unten in der Kniekehle zu verbinden. Die verschmolzene Leitbahn zieht sich über die hintere Seite des Unterschenkels (12) hinter dem äußeren Knöchel entlang der äußeren Seite des Fußes (13) bis zur äußeren Seite der kleinen Zehenspitze. Dort verbindet sie sich schließlich mit dem Nierenmeridian.

Anzeigen von Störungen Hämorrhoidalleiden, Blasenschwäche, häufiger Harndrang, rheumatische Beschwerden, heftige Kopfschmerzen, starke Schmerzen zwischen den Schulterblättern und Stoffwechselstörungen

Die Organe und Meridiane werden wie die Geschmacksrichtungen oder die Jahreszeiten den fünf Elementen Holz, Feuer, Erde, Metall und Wasser zugeordnet.

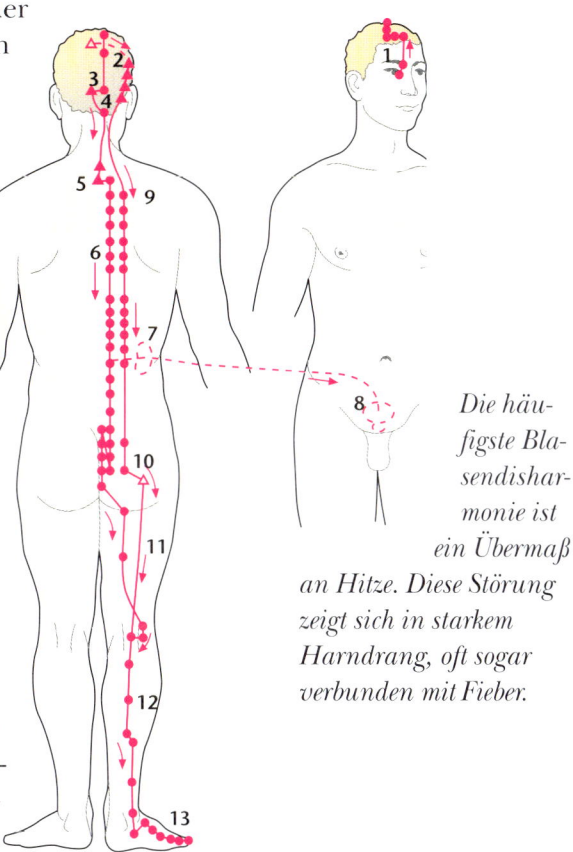

Die häufigste Blasendisharmonie ist ein Übermaß an Hitze. Diese Störung zeigt sich in starkem Harndrang, oft sogar verbunden mit Fieber.

43

Nierenmeridian – Shao Yin

Diese Leitbahn beginnt in der unteren Seite der kleinen Zehe. Sie kreuzt die Fußsohle (1), zieht sich den Rist entlang (2) und kreist um den inneren Fußgelenksknöchel. Dann steigt sie an der inneren Seite des Unterschenkels (3) zur Kniekehle und weiter zum Oberschenkel (4). Nahe der Basis der Wirbelsäule führt sie in das Innere des Körpers zu den Nieren (6) und zur Blase (7). Über dem Schambein dringt sie an die Bauchoberfläche. Von dort verläuft der Nierenmeridian über den Bauch und die Brust (8) weiter nach oben. Ein zweiter Ast kommt aus den Nieren (6), führt durch Leber (9), Zwerchfell, Lungenflügel (11) und entlang der Kehle (10) bis zur Zungenwurzel. Ein kleinerer Zweig führt aus der Lunge (11) bis ins Herz und verbindet sich in der Brust schließlich mit der Herzbeutelleitbahn, auch Kreislauf-Sexualität-Meridian genannt.

Die Nieren stehen in spezieller Beziehung zu allen anderen Organen, da sie als Speicher des Jing fungieren und daher die Lebensaktivität an sich bewahren.

Anzeigen von Störungen Lustlosigkeit, depressive Verstimmungen, Durchfall, trockene Zunge, allgemeine Kreislaufschwäche, starke Appetitlosigkeit, Abmagerung, Schmerzen im Brustkorb, fahle Gesichtsfarbe, kalte Hände und Füße, Schlafsucht und getrübtes Sehvermögen

Kreislauf-Sexualität-Meridian – Jue Yin

An einigen Körperstellen laufen mehrere Meridiane sehr eng nebeneinander. So treffen allein am Fuß sechs Leitungsbahnen ein, und zwar die den Organen Nieren, Blase, Milz, Gallenblase, Magen und Leber zugeordneten Meridiane.

Diese Leitbahn trägt verschiedene Namen. So heißt sie Kreislauf-Sexualität-Meridian, Perikardmeridian oder auch Herzbeutelleitbahn. Sie entspringt direkt im Herzbeutel (1). Von dort führt durch das Zwerchfell (2) und verbindet den oberen, unteren und mittleren Teil des Dreifachen Erwärmers. Ein zweiter Ast durchquert die Brust (3) und stößt in der Rippengegend an die Körperoberfläche. Er zieht einen Bogen um die Achselhöhle (4) und verläuft an der Innenseite des Oberarms (5) hinab bis zur Armbeuge. Von dort führt er über den Unterarm (6) zur Handinnenfläche (7) und endet schließlich an der Spitze des Mittelfingers. Auf der Handfläche (8) spaltet sich ein kleiner Ast ab, der sich schließlich auf der Spitze des Ringfingers mit der Dreifacher-Erwärmer-Leitbahn verbindet.

Anzeigen von Störungen Herzklopfen, Herzschmerzen, rote Augen, Nervosität, Angstzustände und Neurosen

Dreifacher-Erwärmer-Meridian – Shao Yang

Diese Leitbahn des Dreifachen Erwärmers beginnt an der äußeren Seite des Ringfingers. Sie läuft über den Handrücken (1) und das Handgelenk den Unterarm (2) hinauf, zieht sich um den Ellenbogen und führt an der hinteren Seite des Oberarms (3) bis hinauf zur Schulter (4). An dieser Stelle steigt der Dreifache-Erwärmer-Meridian die Schulter hinauf (5) und tritt in die Brust ein. Der innere Ast zieht sich durch den Herzbeutel und das Zwerchfell (6) nach unten (7) und verbindet dort den oberen, unteren und mittleren Erwärmer. Ein äußerer Zweig führt an der Halsseite (8) entlang, erreicht weiter oben den Rand des Ohrs (9) und umkreist innerlich das Gesicht (10). Hinter dem Ohr beginnt ein kurzer Ast, der durch das Ohr verläuft und vor dem Ohr an die Körperoberfläche stößt (11). Er führt zum äußeren Ende der Augenbraue und vereint sich dort schließlich mit dem Gallenblasenmeridian.

Anzeigen von Störungen Taubheit, Schwerhörigkeit, Augenschmerzen, Erkrankungen der Atem- und Luftwege, Verdauungsschwierigkeiten, Völlegefühl und Bauchkrämpfe

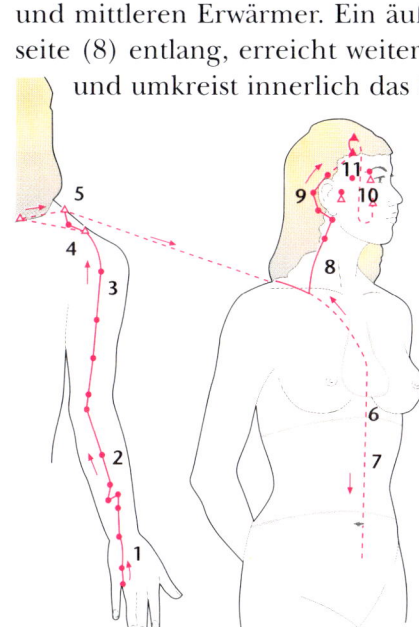

Der Kreislauf-Sexualität-Meridian wird auch Herzbeutelmeridian genannt. Das zugeordnete Organ, der Herzbeutel, ist in seiner Funktion der des Herzes sehr ähnlich.

Der Dreifache Erwärmer muss als Bindeglied zwischen verschiedenen Organen verstanden werden. Er hat keinen speziell zugeordneten Funktionskreis.

Gallenblasenmeridian – Shao Yang

Diese Leitbahn entspringt mit zwei Ästen am äußeren Augenwinkel (1). Ein Zweig verläuft an der Oberfläche, erstreckt sich im Zick-Zack seitlich am Kopf und zieht sich hinter dem Ohr (2) zum Scheitelpunkt der Schulter. Von hier läuft er vor der Achsel (3), an den Rippen entlang (4) in die Nähe der Hüften. Der zweite Ast durchläuft im Inneren des Körpers die Wange (5). Von dort geht es über den Hals (6) und die Brust (7) weiter unten zur Leber und schließlich zur Gallenblase (8). An der unteren Seite des Bauchs kommt diese Leitbahn an die Oberfläche und verbindet sich in der Hüftgegend (9) mit dem anderen Zweig. Die vereinte Leitbahn zieht sich über die äußere Seite von Oberschenkel (10), Knie und Unterschenkel (11) vorne am äußeren Knöchel über den Rist (12) und endet auf der äußeren Spitze der vierten Zehe. Auf dem Rist gabelt sich ein kleiner Zweig ab, der quer über den Fuß (13) bis hin zur großen Zehe führt und sich dort mit dem Lebermeridian vereint.

Anzeigen von Störungen bitterer Geschmack im Mund, Kopfschmerzen, Augenbeschwerden, Schmerzen im Schulter- und Brustkorbbereich sowie Anfälligkeit im Lymphsystem

Lebermeridian – Jue Yin

Er entspringt auf der Spitze der großen Zehe, läuft über den Rist (1) und vor dem Knöchel entlang der inneren Seite des Unterschenkels (2) zum Knie hinauf. Von dort verläuft er an der inneren Seite des Oberschenkels (3) zur Schamgegend, zieht einen Kreis um die äußeren Genitalien (4) und führt dann in den Unterbauch. Im Inneren des Körpers steigt er nach oben (5) und vereint sich mit der Leber (6) und mit der Gallenblase (7) zerfasert sich der Meridian, um dann in die Lunge ein-

Bei Beschwerden der Beinmuskulatur oder der Sehnen wird oft der »Meisterpunkt der Muskulatur« behandelt. Er liegt auf dem Gallenblasenmeridian und hat Einfluss auf die Durchblutung der Beine.

Die Leber steht in sehr engem Zusammenhang mit den Augen. Eine Störung des Leber-Qi kann sich daher auf die Sehkraft auswirken.

46

zutreten. Dort stößt er auf die Lungenleitbahn. Ein anderer Ast zieht sich von der Luftröhre zur Kehle (9), hinauf zum Auge (10) und steigt über die Stirn (12) zum Scheitel des Schädels hinauf. Vorher gabelt sich über der Wange ein Zweig und umkreist weiter unten das Innere der Lippen (11).

Anzeigen von Störungen fahle Haut, Verdauungsschwierigkeiten, Reizbarkeit, Nervosität, Trockenheit in Mund und Hals, Völlegefühl im Brustkorbbereich, Menstruationsbeschwerden und häufiges Urinieren

Lenkergefäß – Du Mai

Das Lenkergefäß, ein Yang-Meridian, beginnt in der Beckenhöhle (1). Von dort zieht sich ein innerer Ast des Lenkergefäßes hinauf zu den Nieren (2). Ein weiterer innerer Zweig führt nach unten und kommt am Damm zwischen dem Anus und den äußeren Genitalien (3) an die Körperoberfläche. Er verläuft über die Spitze des Steißbeins, entlang der Wirbelsäule (4) bis hinauf zum Kopf (5) und tritt dort in das Gehirn (6) ein. Der Hauptast zieht sich über den Scheitel des Kopfs, dann wieder hinab zu Stirn (7) und Nase. Er endet schließlich im oberen Zahnfleisch (8).

Das Lenkergefäß hat, wie auch das Dienergefäß, unabhängige Reizpunkte, die sich auf keiner der zwölf Hauptleitbahnen befinden.

Anzeigen von Störungen steifer Nacken und Rückenschmerzen, Hämorrhoidalleiden, Unfruchtbarkeit, allgemeine Schwäche des Kreislaufs und Ohnmachtsanfälle

Dienergefäß – Ren Mai

Das Dienergefäß, ein Yin-Meridian, heißt auch Konzeptionsgefäß. Es entspringt in der Beckenhöhle und tritt schließlich am Damm zwischen dem Anus und den äußeren Genitalien (1) an die Körperoberfläche. Von dort läuft das Dienergefäß über die Schamgegend bis zur Mitte des Bauchs (2), von dort weiter hinauf zu Brust und Kehle, bis hin zum Unterkiefer (3). Hier dringt die Leitbahn nach innen und umrundet die Lippen (4), gabelt sich dann und verläuft in zwei Ästen zu den beiden Augen.

Anzeigen von Störungen Schmerzen im Becken- und Brustkorbbereich

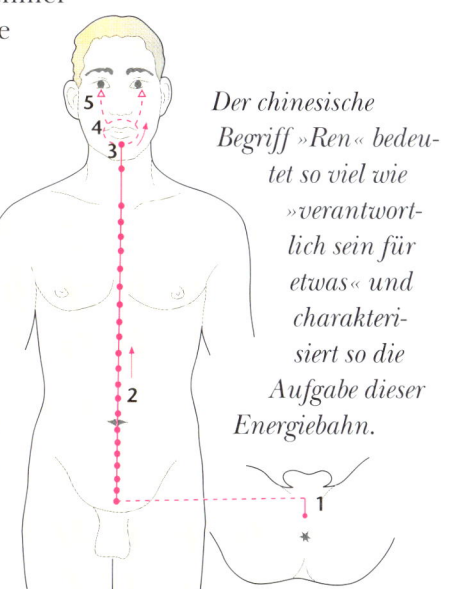

Der chinesische Begriff »Ren« bedeutet so viel wie »verantwortlich sein für etwas« und charakterisiert so die Aufgabe dieser Energiebahn.

Die
Säulen der
chinesischen
Heilkunst

Zu Beschwerden kommt es, wenn der Mensch sich im Ungleichgewicht befindet. Dabei sind verschiedene Faktoren von großer Bedeutung, die klimatischer, seelischer und konstitutioneller Natur sind. Doch auch die Lebensweise spielt in der chinesischen Heilkunde eine ganz wesentliche Rolle – sowohl bei der Entstehung von Krankheiten als auch bei deren Vorbeugung und Therapie. So kommen der Ernährung, der körperlichen Bewegung, dem Atem, der Meditation und meridianbeeinflussenden Techniken wie der Akupunktur, der Akupressur oder dem Heilbaden ein ganz besonderer Stellenwert zu – denn alle helfen dabei, das Qi ungestört in den Meridianen des Körpers fließen zu lassen und den Menschen so gesund zu erhalten.

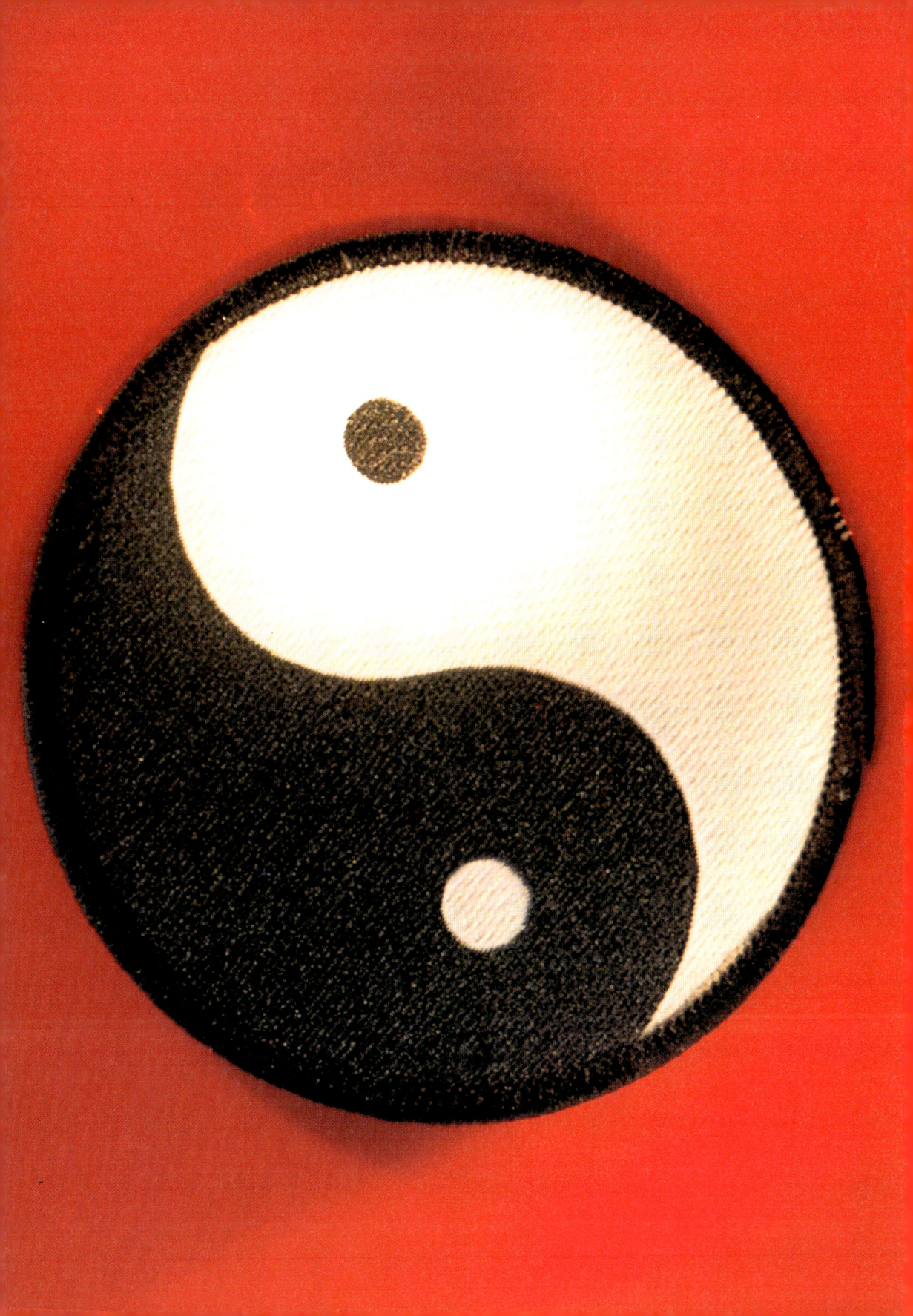

Wie es zur Entstehung von Krankheiten kommt

Als Schlüssel zur Gesundheit betrachtet die chinesische Medizin Ausgewogenheit in Körper, Geist und Seele. Yin und Yang sollen im Gleichklang miteinander stehen. Jede Disharmonie, sei sie durch Mangel eines Elements oder durch sein Übermaß bedingt, löst über kurz oder lang eine Krankheit aus. Vor einer Behandlung versucht der chinesische Arzt daher, das Muster des Ungleichgewichts im Körper zu erkennen. Der Mediziner wird sich dann genau mit den Ursachen einer Erkrankung auseinandersetzen. Unter den Begriffen »Wirkung« und »Ursache« darf man sich allerdings nicht das Gleiche vorstellen, was wir im Westen darunter verstehen. Für einen chinesischen Arzt sind beide Begriffe fast identisch und beide sehr wichtig.

Die Aufdeckung der Ursachen einer bestimmten Krankheit ist für die Auswahl der Akupunkturpunkte bedeutend. Denn nur wenn man die richtige Ursache beseitigt, setzt auch die gewünschte Wirkung ein.

Welche Faktoren zur Disharmonie führen

Bei der Beurteilung eines Krankheitsbilds achten die Chinesen auf verschiedene Faktoren, die den Körper des Kranken beeinflussen. Das können beispielsweise Lebensumstände und äußere Einwirkungen wie Feuchtigkeit oder Kälte sein. Der Arzt beschreibt die Beziehungen der einzelnen Phänomene zueinander und bildet daraus das komplexe Disharmoniemuster eines Individuums. In den meisten Fällen summieren sich eine ganze Reihe von Ereignissen, die den Körper ins Ungleichgewicht bringen. Insgesamt kommt es erst dann zur Erkrankung, wenn der Patient schwach ist und seine Abwehrkräfte gestört sind. In der Betrachtungsweise der chinesischen Heilkunde heißt es, dass Krankheit immer einen Kampf zwischen einem Angreifer und dem Organismus darstellt. Je besser das Gleichgewicht, die innere Harmonie eines Menschen, desto besser wird er Krankheitsursachen abwehren können.

Traditionell werden alle Krankheitsursachen in drei Gruppen eingeteilt: äußere Faktoren (Klima), innere Faktoren (Emotionen) und sonstige Faktoren (Lebensweise). Sie werden jedoch nie voneinander isoliert betrachtet, sondern in Bezug zu anderen Zeichen und Symptomen gesetzt. Denn jeder einzelne Faktor ist nur Teil des Ganzen.

Die äußeren Faktoren – das Klima

Als wichtige Krankheitsauslöser betrachten die Chinesen klimatische Einflüsse wie Wind, Kälte, Wärme/Hitze, Feuchtigkeit und Trockenheit. Mit diesen Bildern konnten die Heilkundigen ihren Patienten am ehesten erklären, wie sich ihre Krankheitssymptome entwickelt haben. Denn den chinesischen Ärzten ging es im Gegensatz zu vielen ihrer westlichen Kollegen immer auch um die Allgemeinverständlichkeit ihrer Aussagen.

Das Klima wirkt sich in vergleichbarer Weise auf den Körper wie auf die übrige Natur aus. Wieder gilt der ganzheitliche Grundsatz: Wie im Großen, so im Kleinen!

Im Chinesischen heißt es: »Nur ein Kranker wird krank.« Aus diesem Zitat wird auch deutlich, dass eines der ersten Anliegen der chinesischen Medizin die Vorbeugung von Beschwerden sein muss.

Wenn die Abwehr geschwächt ist

Das Wetter kann unserem Körper aber erst dann zusetzen, wenn wir nicht durch entsprechende Kleidung geschützt sind oder unser Immunsystem bereits geschwächt ist. Allerdings leiden wir heute auch unter künstlichen Wettereinflüssen. Das kann genauso gut die Klimaanlage im Büro sein wie die überheizte Wohnung. Durch Haut, Nase und Mund dringen die äußeren Klimaeinflüsse in den Körper ein. Normalerweise greift das Qi beispielsweise die Kälte an und versucht sie zu überwinden. Ist die Körperenergie aber nur schwach, hält sich die Kälte länger im Körper, und die Krankheit heilt nur langsam ab. Erkrankungen, die durch äußere Faktoren bedingt sind, sind meist akut, treten an der Körperoberfläche (Haut, Muskeln, Sehnen und Knochen) und ohne Vorwarnung auf.

In der Regel entwickelt der Patient eine Abneigung gegen den jeweiligen beschwerdeauslösenden Faktor, z.B. Furcht vor Wind oder Meiden von Kälte. Die Krankheiten äußern sich in Frösteln, Fieber, Gliederschmerzen oder allgemeiner Unpässlichkeit.

Fünf Patiententypen und äußere Faktoren

Jedem äußeren Faktor wird zudem ein Konstitutionstyp zugeordnet, der sich als besonders anfällig für diesen erweist.

● Windtypen sind zug- und wetterempfindlich, sie leiden unter Halsschmerzen und Arthrose.

● Kältetypen frieren immer. Die Kranken haben häufig kalte Hände und Füße.

● Wärme-/Hitzetypen ist es immer warm. Dazu gehören beispielsweise Übergewichtige und Patienten mit hohem Blutdruck.

51

● Feuchtigkeitstypen sind gegen Feuchtigkeit empfindlich und neigen zu Ödemen (Wassereinlagerungen). Rheumapatienten oder Menschen, die an Herzinsuffizienz leiden, gehören u. a. zu dieser Gruppe.

● Trockenheitstypen neigen zur Austrocknung. Hier findet man häufig Neurodermitis, Schuppenflechte oder Asthma.

Wind – Feng

Alle plötzlich oder schnell auftretenden Symptome werden dem Wind zugeordnet. Die Jahreszeit, in der er vorherrscht, ist der Frühling. Zum Wind gehören Zugluft, der Wind selbst, Föhneinwirkungen, Schwankungen von Luftdruck, Temperatur und Wetter. Im chinesischen Entsprechungssystem wird er der Leber, der Gallenblase und dem Gefühl Zorn/Wut zugeordnet.

Der Wind im Körper ähnelt in seinen Auswirkungen dem Wind in der Natur. So wie er beispielsweise plötzlich in die Blätter der Bäume fährt, beeinträchtigt er auch jäh verschiedene Körperfunktionen. Daher steht der Wind für das Plötzliche, Blitzartige und Wechselnde. Da er Dinge in Bewegung versetzt, entspricht er dem Yang-Faktor. Der Wind wird den seitlichen Abschnitten von Kopf und Körper sowie den Händen und Füßen zugeordnet.

Die chinesische Heilkunde unterscheidet zwischen dem äußeren Wind, der als Klimafaktor den Körper beeinflusst, und dem inneren Wind, der eine Umschreibung für bestimmte chronische Disharmonien darstellt, die häufig das Organ Leber betreffen.

Typische Windsymptome sind:
● Überempfindlichkeit gegen Wind, Zugluft etc.
● Aufsteigen der Beschwerden in den Kopfbereich wie etwa bei Hitzewallungen
● Blitzartiges Ausstrahlen der Schmerzen
● Verschlechterung bestehender Beschwerden

Der Windtyp und seine Krankheiten	
Konstitution	**Beschwerden**
● Athletischer und kräftiger Körperbau	● Trigeminus- und andere ausstrahlende Neuralgien
● Entschlossene Mimik	● Bluthochdruck
● Selbstbewusst, energisches und zielstrebiges Auftreten	● Koliken
● Bestimmt und keinen Widerspruch duldend	● Gelenkbeschwerden und Arthrose
● Neigung zu Jähzorn, Ungerechtigkeit und Reizbarkeit	● Allergische Hautreaktionen
	● Kopfschmerzen bei Erkältung und Migräne

- Wechseln von Ort und Nachdruck der Beschwerden
- Fieber und Benommenheit
- Niesen und Husten
- Laufende Nase und/oder Halskratzen
- Schweißausbrüche
- Nackenschmerzen
- Ohrensausen
- Zittern, Schwindel und Krämpfe

Wechselwirkungen mit anderen Klimafaktoren

Wind kann auch mit anderen äußeren Faktoren eine Verbindung eingehen. Dann treten auch deren typische Symptome auf. Wind und Feuchtigkeit beispielsweise verursachen rheumatische und Muskelbeschwerden, Neuralgien, Schmerzen vorwiegend im Schulter- und Nackenbereich. Kommt noch Wärme hinzu, können Hautjucken und Allergien die Folge sein. Wind und Kälte dagegen verursachen Erkältung und grippale Infekte.

Kälte – Han

Die Kälte gehört zu den Yin-Phänomenen. Sie wird dem Winter zugeordnet. Im chinesischen Entsprechungssystem gehören zur Kälte der Funktionskreis Nieren und Blase sowie der innere Faktor der Angst. Am Körper betrifft die Kälte Rücken und Nacken sowie die Innenseite der Füße und Beine. Hier verlaufen die Meridiane, zu denen die oben genannten Organe ihren Bezug haben. Kälte bremst oder blockiert den Fluss von Qi. Die betroffenen Körperregionen fühlen sich kühl an oder wirken blass. Die natürliche Bewegung wird durch Kälte behindert.

Ein klassisches Lehrbuch der chinesischen Medizin sagt: »Kälte ist wässrig, durchscheinend, klar und kühl.« Dies gilt beispielsweise für die Beschaffenheit des Speichels oder des Urins eines Patienten, woran der Arzt erkennen kann, ob eine durch Kälte verursachte Störung vorliegt.

Der Kältetyp und seine Krankheiten

Konstitution	Beschwerden
• Hagerer Körperbau	• Nieren- und Nierenbeckenentzündung
• Langsame Bewegungen	• Blasenentzündung
• Ruhiges Naturell mit Neigung zur Kontaktscheu	• Frigidität
• Wenig Selbstvertrauen und -bewusstsein	• Lungenkrankheiten
• Gläubig, folgsam, pedantisch	• Magenkrämpfe
• Verantwortungsscheu	• Schmerzhafte und starke Menstruation
• Immer warm gekleidet	• Niedriger Blutdruck

Typische Kältesymptome sind:

- Abneigung gegen Kälte, Frösteln, kalte Hände und Füße
- Kraftlosigkeit, steife und schmerzende Gliedmaßen
- Leichtes Fieber
- Kopf- und Leibschmerzen
- Stechende und krampfartige Schmerzen
- Langsamkeit, gebremste Aktivität und großes Schlafbedürfnis
- Nierenbeschwerden

Wärme – Re/Hitze – Huo

Entzündete und rot geschwollene Furunkel oder Geschwüre sind nach chinesischer Auffassung ein Zeichen dafür, dass sich übermäßige Hitze an einer Körperstelle konzentriert hat und dort »Feuergift« erzeugt.

Warm, heiß und aktiv zählen zu den Eigenschaften der Yang-Phänomene. Als Jahreszeit wird ihnen der Sommer zugeordnet. Wieder ähneln die körperlichen Eigenschaften denen der klimatischen Verhältnisse. Im chinesischen Entsprechungssystem wird Re/Huo der Funktionskreis der Organe Herz und Dünndarm sowie als innerer Faktor die Freude zugeordnet.

Wärme und Hitze können den Körper austrocknen und zu einem Säftemangel, aber auch zu Verbrennungen führen. Die Haut fühlt sich warm an und wirkt rötlich. Hohes Fieber oder auch rötliche Hautausschläge bedeuten eine Steigerung des schädlichen Wärme-/Hitzeeinflusses. Außerdem können durch sie andere äußere Faktoren wie Wind, Kälte, Feuchtigkeit und Trockenheit im Körper in Wärme/Hitze umgewandelt werden.

Typische äußere Wärme-/Hitzesymptome sind:

- Temperaturerhöhung
- Durstgefühl

Der Wärme-/Hitzetyp und seine Krankheiten	
Konstitution	**Beschwerden**
• Normaler Körperbau mit vermehrtem Fettansatz	• Sonnenbrand
• Lebhafte Mimik und Gestik	• Fieber
• Flexibel, optimistisch, aktiv	• Hautausschläge
• Geistige und körperliche Beweglichkeit	• Entzündliche Erkrankungen
• Liebe zu Leistung und Erfolg	• Karbunkel, Geschwüre oder rot geschwollene sowie schmerzende Hautveränderungen
• Kontaktfreudig	• Bluthochdruck
• Neigung zu Phantastereien und mangelnder Realitätsbezug	• Schlafstörungen
	• Herz-Kreislauf-Erkrankungen

- Abneigung gegen den Aufenthalt in relativ stark geheizten Räumen oder in heißem, drückendem Klima sowie gegen warme, enge Kleidung
- Kopfschmerzen
- Trockener Mund
- Geschwollener und rauer Hals
- Rotgefärbte Augen
- Reizbarkeit
- Dunkler Urin
- Manchmal blutiger Auswurf
- Rascher oberflächlicher Puls

Feuchtigkeit – Shi

Hohe Luftfeuchtigkeit, Regen oder diesiges Wetter setzen vielen Menschen gesundheitlich zu, da die Feuchtigkeit schnell in Leitbahnen und Gelenke eindringt. Shi zählt zu den Yin-Phänomenen, weil sie schwer und langsam ist. Als Jahreszeit wird ihr der Spätsommer zugeordnet.

Im chinesischen Entsprechungssystem gehören zur Feuchtigkeit die Funktionskreise der Milz und des Magens sowie der innere Faktor Sorge. Die davon betroffenen Meridiane verlaufen an der Bauchseite des Körpers, am Gesicht und an den unteren Extremitäten (vorne).

Oft werden die unteren Körperbereiche zuerst von der Feuchtigkeit beeinträchtigt und machen Beschwerden. Die durch Feuchtigkeit hervorgerufenen Schmerzen sind ziehend und vermitteln ein Gefühl der Schwere.

Auf zu viel Feuchtigkeit beruhende Krankheiten sind oft von Erscheinungen wie starkem Durchfall, verklebten Augen oder nässenden Hautausschlägen begleitet – also durch vermehrte Flüssigkeitsausscheidungen und -absonderungen verursacht.

Der Feuchtigkeitstyp und seine Krankheiten	
Konstitution	**Beschwerden**
• Bleich, neigt zu fettiger und schlecht durchbluteter, fahler Haut	• Depressive Verstimmungen und Unlust
• Müder Gesichtsausdruck	• Neigung zur Hypochondrie
• Langsame Bewegungen	• Verdauungsstörungen und Magenbeschwerden, mangelnder Appetit
• Neigung zur Übellaunigkeit und Wortkargheit	• Niedriger Blutdruck
• Neigung zum Vielessen	• Ödeme
• Sorge um den materiellen Wohlstand	• Konzentrationsschwäche und verminderte Aufmerksamkeit

Typische äußere Feuchtigkeitssymptome sind:
- Übelkeit
- Völlegefühl in Bauch und Brust
- Blähungen
- Durchfall
- Appetitlosigkeit
- Druck und Steifheit
- Gelenkschmerzen
- Wasseransammlungen
- Müdigkeit

Trockenheit – Zao

Trockenheit besitzt Yang-Qualität. Die Chinesen halten Trockenheit für weniger wichtig als die anderen äußeren Faktoren, weil sie nicht so häufig zur Beschreibung eines Krankheitsbilds benötigt wird. In unseren Breitengraden haben wir weniger mit klimatisch bedingter Trockenheit zu tun als vielmehr mit künstlich hervorgerufener Trockenheit. Sie wird durch Klimaanlagen und beheizte Räume verursacht. Dieser äußere Faktor ist verwandt mit der Hitze und trocknet die Körpersäfte aus. Als Jahreszeit wird der Trockenheit der Herbst zugeordnet. Im chinesischen Entsprechungssystem gehören der Funktionskreis Lunge und Dickdarm sowie der innere Faktor Trauer zu ihr.

Lufttrockenheit ist ein auslösender oder zusätzlich reizender Faktor bei Atemwegsbeschwerden. Deshalb: Geheizte Räume häufig lüften, möglichst wasserdurstige Grünpflanzen aufstellen und selbst reichlich Flüssigkeit in Form von Mineralwässern, Tees und Säften zu sich nehmen.

Typische äußere Trockenheitssymptome sind:
- Trockener Husten, trockene Nasenschleimhaut
- Brustschmerzen
- Rissige Haut, Faltenbildung
- Trockene Lippen
- Sprödes Haar
- Magenschmerzen
- Harter Stuhl

Der Trockenheitstyp und seine Krankheiten

Konstitution	Beschwerden
• Großer und schlanker Körperbau	• Asthma
• Egozentrisch, humorlos	• Kreislaufstörungen
• Sparsam, verschlossen, kontaktarm	• Verdauungs- und Magenprobleme
	• Welke und müde Haut

Die inneren Faktoren – die Gefühle

Nach der üblichen westlichen Auffassung betrachten wir körperliche und psychische Vorgänge als voneinander getrennt. In der chinesischen Medizin hingegen spielen Gefühle und die seelische Situation eines Menschen eine wichtige Rolle für das Befinden und für die Krankheitsursachen. Man versteht das Verhältnis von Körper, Geist und Seele als ein ständiges Zusammenwirken. Gefühle, die zu wenig oder im Übermaß vorhanden sind, können Disharmonien auslösen. Genauso können durch äußere Faktoren verursachte Störungen bestimmte Emotionen hervorrufen. Durch psychisches Ungleichgewicht ausgelöste Krankheiten auf ihren Ursprung zurückzuführen, ist meist schwierig. Sicher ist jedoch, dass Emotionen sich meist nur dann zu Krankheitsursachen ausbilden, wenn sie über einen längeren Zeitraum bestehen oder besonders stark ausgeprägt sind. Auch wenn über lange Zeit ein bestimmtes elementares Gefühl im Lebensrhythmus fehlt, kann dies zu einer Störung führen. In solchen Fällen will der Kranke dieses meist nicht wahrhaben, unterdrückt und verdrängt es. Es kann ein langwieriger Prozess sein, diesen verschütteten Emotionen auf die Spur zu kommen.

Heute widmet auch die westliche Medizin den Zusammenhängen zwischen Körper und Seele große Aufmerksamkeit. So hat sich mit der Psychosomatik eine eigene Fachrichtung entwickelt, die sich mit der großen Bedeutung von seelischen Faktoren auf Entstehung und Verlauf von Krankheiten konzentriert.

Die fünf Emotionen

Äußerlich wahrnehmen kann man diese inneren Faktoren an vegetativen Funktionsstörungen und Muskelverspannungen sowie an Schmerzen in den Körperbereichen, die mit dem Bezugsorgan in Verbindung stehen.

Doch auch die Darstellung der Gefühlsreaktionen durch Mimik, Gestik und Körperhaltung hilft dem äußeren Betrachter dabei, einen Eindruck zu gewinnen, wie es im Inneren seines Gegenübers aussehen mag. So führt z. B. das Gefühl der Trauer zum Weinen, zu einer gebeugten, gedrückten Körperhaltung und dadurch zu einer veränderten Atemtätigkeit, die wiederum die Lunge und ihre Funktionen beeinflusst. Denn jedem elementaren Gefühl ist ein organischer Funktionskreis zugeordnet.

Gesamt gesehen sind alle Emotionen Ausdruck des Herzes. Dieses gilt als »Herr der inneren Organe und der Gemütslagen«. Alle inneren Faktoren wirken somit nicht nur auf ihre Funktionskreise, sondern auch auf das Herz. Die Chinesen sprechen von fünf Emotionen, die den Körper besonders stark beeinflussen: Wut/Zorn, Freude, Traurigkeit/Kummer, Schwermut/

Gefühle und davon betroffene Funktionskreise	
Wut/Zorn – Leber	Freude – Herz
Traurigkeit/Kummer – Lunge	
Schwermut/Sorge – Milz	Angst/Furcht – Nieren

Nach Erfahrungsberichten westlicher Ärzte gibt es bei der Bewertung von Emotionen große kulturelle Unterschiede. So ist in China die Einbindung in die Gruppe ein höheres Ideal als die freie Entfaltung der Persönlichkeit. Das führt zu der Tendenz, eher Selbstbeherrschung und Anpassung als ein Ausleben von Gefühlen anzustreben.

Sorge und Angst/Furcht. Die Unterschiede zwischen Wut und Zorn, Traurigkeit und Kummer, Schwermut und Sorge sowie Angst und Furcht bestehen lediglich in Detail, weshalb sie oft in einem Begriff zusammengefasst werden.

Alle Organe und körperlichen Substanzen können von diesen Emotionen negativ beeinflusst werden. Am empfindlichsten reagieren jedoch Herz und Leber. Die Verbindungen zwischen Gefühlen und Organen sind im Folgenden beschrieben.

Wut/Zorn – Nu

Unter dem Gefühl Wut versteht man nicht nur Zornausbrüche, sondern auch unterdrückten Ärger, Hassgefühle, Feindseligkeit, Unbeherrschtheit, Bitterkeit oder Frustration. Nu bedeutet im Chinesischen allerdings nicht nur Zorn, sondern auch Entschlossenheit und Mut.

Wut führt zu einem Aufsteigen der Leberenergie. Ihr wird als äußerer Faktor der Wind zugeordnet. An Symptomen wie Kopfschmerzen und Ohrensausen ist der Funktionskreis Leber in der Regel mitbeteiligt. Leber- und Stoffwechselkranke neigen häufig zu Zornausbrüchen.

Freude – Xi

Zur Freude gehören auch Aufregung, Hektik, maßloses Genießen und Wollust. Übermäßige Freude wühlt körperlich auf. Sie führt zu Hitze im Herz.

Das drückt sich möglicherweise in innerer Unruhe, Launenhaftigkeit und Schlaflosigkeit aus, kann aber auch zu Erkrankungen von Herz und Kreislauf führen. Als äußere Faktoren werden der Freude Wärme und Hitze zugeordnet.

Traurigkeit/Kummer – Bei

Gibt man sich über einen länger andauernden Zeitraum tiefem Kummer, Verzweiflung, Erschöpfung, Traurigkeit und schwerer Melancholie hin, so schwächt sich allmählich die Lungenenergie. Wer häufig an der Lunge oder den anderen Atemwegen erkrankt, ist überwiegend traurig, leicht depressiv, melancholisch und kummervoll. Das Immunsystem verliert seine Abwehrkraft und Reaktionsfreudigkeit. Der äußere Faktor, der der Trauer zugeordnet ist, ist die Trockenheit.

Schwermut/Sorge – Si

Unter Schwermut versteht man nicht nur das Versinken in negativen Gefühlen, sondern auch die tiefe, lang anhaltende Erschöpfung, die aus schwerer intellektueller Tätigkeit entstehen kann. Ständiges Grübeln und zwanghaftes Nachdenken kennzeichnen den schwermütigen Menschen.
Wie beim Besorgten kommen häufig Trübsinn, Antriebslosigkeit und Hypochondrie hinzu. Die Milz und der Magen werden dadurch geschwächt. Davon Betroffene leiden häufig unter Verdauungsstörungen. Si wird als äußerer Faktor die Feuchtigkeit zugeordnet.

Angst/Furcht – Kong

Furcht, Scheu, Unsicherheit, Verkrampfung und Verspannungen werden Kong zugerechnet. Sie schwächen die Nierenenergie. Dadurch wird auch das Herz in Mitleidenschaft gezogen. Panikattacken können das Resultat sein. Es kommt zu Körperschwäche, sexuellen Störungen, organischen und funktionellen Erkrankungen des Urogenitaltrakts. Als äußerer Faktor wird Kong die Kälte zugeordnet.

Das Ideal der umfassenden Harmonie des Einzelwesens mit dem Universum erklärt die hohe Bedeutung der Lebensweise für die chinesische Medizin. Denn nach ihrer Auffassung folgen dem Einklang mit der Außenwelt auch innere Ausgeglichenheit und körperliche Gesundheit.

Durch regelmäßige Tai-Chi-Chuan-Übungen kann man zu innerer Ausgeglichenheit und emotionaler Stärke gelangen.

Sonstige Faktoren – die Lebensweise

Zu den sonstigen Faktoren, die das Wohlbefinden beeinflussen oder beeinträchtigen, zählt unsere Lebensweise. Hervorzuheben sind hier Überanstrengung (Stress), Ernährungsgewohnheiten, sexuelle Aktivität, epidemische Erkrankungen, Vergiftungen oder Parasiten und nicht zuletzt die Konstitution, Kondition und der Krankheitstyp. In der Regel entstehen Krankheiten durch ungesunde Gewohnheiten oder durch einen der eigenen Konstitution unangemessenen Lebensstil.

Nach dem Prinzip der Ausgewogenheit von Yin und Yang bewirkt jede dauerhafte einseitige Anstrengung ein Ungleichgewicht und kann ein krankheitsauslösender Faktor werden. Dazu gehören auch sportliche Höchstleistungen, die weder dem Alter noch der Konstitution angemessen sind.

Die Überanstrengung

Die chinesische Medizin unterscheidet drei Arten von Überanstrengung: die geistige, die körperliche und die seelische. Natürlich schadet es niemandem, wenn er sich hin und wieder in einer der drei Sparten verausgabt. Nur dauerhafter Stress und Überbelastung setzen Körper und Psyche zu.

Gefahren durch Überanstrengung

Geistig-seelische Überanstrengung	Körperliche Überanstrengung
• Zu langes Sitzen ohne Gymnastik am Schreibtisch beeinträchtigt die Milz. • Überanstrengung der Augen am Bildschirm schädigt das Leberblut. • Stress und Überforderung erzeugen Hitze im Herz und führen zur Stagnation der Leberenergie. • Angst vor Versagen oder Fehlern stört die Funktionen von Herz und Nieren. • Verlustängste blockieren den Energiefluss und sorgen für Verspannungen und Verkrampfungen der Muskeln. • Denkarbeiten ohne entspannende Pausen stören den Qi-Fluss.	• Schwerstarbeit über Jahre schädigt Milz- und Nieren-Qi. • Häufig wiederholte einseitige Bewegungen blockieren den Energiefluss in Gelenken und beanspruchen die Muskeln ungleichmäßig. • Ein Übermaß an Sport kann zur starken Beeinträchtigung des Energieflusses führen und so Herz-, Lungen- und Leberenergie schwächen. • Vorsicht bei Leistungssport für Heranwachsende! Gerade Jugendliche benötigen Qi und Jing zur gesunden geistig-seelischen und körperlichen Entwicklung. Doch diese Substanzen werden bei übermäßiger Belastung verbraucht.

Überanstrengung kann die Milz stören und dadurch zu einem Mangel an Qi und Blut führen. Genauso können auch große Trägheit oder Bequemlichkeit die Kraft von Qi und Blut stören. Das Qi im Körper regeneriert sich immer wieder, solange man auf ausgewogene Ernährung, regelmäßige Schlafgewohnheiten und ein emotionales Gleichgewicht achtet. Balance, Harmonie und Rhythmus sind auch hier der Leitfaden.

Statt anstrengenden Fitnessübungen wie Joggen und Aerobic empfiehlt die traditionelle chinesische Medizin beispielsweise Training mit Tai Chi Chuan oder Qi Gong. Diese Übungen stellen einen sanfteren und schonenderen Weg dar, Körper, Geist und Seele beweglich und jung zu halten.

Die Ernährungsweise

Da die Ernährung einen Grundpfeiler der chinesischen Medizin darstellt, wird ihr ein eigenes Kapitel gewidmet (siehe Seite 98ff.). Die Qualität und Zusammensetzung unserer täglichen Nahrung spielt eine entscheidende Rolle bei der Entstehung und Vermeidung von Krankheiten. Als oberste Regel zur Gesunderhaltung gilt: Alle Speisen sollten stets ausgewogen zubereitet werden. Da der Magen die Nahrung aufnimmt und die Milz für ihre Umwandlung sorgt, werden diese beiden Organe durch eine falsche Ernährungsweise am schnellsten beeinträchtigt.

Die sexuelle Aktivität

Ein exzessives Liebesleben zählt bei den Chinesen zu den krankheitsauslösenden Faktoren. Andererseits schadet aber auch lang anhaltende sexuelle Enthaltsamkeit der Gesundheit. Lebt man seine Sexualität in Harmonie aus, bildet sie eine sehr wichtige Quelle der Lebensenergie. In der Sexualität vereinigen sich die Gegensätze Yin (weiblich) und Yang (männlich). Mann und Frau tauschen während des Liebesakts Yin- und Yang-Energien miteinander aus. Übermäßige Sexualität führt zur Störung der Nieren und kann Symptome wie allgemeine Schwäche, Benommenheit oder auch einen Hexenschuss nach sich ziehen.

Nach Ansicht chinesischer Ärzte schwächt jede Ejakulation des Mannes das Nieren-Jing. Männer, deren Nieren-Qi bereits gestört ist, zeigen nach dem Samenguss deutliche Ermüdungserscheinungen. Das Jing der Frauen wird hingegen durch zu viel Sex nicht beeinträchtigt. Allerdings werden Blut und Jing durch häufige Schwangerschaften geschwächt. Oft treten als Folge

Der Ernährung wird in China im Alltag weitaus mehr Zeit und Aufmerksamkeit geschenkt als im Westen. Im Gegensatz zu den bei uns besonders im Berufsleben häufig in Hektik verspeisten improvisierten Mahlzeiten ist mittags eine ausführliche Essenspause mit anschließender Ruhepause für Chinesen unverzichtbar.

61

Menstruationsprobleme und Ausfluss auf. Ein Zyklus von kurzer Dauer, der mit einer starken Blutung einhergeht, führt wiederum zur Störung von Qi und Blut. Auch Stillen über Monate oder Jahre schwächt diese Substanzen.

Krank durch Verletzungen oder Parasiten

In der chinesischen Medizin sind noch verschiedene andere Faktoren als Ursache von Beschwerden bekannt. Dazu gehören u. a. Parasiten, Verletzungen, Bisse, Stiche oder Verbrennungen. Diese Ereignisse treten meist plötzlich und unvorhersehbar ein und können problemlos als Krankheitsauslöser eingeordnet werden. Trotzdem muss der Arzt auch in so einem Fall darauf achten, in welchem Zusammenhang beispielsweise der Parasitenbefall mit der Konstitution oder der Kondition seines Patienten steht. Er berücksichtigt daher bei der Krankheitsdiagnose auch andere körperliche Symptome, die unabhängig vom Befall auftreten, und beobachtet die Umgebung sowie die emotionale Verfassung des Kranken. Aus diesen Kenntnissen wird der Arzt ein Disharmoniemuster bilden.

Die Konstitution kann durch eine ausgewogene Lebensweise und einen angemessenen Umgang mit den eigenen Kräften wirksam gestärkt werden. Dauernde Überforderung dagegen wird auch eine angeborene starke Konstitution schwächen und anfällig machen für Krankheiten.

Die Konstitution

Zum Teil wird unsere Konstitution bereits im Mutterleib durch die ererbte Substanz bestimmt. So bekommen manche Menschen von Geburt an eine stabile und andere eine schwächere Konstitution mit auf ihren Lebensweg. Entsprechend sind letztere von einer höheren Krankheitsanfälligkeit oder von angeborenen Krankheiten geplagt.

Besitzt man eine schwache Konstitution, sollte man mit seinen Energien sehr sorgsam umgehen und Überanstrengungen unbedingt vermeiden. Hilfreich sind auch stärkende Übungen wie Tai Chi Chuan und Qi-Gong-Atemübungen. Glücklicherweise ist der Mensch aber nicht nur seiner Erbsubstanz ausgeliefert. Denn zum anderen Teil wird er nach der Geburt durch die neu erworbene Energie geprägt (siehe Seite 29). Diese Energie wird maßgeblich durch den Lebensstil und den Umgang mit dem Körper zum Vor- oder Nachteil beeinflusst.

Leere und Fülle

Die chinesische Medizin unterscheidet bei der Einteilung in Konstitutionstypen zwischen Xu/Leere und Shi/Fülle (siehe Kasten Seite 63). Dieses Gegensatzpaar versinnbildlicht zum

---

Die Xu-/Shi-Konstitution und -Kondition

Xu/Leere-Konstitution
- Wenig belastbar
- Schwach und zart
- Überempfindlich
- Geringe Abwehrkraft
- Astheniker, Leptosomer

Shi/Fülle-Konstitution
- Stark belastbar
- Robust und kräftig
- Weniger sensibel
- Normal, gesund
- Pykniker, Athlet

Xu/Leere-Kondition
- Schwach
- Mager, anämisch
- Leise Stimme
- Zaghaft
- Schlechte Abwehr
- Häufig älter

Shi/Fülle-Kondition
- Gut genährt, kräftig
- Robust
- Laute Stimme
- Lebhaft
- Gute Abwehr
- Häufig jünger

Mit Kondition ist in der TCM eher der allgemeine Zustand des Menschen während einer bestimmten Zeitspanne, beispielsweise einer Krankheit, gemeint. Dagegen bezeichnet die Konstitution einen andauernden, nur über längere Zeiträume veränderbaren Zustand, der maßgeblich für die Gesundheit wie für die Krankheitsanfälligkeit eines Menschen ist.

einen Schwäche, Unterfunktion, herabgesetzte Muskelspannung, niedrigen Blutdruck und Mangel. Zum anderen steht es für Stärke, Übermaß, Überfunktion, Bluthochdruck und Überfluss. Beide Einteilungskriterien helfen dem Arzt dabei, sowohl den Patienten als auch seine Krankheit besser zu beurteilen. Der Patient wie seine Krankheit können unter dieses Begriffspaar eingeordnet werden. So bedeutet Leere beispielsweise den Konflikt einer Krankheitsursache von normaler Stärke, etwa Wetterfühligkeit, alltäglichen seelischen Beeinträchtigungen oder weit verbreiteten Krankheitserregern, mit einem geschwächten Organismus. Fülle hingegen bedeutet den Widerstreit zwischen einer stark auftretenden Ursache wie etwa einem enormen Kälteeinfluss, einer massiven Infektion oder einem Unfall mit einer normalen Abwehrkraft. Bei der Diagnose spielt jedoch in erster Linie der Patiententyp und seine individuellen Eigenschaften und erst dann die Krankheit eine Rolle.

Die Kondition

Die Kondition eines Menschen lässt sich ebenso unter das Begriffspaar Xu und Shi einteilen. Sie ist der wichtigste Faktor für die Auswahl der passenden Behandlung. Unter der Kondition eines Menschen versteht man seinen Allgemeinzustand während der Erkrankung, der durch den Einfluss verschiedener Faktoren starken Wechseln unterworfen ist. So kann z. B. ein

Shi-Typ mit einem grippalen Infekt im Lauf der Erkrankung in einen Xu-Typ übergehen, der ständig müde ist und sich ausgelaugt und erschöpft fühlt.

Der Krankheitstyp

In der westlichen Medizin wird die Krankheit als solche meist isoliert betrachtet und danach die Behandlungsweise ausgesucht. Ein chinesischer Arzt hingegen berücksichtigt immer den Krankheitsverlauf mit seinen Veränderungen. So kann beispielsweise eine Erkältung bei jedem Menschen einen ganz unterschiedlichen Verlauf nehmen. Auch hierbei wird zwischen dem Xu- und dem Shi-Typ unterschieden.

Die Leitlinien der Diagnose

Alle oben genannten Faktoren helfen dem behandelnden chinesischen Arzt dabei, eine richtige Diagnose zu stellen und dadurch die geeigneten Behandlungsmöglichkeiten auszuwählen. Er wird alle Untersuchungen in der Regel ohne Apparate, aber dafür unter Zuhilfenahme aller seiner Sinne und seines gesamten Erfahrungsschatzes durchführen. Dabei geht er in folgenden Schritten vor:
● Betrachtung des Patienten nach Körperbau, Aussehen der Zunge, Hautfarbe etc.
● Ausführliche Befragung des Patienten, u. a. nach seinen subjektiven Empfindungen etc.
● Tastuntersuchung bestimmter Körperregionen wie übersensibler Punkte an der Haut oder den Muskeln, das Ertasten des Pulses, von Schwellungen etc.
● Riechen/Schmecken der Atemluft, des Schweißes und der Exkremente
● Hören der Stimme des Patienten und seiner Atemgeräusche
Die Diagnosemethoden sind sehr aussagekräftig, bedürfen allerdings eines hohen Maßes an Erfahrung und Übung. Denn bei der Diagnostik geht es nicht um Blutwerte, den rein physischen Zustand des Organismus oder den Nachweis pathogener Mikroorganismen, sondern um das Verstehen des Krankheitsprozesses. Im Mittelpunkt steht der Mensch in seiner Ganzheit. Die Sensibilisierung für die energetischen Disharmonien, die zu Krankheiten führen, und das Bewusstsein des Menschen über die Ursachen der Krankheit stellen die ersten Schritte zur Vorbeugung und Heilung dar.

Ist der Zungenbelag eher dünn und weiß, herrscht Leere vor, ist er dick und gelblich gefärbt, liegt Fülle vor. Ist der Zungenkörper blass, entspricht dies der Leere, ist er gut durchblutet, entspricht dies der Fülle. Ist der Puls schwach, weich, leicht unterdrückbar und fadenförmig, liegt Leere vor. Ist er gespannt, kräftig und nur schwer unterdrückbar, haben wir es dagegen mit Fülle zu tun.

Krankheitstyp und zugehöriger -charakter		
	Xu-Typ	**Shi-Typ**
Erkrankung	• Schwächende Krankheiten • Psychosomatische Krankheiten • Alterserkrankungen • Chronische Erkrankungen des Bewegungsapparats • Arthrose	• Heftige, erschöpfende Krankheiten • Koliken, Bauch- und Magenkrämpfe • Plötzliche Infekte • Kinderkrankheiten • Akute rheumatische Beschwerden • Arthritis
Dauer	• Lang • Geringe Heftigkeit	• Kurz (1 bis 5 Tage) • Starke Beschwerden
Beginn	• Langsam	• Schnell
Verlauf	• Chronisch	• Stürmisch
Schmerzen	• Mäßig, nicht exakt zu bestimmen	• Heftig, genau lokalisierbar
Hauptsymptome	• Mutlosigkeit, Apathie, Müdigkeit • Blässe • Spricht leise mit verzagter Stimme • Durchfall, Inkontinenz • Heiße Hände und Füße	• Unruhe, Rastlosigkeit, geistige Regsamkeit • Rot bis dunkelrot • Spricht mit kräftiger Stimme • Verstopfung, Harnstopp • Beklemmung in der Brust

Die Pulsdiagnose

Die Pulsdiagnose ist die zentrale Diagnosetechnik der traditionellen chinesischen Medizin. Die meisten Krankheiten kann ein Arzt allein durch das Tasten des Pulses erkennen.

Besonders erfahrene Ärzte können bis zu 43 verschiedene Pulse unterscheiden. Die zwölf wichtigsten Pulsarten muss jeder chinesische Arzt beherrschen.

Viele Krankheiten haben ihren eigenen, ganz charakteristischen Puls. Dabei handelt es sich u. a. um Erkrankungen, die bei uns im Westen nur mit enormem technischem Aufwand diagnostiziert werden können, wie z. B. Diabetes mellitus, Krebserkrankungen oder Tuberkulose.

Die den Körper durchziehenden Meridiane sind durch moderne medizinische Methoden nicht nachweisbar. Die chinesischen Heilverfahren Akupunktur und Akupressur, die auf die Meridiane von außen Einfluss nehmen sollen, sind aber in ihrer Wirkung heute unbestritten, auch wenn es hin und wieder immer noch Zweifel an der Art dieser Wirkung und den Einsatzmöglichkeiten in der Behandlung gibt.

65

Vorbeugung und Gesundheitspflege

Die Erhaltung der Gesundheit hat in der chinesischen Medizin seit jeher eine wichtige Rolle gespielt. Ein klassisches Buch der Heilkunde vergleicht die Gabe von Arznei gegen eine bereits bestehende Krankheit mit dem Schmieden von Waffen, wenn die Schlacht schon begonnen hat.

Zum festen Bestandteil der traditionellen chinesischen Medizin gehören innerliche und äußerliche Behandlungen. Zu den innerlichen Therapien zählen: Ernährung, Kräuter und Meditationsübungen. Zu den äußerlichen gehören: Akupunktur und Moxibustion, Schröpfen, Massagen, Akupressur, Heilbäder, Heilgymnastik und Atemübungen. Alle Behandlungsweisen dienen der Gesundheitspflege, der Stabilisierung der Körperenergie und der wirkungsvollen Vorbeugung von Beschwerden.

Fit nach traditionell chinesischer Art

Alle Behandlungen gründen auf der Lehre des Ausgleichs von Yin und Yang, der Meridiane und der Erweckung oder Anregung der Lebensenergie Qi. Viele dieser Therapien haben aufgrund ihrer Einfachheit und Wirksamkeit auf Körper, Geist und Seele eine weite Verbreitung in der Bevölkerung. Bereits im 3. Jahrhundert v. Chr. wendete man beispielsweise Heilübungen an, die in einer Kombination aus Atemübungen, körperlichem Training und Eigenmassagen bestanden.

Die chinesischen Weisen erkannten früh, dass jeder Mensch selbst für seine Gesundheit verantwortlich ist und diese daher auch durch eigenes Bemühen erhalten sollte, um ein glückliches und zufriedenes Leben zu führen. Somit wurden vorbeugende und heilende Übungen bereits vor Jahrtausenden zum regelmäßigen Bestandteil des täglichen Lebens.

Spiele für Körper und Seele

Hua Tuo, der berühmteste Arzt der östlichen Han-Dynastie, förderte im 3. Jahrhundert n. Chr. Übungen mit dem Namen »Die Fünf-Tiere-Spiele«; er entwickelte aus den Bewegungen von Tiger, Hirsch, Bär, Affe und Vogel eine gymnastische Übungsfolge für den Menschen und lehrte, dass der menschliche Körper Bewegung und Arbeit brauche, um gesund zu bleiben, gleichzeitig jedoch Übertreibung meiden sollte.

Doch nicht nur die Ärzte, auch die philosophischen Schulen Chinas setzten sich auf der Suche nach der Verbesserung und Vervollkommnung des Menschen während seines Erdendaseins mit verschiedenen heilenden Übungen auseinander. Den Buddhisten lag dabei die Ruhe sowie die Reinigung von Geist und Seele am meisten am Herzen, um so leichter in das Stadium der Erleuchtung zu gelangen. Die Daoisten hingegen sahen darin die Möglichkeit, mittels der Übungen die körperliche Hülle unsterblich zu machen.

Die Bedeutung des Sports im westlichen Kulturkreis

Auch im Westen halten sich heutzutage sehr viele Menschen sportlich fit, um Krankheiten vorzubeugen. Dabei vergessen sie allerdings bei der Auswahl ihrer sportlichen Betätigung häufig, ihr Alter, die individuelle körperliche Verfassung, ihre Ernährungsweise und ihre Lebensgewohnheiten sowie die Arbeitsbedingungen zu berücksichtigen.

Die meisten Menschen hierzulande sind der Ansicht, dass der Nutzen des Sports vor allem im Energieverbrauch durch eine bestimmte Bewegungsabfolge besteht. Besonders beliebte Formen der sportlichen Ertüchtigung sind dabei u. a. Joggen, Rennrad- bzw. Mountainbikefahren oder das Training im Fitnessstudio.

Gefahren und gesundheitliche Nachteile

Sind die oben genannten Faktoren bei der Wahl der Sportart jedoch nicht mit einbezogen worden, so stellt sich auch keine gesundheitsfördernde Wirkung ein. Vielmehr tritt sogar oft das Gegenteil ein. Übergewichtige versuchen häufig, durch exzessives Training oder schwere körperliche Arbeit überflüssige Pfunde zu verlieren. Kurzfristig kann das durchaus zum Ziel führen. Doch werden dabei Organe wie das Herz überbeansprucht und letztlich oft sogar geschädigt. Die Verletzungsgefahr ist bei den meisten westlichen Sportarten außerdem größer als bei den sanften chinesischen Heilübungen. Vor allem für ältere Menschen ist daher übertriebenes Training schädlich.

Der Vorteil chinesischer Heilbehandlungen

Ein chinesischer Arzt wird immer die Art von Behandlungen, Diäten und Übungen verordnen, die mit dem Krankheitstyp des Patienten, seiner Kondition und Konstitution harmonieren.

Sportliche Betätigung folgt bei uns Modetrends und wird oft ohne Rücksicht auf die persönliche Konstitution betrieben. Da überlasten Schwergewichtige ihre Gelenke beim Joggen oder malträtieren Bandscheibengeschädigte ihre Wirbelsäule bei Mountainbiketouren. Wenn dann Beschwerden eintreten, wird die Sportart nur selten dafür verantwortlich gemacht.

67

Darüber hinaus waren die Chinesen sich schon sehr früh darüber im Klaren, dass der Mensch unabhängig von seiner individuellen Körperverfassung Übungen braucht, die einfach auszuführen und allgemein zuträglich sind. Die meisten traditionellen Gesundheitsübungen ebenso wie Massagen oder Akupressur sind daher auch für Ungeübte schnell erlernbar und für jedes Alter geeignet. Zudem kann man alle verschiedenen Anwendungen ganz seinen speziellen Bedürfnissen anpassen und sie entsprechend kombinieren.

Bei schweren akuten Erkrankungen sollte auf keinen Fall auf eine Behandlung durch einen erfahrenen Facharzt verzichtet werden. Therapiebegleitend haben sich aber viele Anwendungen der TCM gerade bei chronischen Krankheiten als hilfreich erwiesen.

Wer sich auf diesem Terrain noch unsicher fühlt, sollte sich zunächst von einem Heilkundigen der traditionellen Medizin anleiten lassen. Mit der Zeit stellt sich ein reicher Erfahrungsschatz ein und ein individuelles Gefühl für die verschiedenen Behandlungsweisen heraus – man kann ihre Ausführung dann selbst in die Hand nehmen.

Heilen und stärken

Wer sich regelmäßig und über einen längeren Zeitraum mit chinesischen Heilbehandlungen beschäftigt und die Übungen durchführt, wird bald ihre stärkenden und heilenden Auswirkungen spüren. Auch immer mehr westliche Ärzte haben erkannt, dass Atem- und Kreislauftraining, gezielte Entspannungsübungen und stimulierende Eigenmassagen helfen, die Abwehr des Patienten zu verbessern, um im Kampf mit einer Krankheit bestehen zu können. Mit Hilfe der chinesischen Übungen können überdies viele von uns als chronisch, schwer zu heilen oder sogar als unheilbar bezeichnete Krankheiten kuriert oder zumindest gelindert werden.

Die chinesischen Heilbehandlungen und -übungen beugen alle auf ihre Art den verschiedensten Beschwerden vor oder halten zumindest deren Fortschreiten auf. Häufig wird eine Verbesserung des Gesundheitszustands erreicht, manchmal sogar die vollständige und dauerhafte Genesung. Durch die einzelnen Maßnahmen harmonisieren sich die Kräfte von Yin und Yang, die im Krankheitsfall im Ungleichgewicht sind.

Zunächst werden im Folgenden verschiedene Therapien aus der chinesischen Heiltradition vorgestellt, die Sie nur von einem in chinesischer Medizin erfahrenen Arzt durchführen lassen sollten, also Akupunktur, Moxibustion und Schröpfen; anschließend folgen die verschiedenen Maßnahmen und Anwendungen, die sich hervorragend zur Selbstbehandlung eignen.

Akupunktur – Moxibustion – Schröpfen

Die Lehre von den Meridianen hat uns gezeigt, dass sich der Fluss der Energie Qi über bestimmte Leitbahnen im Körper vollzieht. Diese verlaufen teils unter der Haut, teils tiefer im Körper. Den Energiefluss über unser Meridiannetz beeinflussen wir ständig durch unsere Bewegungen, die Körperhaltung sowie durch unsere innere Einstellung oder unsere psychische Verfassung, und er wird selbstverständlich auch durch äußere Faktoren bestimmt, auf die wir keinen Einfluss haben. Ist der Fluss des Qi behindert oder gestört, kennt die chinesische Medizin verschiedene Behandlungsweisen, um diesen wieder in Gang zu bringen. Eine davon ist die Akupunktur (lat. acus: Nadel, und pungere: stechen), also das Setzen von Nadeln an bestimmten Körperpunkten, die in der Regel auf den Meridianen liegen, um so das Qi zu harmonisieren. Tatsächlich hat man herausgefunden, dass die Haut über den Meridianen generell empfindlicher ist als an anderen Körperstellen. Auch die Nervenenden sind hier ausgeprägter.

Über die Akupunkturpunkte kann der Arzt Einfluss auf das energetische System von Körper, Geist und Seele nehmen und ihm heilende Impulse geben. Dies kann durch Anregen, aber auch durch Dämpfen geschehen, je nach Krankheitsbild. Selbstverständlich kann man diese Punkte auch durch Reiben, Drücken, Schieben und Ziehen wie etwa in der Akupressur oder durch die Wärmebehandlung der Moxibustion sowie mit Massagen erreichen. Auf diese Weise kann sich jeder Mensch über die Akupunkturpunkte selbst behandeln.

Die Akupunkturpunkte

Shu xue heißen die Reizpunkte, die bis auf wenige Ausnahmen auf den Leitbahnen liegen. Übersetzt bedeutet dies so viel wie: »weiterleiten, transportieren« (Shu) und »Höhlung, Vertiefung« (xue). Es gibt insgesamt über 360 klassische Akupunkturpunkte, die über die Körperoberfläche verteilt sind.

Man kann sie als die Tore der Energie bezeichnen, über die man das Qi in besonderer Weise beeinflussen kann. Jeder Akupunkturpunkt hat einen Namen. In der Regel behandelt man einen Punkt auf dem Rücken gleichzeitig mit dem entsprechenden auf der Bauchseite, um auf einen bestimmten Funktionsbereich einzuwirken. Insgesamt werden unterschieden:

Die Akupunkturpunkte werden mit Buchstaben und einer Nummer bezeichnet, wobei die Buchstaben den Meridian angeben, auf dem die Punkte liegen. Folgende Kürzel werden verwendet:
* *B = Blasenmeridian*
* *DI = Dickdarmmeridian*
* *DÜ = Dünndarm-meridian*
* *G = Gallenblasen-meridian*
* *KG = Konzeptionsgefäß*
* *H = Herzmeridian*
* *LE = Lebermeridian*
* *LG = Lenkergefäß*
* *LU = Lungenmeridian*
* *M = Magenmeridian*
* *MP = Milz-Pankreas-Meridian*
* *N = Nierenmeridian*
* *PE = Perikardmeridian*
* *3 E = Dreifacher-Erwärmer-Meridian*

● Anknüpfungspunkte: Hier treffen die Netzleitbahnen mit den Hauptmeridianen zusammen.

● Spaltpunkte: Sie werden vor allem zur Lösung von Blockaden und Qi-Stauungen benutzt.

● Zusammenkunftspunkte: Hier lassen sich bestimmte Gewebe und Energieformen gezielt beeinflussen.

● Punkt des Ur-Qi: Dieser liegt auf jeder Leitbahn. Mit seiner Hilfe kann über eine tiefer liegende Energie, gleichsam eine Kraftreserve, verfügt werden.

● Brunnenpunkte: Diese Reizpunkte liegen am weitesten außen am Körper, nämlich an Händen und Füßen. Hier kann Energie aufsteigen.

● Punkt des Ausgießens: Hier tritt die Energie wieder in die Tiefe ein.

● Punkt der Einwirkung: Hier übt die Energie ihre tief greifende Wirkung aus.

● Durchgangspunkt: Hier kann man ein letztes Mal den Energiefluss des Meridians erreichen.

● Vereinigungspunkt: Hier wird die Verbindung nach innen unmittelbar hergestellt.

Diese letzten fünf Einflusspunkte sind in der Akupunkturlehre von tragender Bedeutung. Sie liegen auf jedem Hauptmeridian zwischen den Finger- bzw. Zehenspitzen und der Ellenbeuge bzw. dem Kniegelenk. Um den richtigen Punkt zu lokalisieren wird der Akupunkturarzt zunächst den Schmerzort, das davon betroffene Meridianpaar und die Krankheitsursache klassifizieren. Erst

Eine erste systematische Darstellung der Akupunkturpunkte findet sich in einem chinesischen Buch, das ca. um 282 n. Chr. geschrieben wurde. Seither hat sich das Wissen um diese uralte Heilanwendung ständig erweitert und verfeinert und hat auch bei uns viele Anhänger gefunden.

Akupunkturnadeln gibt es in verschiedenen Längen und Stärken. Je nach Beschwerdebild und Therapieform werden die passenden Nadeln ausgesucht.

dann bestimmt er den Reizort, die Reizart und die Reizdosis. Am häufigsten wird Akupunktur bei Beschwerden des Bewegungsapparats sowie bei Kopfschmerzen und Migräne eingesetzt.

Das Nadeln

Die Nadeln können in verschiedener Weise gesetzt werden und selbst auch unterschiedlich beschaffen sein. So gibt es sehr dünne sowie sehr dicke Nadeln, eine größere Stichtiefe und eine oberflächlichere. Im Allgemeinen gilt, dass eher oberflächliche Erkrankungen oberflächlich genadelt werden und tiefer liegende entsprechend tiefer. Hitzebefunde oder andere Aufladungszustände werden mit großkalibrigeren Nadeln abgeleitet, so dass die Energie aus dem Körper entweichen kann, bei Schwächezuständen nimmt man dünnere Nadeln. In der Regel empfindet der Patient beim Nadeln keine Schmerzen. Wie genadelt wird, entscheidet letztlich die Diagnose des Arztes.

Moxibustion

Auch die Wärmebehandlung sollte tunlichst ein in chinesischer Medizin geschulter Arzt durchführen. Er führt eine lokale Erwärmung bestimmter Akupunkturpunkte mit Hilfe eines kleinen Kegels aus Beifußkraut oder einer so genannten Moxazigarre durch. Diese ist mit getrocknetem und gestampftem Wermutkraut gestopft, etwa 20 Zentimeter lang und fünf Millimeter dick. Dem Wermut wird nachgesagt, er habe eine tief gehende und energetisierende Wärme, die die Behandlung noch unterstützt. An einem Ende zum Glühen gebracht, hält man die Moxazigarre für rund zwei Minuten über den jeweiligen Akupunkturpunkt, der erreicht werden soll. Der Patient empfindet dabei ein angenehmes Wärmegefühl.

Moxibustion hilft bei Beschwerden, die durch Kälte hervorgerufen wurden. Bei Wärmezuständen wird sie eher als unangenehm empfunden. Besonders sinnvoll ist sie bei niedrigem Blutdruck, Kältegefühl, Bronchitis, Asthma, Durchfall, depressiven Verstimmungen, Schwindel, Erschöpfung und Energiemangel.

Schröpfen

Eine Heilmethode, die in früheren Zeiten auch in unserem Kulturkreis angewendet wurde, ist das Schröpfen. In der chinesischen Medizin wird sie von einem erfahrenen Arzt ebenfalls im Rahmen der Akupunkturbehandlung durchgeführt. Ebenso wie

Die Moxibustion wirkt auf Patienten, die an nüchterne westliche Apparatemedizin gewöhnt sind, sehr exotisch und erinnert an magische Rituale und Hexenzauber. Tatsächlich schaffen die würzigen Kräuterdämpfe von Beifuß oder Wermut, die bei der Verbrennung der Moxakegel oder -zigarren entstehen, eine ganz besondere Atmosphäre.

71

die anderen Heilmethoden auch dient Schröpfen zur Wiederherstellung des Gleichgewichts von Yin und Yang. Dazu erwärmt der Arzt eine Glocke aus Glas und setzt diese auf die Haut über die Punkte, an denen sich Qi an der Körperoberfläche gesammelt hat. Durch das Abkühlen und Verdichten der Luft unter der Glocke entsteht eine saugende Wirkung. Dabei bilden sich häufig kleine Bläschen auf der Haut und künstliche Blutergüsse. Das Schröpfen regt die Durchblutung an den zu behandelnden Stellen an und entgiftet den Körper von Schadstoffen, die mit dem Blut an die Körperoberfläche gezogen werden. Neben seiner entgiftenden Wirkung lindert es auch Schmerzen. Häufig wird das Schröpfen bei Rückenbeschwerden, rheumatischen Erkrankungen und Erkältungen eingesetzt.

Das Schröpfen war auch im mittelalterlichen Europa ein bekanntes und häufig angewandtes Heilverfahren. Es wurde nicht nur von Ärzten, sondern auch von den so genannten Badern durchgeführt, die verschiedene Aufgaben der Gesundheitspflege erfüllten.

Akupressur

Die Akupressur bedient sich nicht der Nadeln, sondern des Drucks auf die einzelnen Akupunkturpunkte. Mit Hilfe der Druckpunktmassage, wie die Akupressur in der etwas umständlichen deutschen Übersetzung heißt, kann man Yin und Yang im Körper harmonisieren, das Qi ausgleichen und eine Reihe von alltäglichen Beschwerden wirksam selbst behandeln.

Im Behandlungsteil finden Sie die jeweiligen Akupressurpunkte genau beschrieben. Die Kennis über die Meridiane erleichtert zudem das Auffinden des richtigen Punkts. Lassen Sie dabei auch Ihr Gespür walten. Betasten Sie den Bereich um den Punkt herum, bis Sie den Eindruck haben, dass die Berührung in Ihrem Inneren etwas auslöst. Das Auffinden wird Ihnen dadurch erleichtert, dass alle Meridianpunkte schmerz- und druckempfindlicher sind als andere Stellen unter der Körperoberfläche.

Die Grifftechniken

Einige Grundregeln gilt es bei der Akupressur zu beherzigen. Dazu gehören die verschiedenen Grifftechniken. Folgende eignen sich am ehesten zur Selbstbehandlung:

● Reiben: Man reibt mit der Handfläche oder dem Daumen leicht die Haut, bis sich ein Gefühl der Wärme einstellt.

● Kneten: Mit den Fingern oder dem Daumen die Muskulatur, die auf einer Unterlage aufliegt, kreisförmig bewegen oder auch zupfen und zusammendrücken.

● Drücken: Mit dem Daumenballen oder mit mehreren Fingern gleichzeitig drückt man einen Akupunkturpunkt. Währenddessen die Druckstärke langsam steigern und dann langsam wieder loslassen. Eine andere Möglichkeit ist das kreisende Drücken. Hier setzen Sie Daumen, Zeige- oder Mittelfinger auf den jeweiligen Punkt und massieren diesen kreisend.

● Klopfen: Oftmals am Ende der Massage wird diese Technik angewendet. Man klopft dabei mit der Seitenfläche des kleinen Fingers oder der geballten Faust. Der Schwung kommt dabei nur aus dem Handgelenk.

Die Dauer

Insgesamt sollte man einen Punkt 30 bis 60 Sekunden lang drücken. Kleine Kinder oder Babys sollten nicht länger als eine halbe Minute akupressiert werden. Bei älteren Menschen hingegen kann sich oft eine längere Druckdauer empfehlen. Kein Körperbereich sollte länger als eine Viertelstunde behandelt werden und die Gesamtbehandlung aller Punkte eine halbe Stunde nicht überschreiten. Dies sind allerdings nur Faustregeln: Sie werden bald selbst spüren, wie lange Ihnen das Akupressieren wohl tut. Kommt es zu Nebenerscheinungen wie Schwindelgefühlen oder Kopfschmerzen, sollten Sie die Selbstbehandlung abbrechen und mit Ihrem in chinesischer Medizin geschulten Arzt darüber sprechen.

Anregen und Dämpfen

Überdies gibt es noch zwei verschiedene Möglichkeiten, die Meridianpunkte zu beeinflussen. Das hängt allein von der Zielsetzung ab, die man durch die Behandlung verfolgt. Generell muss zunächst geklärt werden, ob ein Energiemangel oder ein Energieüberschuss vorherrscht. Ersteres ist meistens der Fall bei chronischen Leiden, die sich u. a. auch in Schwächegefühlen äußern. Letzteres findet man häufig bei akuten Erkrankungen. Bei Energiemangel wird man daher die Meridianpunkte anregen. Bei einer Überfülle an Energie wird man versuchen, diese ab- und auszuleiten.

● Zum Anregen eines Punkts empfiehlt sich die Massage des jeweiligen Punkts im Uhrzeigersinn. Hier sollte man einen mittelstarken Druck ausüben.

● Zum Dämpfen massiert man den Punkt linksherum unter leichter Druckeinwirkung.

Die Reizpunkte haben in China nicht nur eine Buchstaben-Zahlen-Kennzeichnung, sondern auch meist recht bildhafte Namen. Im Anwendungsteil ab Seite 166 sind diese Namen nach dem Kürzel und mit ihrer deutschen Entsprechung angegeben.

Einschränkungen

Auf eine Selbstbehandlung durch Akupressur sollten Sie verzichten, wenn bei Ihnen schwere Herz-Kreislauf-Erkrankungen vorliegen, Sie unter Bluthochdruck, infektiösen Hauterkrankungen, bakteriellen Infektionen oder Geschlechtskrankheiten leiden. Auch an verletzten, vernarbten, entzündeten oder verbrannten Körperstellen sollten Sie nicht akupressieren. Bei einer Schwangerschaft gelten ebenfalls bestimmte Einschränkungen. Sprechen Sie in diesen Fällen mit Ihrem chinesischen Arzt über Behandlungsalternativen.

Das richtige Umfeld schaffen

Bei Punkten, die sich im Bereich der Lymphdrüsen in den Achselhöhlen, der Leistengegend oder am Hals unterhalb der Ohren befinden, sollten Sie nur sehr sanften Druck ausüben, da diese Regionen sehr empfindlich sind.

Wenn Sie sich akupressieren möchten, sorgen Sie zunächst für Ruhe in Ihrer Umgebung. Der Raum, in dem Sie sich befinden, sollte gut gelüftet und gleichzeitig angenehm warm sein. Denn durch die Entspannung, die sich während der Akupressur einstellt, atmet man tiefer durch. Gleichzeitig sinkt jedoch meist der Blutdruck, was zu einem Kältegefühl führen kann.

Ziehen Sie Ihre Schuhe aus, und achten Sie darauf, dass Sie kein Kleidungsstück beengt. Setzen Sie sich aufrecht in einen bequemen Stuhl, oder legen Sie sich hin. Letzteres empfiehlt sich besonders bei der Akupressur von Punkten, die auf dem Rücken liegen und mit den Händen nur schwer zu erreichen sind. Dazu legen Sie eine kleine Metallkugel auf den Boden und rollen diese mittels Ihrer Körperbewegungen zu dem Punkt, den sie quasi ersatzweise massieren soll. Akupressieren Sie außerdem alle empfohlenen Punkte nacheinander auf beiden Körperhälften oder -seiten, da alle Meridiane paarig angelegt sind.

Heilmassage

Im Gegensatz zu westlichen Gewohnheiten dient die Massage in China nicht nur dazu, Verspannungen zu lösen. Die chinesischen Ärzte erzielen mit der Massage, in Kombination mit anderen Behandlungstechniken wie Heilgymnastik und Atemtherapie große Heilerfolge bei einer ganzen Reihe von Beschwerden. Denn beim Streichen, Reiben oder Kneten der Haut werden wie bei der Akupunktur und Akupressur durch die Reizung bestimmter Hautregionen die Funktionskreise im Körperinneren beeinflusst.

Formen der Massage

• *Stärkung:* Diese Massage soll eine angenehme und anregende Wirkung haben. Deshalb führt man sie mit sanften Handgriffen durch und folgt dabei dem Verlauf der Leitbahnen. Der Masseur beschäftigt sich dabei nur kurze Zeit mit einem bestimmten Meridianpunkt.

• *Beruhigung:* Zur Dämpfung oder Zerstreuung von Energie setzt man kräftigere Techniken ein. Der Masseur presst und knetet die gleichen Stellen über einen etwas längeren Zeitraum hinweg. Er führt dabei schnelle und kräftige Bewegungen durch, die in Gegenrichtung der Meridiane verlaufen. Die Stärke der Handgriffe geht an die Grenze dessen, was der Patient gerade noch als angenehm empfindet.

• *Harmonisierung:* Diese Technik ist weder zu stark noch zu sanft. Sie bewegt sich in der Mitte zwischen Anregung und Beruhigung. Sie wird meist eingesetzt, um den Patienten vorbeugend zu kräftigen.

Das Meridiansystem bildet die Grundlage

Massage und Akupunktur entwickelten sich wohl etwa zum selben Zeitpunkt, da beide auf dem System der Meridiane gründen. Die frühesten Aufzeichnungen über die Massage findet man im »Nei Jing«, dem ältesten erhaltenen Werk der Medizintheorie aus dem Jahr 100 v. Chr. Der heute in China für die Heilmassage übliche Begriff »Tuina« entstand erst später.

Die Tuina-Massage setzt sich aus zwei Techniken zusammen. Der Name entstammt zwei Grifftechniken, dem »tui«, was so viel bedeutet wie »Schieben« und dem »na«, dem »Greifen, Zwicken und Kneten«. Bei der Heilmassage beschränkt man sich im Gegensatz zur Akupressur nicht auf das Drücken oder Bearbeiten einzelner Punkte und deren Areale, sondern behandelt auch ganze Leitbahnen durch Kneten, Reiben und andere Vorgehensweisen.

Kein einheitliches Behandlungsschema

Da für die chinesische Heilmassage kein einheitliches Behandlungsschema existiert, wird sich der chinesische Arzt immer nach dem individuellen Disharmoniemuster des jeweiligen Patienten richten, um die für ihn geeignete Massage zu bestimmen. Je nach Krankheitsbild wird er ihm dann eine Ganzkörper- oder Teil-

Massagen dienen neben der Stimulierung der Akupunkturpunkte auch der Beseitigung von Verspannungen. Um die volle Wirkung zu erzielen, sollte für eine entspannte Atmosphäre gesorgt werden.

massage verordnen. Jede Behandlung sieht anders aus. Insofern geht der fachgerecht ausgeführten Massage wie jeder anderen Therapieform auch eine Diagnose nach den Regeln der traditionellen chinesischen Medizin voraus. Entsprechend der Diagnose wendet man stärkende, beruhigende oder ausgleichende Techniken an. Überdies spielen bei der Massage auch die sinnlichen und intuitiven Fähigkeiten des Behandelnden eine große Rolle.

Anleitung zur stärkenden Selbstmassage

Neben der Massagebehandlung durch einen erfahrenen Behandler gibt es auch Techniken zur Selbstmassage. Krankheitsbilder wie etwa Schlaflosigkeit oder Erkrankungen des Bewegungsapparats können dadurch positiv beeinflusst oder zumindest vor einer Verschlechterung bewahrt werden. Allerdings sollte die Selbstmassage dann regelmäßig durchgeführt werden. Bei akuten Krankheiten, Entzündungen, Herdinfektionen, Erkrankungen des Gefäßsystems und frischen Verletzungen sollten Sie von einer Selbstbehandlung absehen und mit Ihrem Arzt alternative Behandlungskonzepte besprechen.

Alle Griffe bei der Selbstmassage sind leicht und zart – es soll keinesfalls kräftig geknetet und gewalkt werden. Wenn Sie unter Krampfadern oder Thrombosen leiden, sollten Sie die betroffenen Stellen von der Massage ausnehmen.

Die schriftliche Überlieferung des Selbstbehandlungsprogramms reicht bis zur Sui-Dynastie (581–618 n. Chr.) zurück. Folgende Techniken kommen dabei zum Einsatz:

● Drücken – An: Gedrückt wird mit der Fingerkuppe oder mit dem Fingernagel (beispielsweise auf der Kopfhaut).
● Streichen – Mo: Man streicht mit dem Handballen, den Fingern oder der Handwurzel.
● Schieben – Tui: Dazu verwendet man einen oder mehrere Finger oder die Handwurzel.
● Zwicken und Kneten – Na: Man knetet oder zupft mit den Fingern oder dem Daumen.
● Reiben – Rou: Man reibt mit dem oberen Fingerglied oder der Handwurzel.
● Kreisen – Yao: Durch das Kreisen bewegt man die Gelenke.

Vorbereitungen

Die Selbstmassage sollten Sie in einem angenehm temperierten Raum durchführen (etwa 24 °C). Setzen Sie sich dazu in einen bequemen Stuhl oder Sessel, tragen Sie locker sitzende, luftige Kleidung, und ziehen Sie die Schuhe aus. Wenden Sie alle Griffe sanft und leicht an, so dass Sie keinen Schmerz, wohl aber ein Druckgefühl verspüren. Am besten massieren Sie sich nach dem

Aufstehen. Dies verhilft Ihnen zu einem guten Start in den Tag. Als Massageöl können Sie auch Kräuteröle verwenden. Die Behandlung verläuft in sechs Teilen. Jeder Teil beeinflusst bestimmte Meridiane und wirkt so stärkend. Wiederholen Sie jeden Massageteil auch an der anderen Körperseite.

Erster Teil – Zehen und Unterschenkel

● Zwicken Sie mit Daumen und Zeigefinger die einzelnen Zehenspitzen, angefangen von der kleinen Zehe und endend an der großen Zehe. Bearbeiten Sie dann mit Daumen und Zeigefinger die Zehengelenke mit dem Rou-Griff.

● Mit der Rou-Technik bearbeiten Sie die äußere und die innere Spitze Ihres Fußknöchels, danach die Stelle unterhalb des äußeren und inneren Knöchels, den Bereich zwischen Knöchel und Achillessehne außen und innen und die Region in der Mitte des Fußes. Zusätzlich massieren Sie 20-mal den Punkt zwischen den Ballen der großen und der kleinen Zehe.

● Bewegen Sie in der Yao-Technik passiv Ihr Sprunggelenk. Umfassen Sie dazu den Bereich oberhalb des Gelenks, und bewegen Sie mit der anderen Hand den Fuß. Kreisen, strecken und beugen Sie den Fuß je 5-mal.

● Streichen Sie nun 20-mal den Unterschenkel hinauf. Die Finger zeigen dabei in Richtung Wade.

● Massieren Sie nun 20-mal in der Rou- und in der An-Technik mit Daumen, Zeige- und Mittelfinger seitlich unterhalb der Kniescheibe.

Ein hautpflegendes und wohlriechendes Massageöl können Sie leicht selbst herstellen: Vermischen Sie je 30 Gramm Jojoba- und Mandelöl, und setzen Sie je 5 Tropfen Lavendel- und Sandelholzöl sowie 4 Tropfen Orangenöl hinzu. Füllen Sie die Mischung in eine dunkle Flasche ab. Besonders für trockene Haut ist dieses Öl eine Wohltat.

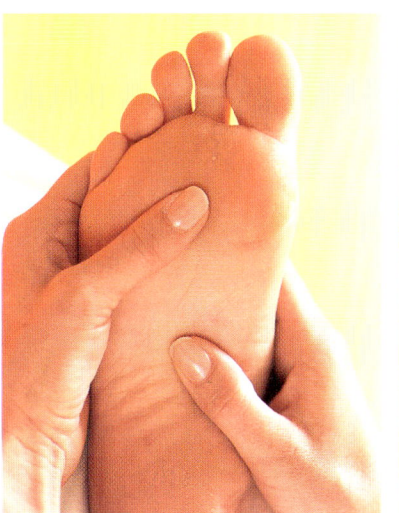
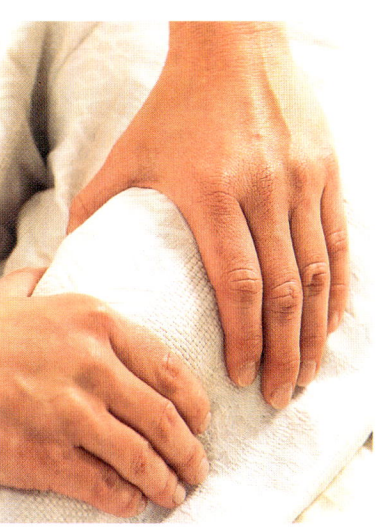

*Linkes Bild:
Besonders nach einem anstrengenden Tag ist eine Fußmassage entspannend.
Rechtes Bild:
Bei Bein- oder auch Armmassagen muss man stets darauf achten, dass das entsprechende Körperteil nicht auskühlt. Man kann sonst auch durch dünnen Stoff massieren.*

77

- Drücken Sie 20-mal die Stelle oberhalb der Kniescheibe, und massieren Sie den unteren und oberen Kniebereich in der Rou- und in der Mo-Technik.
- Streichen Sie 20-mal mit den Händen über den Kniebereich.

Zweiter Teil – Oberschenkel und Kreuz

Diese Massage wirkt besonders stärkend auf das Verdauungssystem und beugt Krankheiten von Blase, Nieren und Harnwegen vor. Wenn Sie häufiger Beschwerden in diesem Bereich haben, sollten Sie den dritten Massageteil möglichst regelmäßig in Ihr Tagesprogramm mit einbauen.

- Massieren Sie nun mit beiden Händen den äußeren Oberschenkelbereich 10-mal in der Rou- und in der Mo-Technik.
- Mit 4 Fingerspitzen massieren Sie je 20-mal Kreuz- und Steißbein in der Tui- und in der Mo-Technik. Folgen Sie der Mittellinie, dann auf beiden Seiten der Wirbelsäule entlang nach oben.

Dritter Teil – Rücken und Bauch

- Massieren Sie 20-mal mit jeweils 4 Fingerspitzen die Rückenmuskulatur in Höhe des vierten Lendenwirbels in der Mo-Technik.
- Legen Sie dann eine Handinnenfläche auf den Nabel, die andere in derselben Höhe auf den Rücken, und massieren Sie diese Stellen mit beiden Händen abwechselnd 20-mal.

Vierter Teil – Hände und Arme

- Zwicken Sie jetzt mit Daumen und Zeigefinger in die einzelnen Fingerspitzen.
- Dann massieren Sie mit Daumen und Zeigefinger die einzelnen Finger der anderen Hand jeweils 10-mal in der Tui- und dann in der Mo-Technik.

Linkes Bild:
Achten Sie auf eine für Sie angenehme Position, die Ihren Rücken möglichst entspannt.
Rechtes Bild:
Die Handmassage lässt sich auch unterwegs leicht durchführen und belebt rasch.

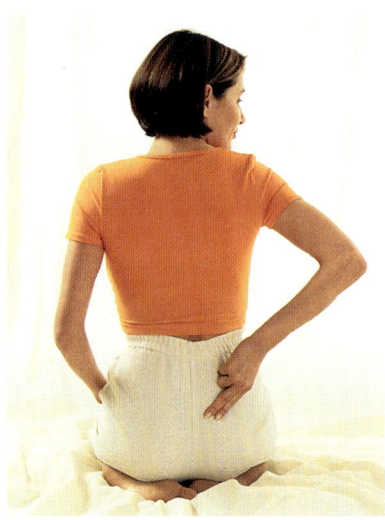
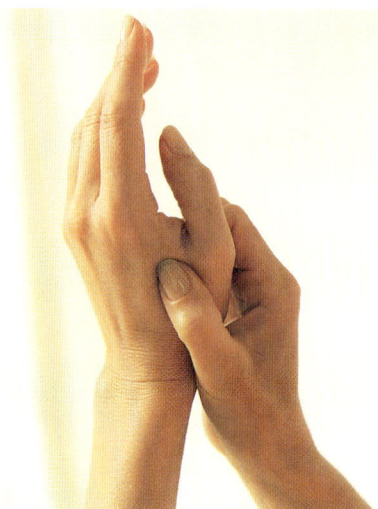

78

- Mit dem Daumen der einen Hand massieren Sie in der Rou-Technik 20-mal den Handteller der anderen. Anschließend massieren Sie in der Rou- und in der An-Technik 20-mal den Bereich in der Mitte der Handgelenksfalte.
- Fassen Sie sich dann an der Stelle oberhalb des Handgelenks und machen mit der festgehaltenen Hand 10-mal aktive Bewegungen: zuerst beugen, dann strecken, dann kreisen.
- Anschließend massieren Sie bei gestrecktem Arm 20-mal in der Rou-Technik den Bereich in der Mitte zwischen Ellenbogenbeuge und -spitze. Streichen Sie dann mit der Handfläche 20-mal Ellenbogenbeuge und -spitze nach unten aus. Anschließend beugen und strecken Sie den Ellenbogen 10-mal.

Fünfter Teil – Schultern und Hals

- Reiben Sie Ihre Hände warm, und massieren Sie dann den Bereich des Schultergelenks 20-mal in der Mo-Technik.
- Stützen Sie anschließend mit einer Hand das Schultergelenk, und kreisen und heben Sie es, bis Sie sich locker fühlen.
- Heben Sie nun Ihren Kopf leicht an, und legen Sie dann den Daumen sowie die restlichen Finger der einen Hand um den Kehlkopf. Massieren Sie streichend und sehr sanft 20-mal von unten nach oben.
- Streichen Sie dann 20-mal mit der linken Hand vom rechten Ohr bis zum Kehlkopf und wiederholen dies genauso auf der anderen Seite.

Sechster Teil – Kopf

- Massieren Sie mit den 8 Fingerspitzen in der An- und in der Tui-Technik zuerst die mittlere Linie des Kopfs und dann die Seitenlinien. Den An-Griff wenden Sie 10-mal pro Linie an, den Tui-Griff 20-mal.
- Bedecken Sie beide Gehörgänge mit der flachen Hand. Die Mittelfinger der beiden Hände legen Sie auf das Hinterhauptbein. Klopfen Sie nun 2-mal mit beiden Zeigefingern auf die Stelle.
- Mit dem Daumen massieren Sie den Bereich in der Verlängerung von Augenbraue und Augenwinkel je 40-mal in der Rou- und in der An-Technik.
- Streichen Sie dann mit dem seitlichen Teil des mittleren Fingerknochens, der angewinkelt ist, in Mo-Technik um das Auge herum. Streichen Sie je 10-mal ober-, dann unterhalb des Auges. An der gegenüberliegenden Seite wiederholen.

Diese Massagegriffe empfehlen sich besonders, wenn man öfter unter einem steifen Nacken durch Zugluft leidet. Auch bei Verspannungen im oberen Nacken- und Schulterbereich helfen die Griffe, die verkrampfte Muskulatur zu entspannen.

79

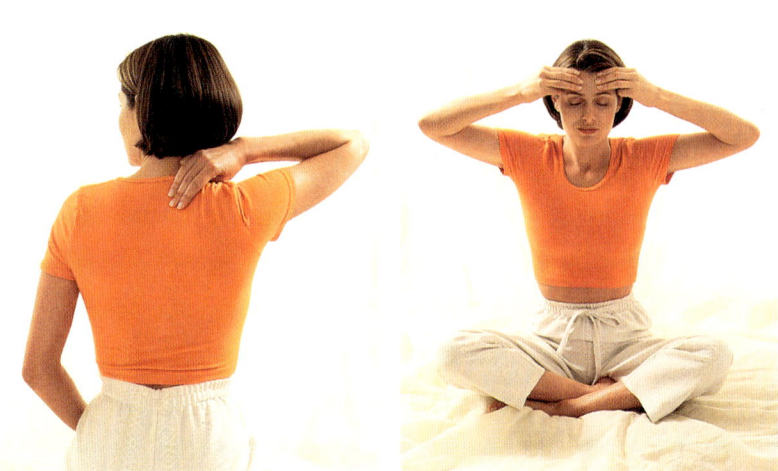

Linkes Bild:
Schultern und Nacken-
muskulatur sind besonders
oft verspannt. Hier kann
eine kurze Massage schnell
Linderung bringen.
Rechtes Bild:
Die Kopfmassage hilft
besonders bei Konzen-
trationsstörungen und
Kopfschmerzen.

● Schließen Sie dann mit dem Daumen ein Nasenloch, und massieren Sie in der Mo-Technik das andere Nasenloch 20-mal.

● Legen Sie jetzt einen Zeigefinger auf den Punkt zwischen Nase und Oberlippe und den anderen zwischen die Unterlippe und das Kinn. In entgegengesetzter Richtung und horizontal massieren Sie diese Stelle in Mo-Technik 20-mal.

● Massieren Sie nun die Bereiche an den Mundwinkeln vertikal und in entgegengesetzter Richtung 20-mal.

Die sanfte Kopf- und
Gesichtsmassage hilft vor-
beugend gegen viele klei-
ne Alltagsbeschwerden
und schafft auch Abhilfe
im akuten Fall. So hat sie
sich gegen Kopfschmerzen
oder bei angestrengten
Augen durch Bildschirm-
arbeit bewährt.

● Massieren Sie die Bereiche um die Augen und die Region zwischen dem Ende der Augenbraue und des Augenwinkels mit den Fingerspitzen 20-mal. Zuerst oberhalb der Augen (vom inneren Augenwinkel beginnend), dann 20-mal unterhalb der Augen (zum inneren Augenwinkel massierend).

● Streichen Sie mit Ihren Handflächen den Bereich 20-mal aus.

Die vorbeugende Wirkung der Selbstmassage

Die Selbstmassage beugt folgenden Beschwerden vor:

● Kopfschmerz, Migräne, Konzentrationsschwäche, Reizbarkeit, Schlafstörungen

● Nebenhöhlenentzündung, Schnupfen, Husten, Halsschmerzen

● Magenbeschwerden, Sodbrennen, Durchfall, Blähungen, Verstopfung

● Gelenkbeschwerden, Waden- und Fußkrämpfe, Kreuzschmerzen, Hüftbeschwerden

● Blasen- und Nierenbeschwerden, Menstruationsstörungen

80

Heilbaden und Bittentherapie

Um Beschwerden nach einem harten Tag voller Arbeit zu vermeiden, richteten sich die chinesischen Bauern bereits vor über 2000 Jahren nach der Ernte ein warmes Bad, in das sie Bohnen und Reis gaben. Dieses Heilbad diente schon damals nicht nur der Körperreinigung, sondern vor allem einer erneuten Energiezufuhr und Reinigung.

In der Han-Dynastie schließlich stellte der Wissenschaftler Xang Han fest, dass Heilbaden aufgrund seiner durchblutungsfördernden Eigenschaften nicht nur gegen Müdigkeit, sondern auch zur Behandlung von Hautkrankheiten wirkte. So beeinflusst es den Energiekreislauf positiv und kann vorbeugend gegen Körper- oder Organerkrankungen eingesetzt werden. Das Heilbaden kann man mit warmem oder kaltem Wasser durchführen. Dabei kommen Teil-, Ganzkörper- oder Sitzbäder zur Anwendung. Ganzkörperheilbäder sind besonders bei chronischen Erkrankungen geeignet.

Meditation mit Fingerübungen

Für die Bittentherapie benötigt man weder Kräuter noch körperliche Geschicklichkeit, sondern lediglich einen freien Kopf. Den brauchen Sie, um im Geist ihre Bittgedanken zu formulieren. Die Übungen sind praktisch, einfach anwendbar und sehr wirkungsvoll. Es gibt einige chinesische Meister, die diese Methode auch hier in Deutschland lehren. Die Bittentherapie kann

Unbehandelte Mandarinen sind bei uns oft schwer erhältlich. Alternativ können Sie auch 10 bis 15 Tropfen eines naturreinen Mandarinenöls benutzen. Hochwertige ätherische Öle erhalten Sie in Apotheken, Reformhäusern und Fachgeschäften für Naturkosmetik.

Heilbad zur Stärkung des Immunsystems

- Man gibt 1 bis 2 frische Mandarinenschalen (am besten ungespritzt) zusammen mit getrockneten oder frischen Chrysanthemenblüten und 1 Hand voll Tannennadeln in einen Topf mit Wasser.
- 15 Minuten lang kochen lassen und in das angenehm temperierte Badewasser gießen. Die Temperatur soll so heiß sein, wie man es am besten verträgt.
- Die Badezeit beträgt 1/2 Stunde. Danach steigt man für 2 bis 3 Minuten aus der Wanne und nimmt etwas Flüssigkeit (Tee oder Mineralwasser) zu sich.
- Anschließend entspannt man sich noch einmal für weitere 10 Minuten in dem Bad.

---

man nur in einem ganz ruhigen bzw. leeren Zustand anwenden. Denn nur dann kann eine Verbindung des Menschen mit der Natur stattfinden und eine aus der Natur kommende Kraft für den Menschen wirksam werden.

Diese Kraft wirkt auf einige Meridiane und Akupunkturpunkte. Sie gibt bestimmte Informationen an tiefer gelegene Organe, fördert die gesamte Durchblutung und den Energiekreislauf, um dadurch das verlorene Gleichgewicht zwischen Yin und Yang wiederherzustellen. Wenn man diese besondere Therapie erlernen möchte, sollte man sich zuerst mit zwei ganz wesentlichen Fragen beschäftigen:

Die Bittentherapie hat Ähnlichkeit mit westlichen Meditations- und Autosuggestionstechniken. Neben einer tiefen Entspannung kann sie durch Konzentration auf Ihre Wünsche und Ziele eine Art von positiver Programmierung Ihres Bewusstseins bewirken.

● Was bedeutet das Herz? – Das organische Herz ist uns allen bekannt. Dabei handelt es sich um die so genannte Blutpumpe im linken Teil des Brustkorbs. Das seelische Herz hat hingegen keine Form und keine Größe. Es kann alles durchdringen. Es ist wie ein Gedanke, der unser Informationszentrum im Kopf beherrscht und kontrolliert.

● Was ist und was bedeutet Moral? – Nach chinesischer Auffassung gibt es die menschliche Moral, die Erdmoral und die Himmelsmoral. Alle drei müssen in unserem Denken übereinstimmen, um zu innerer Harmonie zu gelangen. Konzentrieren Sie sich auf das, was Ihnen wichtig und bedeutsam im Leben erscheint, für Sie selbst, Ihre Umgebung und das menschliche Dasein in umfassendem Sinn.

Eine Bittenherapie sollte nicht direkt nach schwerer körperlicher Anstrengung oder seelischer Aufregung erfolgen, die Bittgedanken formuliert man am besten in einem ruhigen und aufnahmefähigen Zustand. Gehen Sie in stiller Umgebung ganz in sich, und konzentrieren Sie sich auf Ihre tatsächlichen Wünsche und Anliegen. Die Therapie wird täglich mindestens einmal durchgeführt, so lange, bis sich eine deutliche Verbesserung Ihres gesamten Befindens einstellt.

Die richtige Ausführung der Bittentherapie

Eine Übung dauert jeweils 15 bis 20 Minuten. Führen Sie die Übungen so lange durch, bis Sie eine Verbesserung Ihres Zustands verspüren. Die ersten beiden Übungen dienen der allgemeinen Stärkung und zum Schutz des Immunsystems. Nehmen Sie folgende Ausgangsstellung ein: Stellen Sie beide Beine parallel und schulterbreit auseinander. Ihre Zunge hat Kontakt mit dem oberen Gaumen.

Drei Übungen der Bittentheraphie

Übung 1

● Beide Daumen der rechten wie der linken Hand halten Kontakt mit dem Ringfinger. Der Mittel- und Zeigefinger der rechten Hand zeigen auf den durch die Finger gebildeten Ring der linken Hand. In dieser Stellung ziehen Sie jetzt 30-mal Kreise im Uhrzeigersinn mit den Fingern der rechten Hand.

● Ihre Gedanken sind dabei konzentriert auf das Thema oder den Wunsch, der Sie beschäftigt, z. B.: »Ich werde die Prüfung schaffen; ich werde Glück erleben; ich werde gesund und stark sein.«

● Dann wechseln Sie die Hände. Jetzt zeigen der Mittel- und Zeigefinger Ihrer linken Hand auf den Kreis der anderen. Ziehen Sie nun mit der linken Hand 30-mal Kreise entgegen dem Uhrzeigersinn.

● Danach halten Sie Ihre Hände wie am Beginn der Übung, drehen sie jetzt jedoch mit dem Mittel- und Zeigefinger entgegen dem Uhrzeigersinn. Anschließend analog mit der linken Hand.

Übung 2

● Ihre linke Hand ruht nun in der rechten. Lassen Sie beide Daumen vorwärts kreisen, ohne dass sie sich dabei berühren.

● Während des Kreisens lenken Sie Ihre Gedanken auf Ihren Wunsch oder die Bitte, die Sie beschäftigt.

Übung 3

Diese Übung entgiftet Ihren Körper und hilft dabei, Ihre aktuelle Situation zu verändern.

● Formen Sie Ihre Hände zu einem Spitzdach. Dabei haben jeweils die kleinen Finger, die Ring- und die Mittelfinger Kontakt.

● Beginnen Sie mit den Zeigefingern 5-mal vorwärts zu drehen, danach 5-mal zurück.

● Konzentrieren Sie sich dabei ganz intensiv auf Ihren Wunsch oder Ihre Bitte.

● Dann drehen Sie die Mittelfinger 5-mal vorwärts und 5-mal rückwärts, danach die Ringfinger, zuletzt die kleinen Finger.

● Während des Kreisens sollten die jeweils aktiven Finger die ruhenden nicht berühren.

Für die Bittentherapie sollten Sie einen Zeitpunkt wählen, an dem Sie ruhig und ungestört für sich sein können. Innere Aufregung und äußere Hektik, aber auch Erschöpfung beeinträchtigen Ihre Konzentrationsfähigkeit und verhindern eine wirksame Entspannung.

Heilgymnastik – Tai Chi Chuan

Den geistigen Frieden eines Weisen, die körperliche Robustheit eines Holzfällers und die Gelenkigkeit eines Babys versprechen die chinesischen Weisen jedem Menschen, der regelmäßig Tai Chi Chuan ausübt. Bei den Chinesen sind diese therapeutischen Übungen, die auch unter dem Begriff »Schattenboxen« bekannt sind, bereits seit vielen Jahrhunderten populär.

Um die Entstehung dieser Heilübungen ranken sich Legenden. Man vermutet ihren Ursprung im Daoismus. Andere Quellen besagen, dass Chen Pu im 14. Jahrhundert eine Nahkampftechnik begründete, die als Vorläufer der heute bekannten Heilgymnastik gilt. Durch das Tai-Chi-Boxen wird die »innere« Kampftechnik erprobt. Man trainiert ausschließlich seine Selbstverteidigung, wartet gelassen den Angriff des Gegners ab und findet heraus, wann der günstigste Zeitpunkt zum Handeln besteht. In den letzten Jahren hat Tai Chi Chuan im sportmedizinischen, psychologischen und philosophischen Bereich weltweit Beachtung erlangt.

Tai Chi Chuan unterscheidet sich sehr von westlichen Gymnastikprogrammen und unserem Verständnis eines sportlichen Trainings. Die sanften, fließenden Bewegungen sind auch für ältere oder geschwächte Menschen leicht durchführbar und körperlich wenig anstrengend.

Die Tai-Chi-Übungen sehen aus, als würden sie in Zeitlupe oder unter Wasser ausgeführt. Die sanften, langsamen, gleichmäßigen und ruhigen Bewegungen eignen sich selbst für ältere und körperlich schwächere Menschen. Insgesamt besteht Tai Chi Chuan aus 24 Übungen, die man erlernen kann. Sie wirklich gut auszuführen, kostet jedoch eine Menge Übung und Erfahrung, weshalb sich viele Menschen auch in die Obhut eines Tai-Chi-Meisters begeben, der die Bewegungen korrigiert und auf ihre geistig-seelischen Inhalte hinweist. Wer seine Übungen beherrscht, kommt mit fünf Minuten Übungszeit am Tag aus.

Harmonie von Körper, Geist und Seele

Die Grundidee des Tai Chi Chuan ist die Philosophie von Yin und Yang. Diese beiden Kräfte bilden durch ihre sich fortwährend ausgleichenden Gegensätze eine Einheit. Die Übungen folgen diesem System.

Jede Bewegung besitzt ihren Gegenpart. Auf ein Heben folgt ein Senken, auf ein Vorwärts ein Rückwärts, auf eine schließende Bewegung eine sich öffnende Bewegung, auf ein Energiesammeln ein Energieaussenden. Alles geschieht in einem ständig fließenden Wechsel. Das Tai Chi Chuan hat drei Hauptaspekte: Gesundheit, Selbstverteidigung und Meditation. Es wirkt sich positiv auf unser Gesamtbefinden aus. Denn wir haben es hier nicht mit einer Art Gymnastik zu tun, die nur auf unseren Körper beschränkt ist, sondern mit einem komplexen Übungssystem, das auf die Ganzheit des menschlichen Wesens zielt. Wer regelmäßig Tai Chi Chuan übt, erreicht die Harmonie aller Kräfte von Körper, Geist und Seele. Diese therapeutischen Übungen kann man mit keiner unserer Sportarten vergleichen, da die Bewegungen von Leistungsdruck, Anstrengung und Härte befreit sind. Tai Chi Chuan hilft, Stress zu bewältigen und zu innerer Ruhe und Ausgeglichenheit zu finden.

Die Wirkungsweisen von Tai Chi Chuan

● Alle Übungen sind so angelegt, dass sie durch die verbesserte Atemtechnik, die sich während der Übungen einstellt, das Qi anregen, Stauungen in den Meridianen entgegenarbeiten und schwaches Qi austauschen.

● Gleichzeitig regen die Heilübungen das Energiezentrum Tan Tìen an, das etwa drei Finger breit unter dem Nabel liegt. Es lässt sich mit einer Batterie vergleichen, die durch die Übungen aufgeladen wird.

● Das regelmäßige Training beansprucht alle Muskeln, Sehnen, Knochen und Gelenke und bewahrt so ihre Gelenkigkeit und Flexibilität.

● Tai Chi Chuan stärkt den Gleichgewichtssinn.

● Tai Chi Chuan wirkt hervorragend bei hohem Blutdruck.

● Die Heilübungen wirken dauerhaften Rückenbeschwerden und Bandscheibenschäden entgegen.

● Die Übungen sind hilfreich bei depressiven Verstimmungen und Angstzuständen.

● Ein altes chinesisches Sprichwort besagt, dass alle Krankheit aus der Wirbelsäule komme. Tai Chi Chuan hilft dabei, die gesamte Rückenmuskulatur zu kräftigen und in jeder Situation eine aufrechte Haltung einzunehmen. Auch die Funktionstüchtigkeit des Nervensystems hängt u. a. von einer geraden Rückenhaltung ab.

● In China vergleicht man die Füße eines Menschen mit den Wurzeln eines Baums. Deshalb gilt es, unsere »Wurzeln« besonders zu pflegen. Die Übungen stärken Beine und Füße.

● Tai Chi Chuan sorgt für eine erhöhte Reaktionsfähigkeit.

● Die langsame und ruhige Art der Bewegung wirkt entspannend, baut Überreizung und Nervosität ab.

● Tai Chi Chuan stärkt die Abwehr.

Die Chinesen sind davon überzeugt, dass jede Krankheit gebannt wird, wenn das Energiezentrum soweit entwickelt ist, dass ein starkes Qi ungehindert im Körper fließen kann. Tai Chi Chuan hilft dabei, Blockaden und Stockungen des Qi zu verhindern.

Grundregeln für das Training

- Die Haltung ist ungezwungen und aufrecht.
- Die Bewegungen sind kreisförmig, langsam, fließend und von gleichbleibender Geschwindigkeit.
- Alle Schwere des Körpers soll nach unten sinken.
- Alle Teile des Körpers handeln als Einheit: Wenn ein Teil des Körpers in Bewegung ist, ist der ganze Körper in Bewegung. Wenn ein Körperteil in Ruhe ist, ist der ganze Körper in Ruhe.
- Die Bewegung hat ihren Ursprung in den Füßen, wird von den Hüften gelenkt und wirkt durch die Finger.
- Der Wechsel von Yin und Yang soll so ganz bewusst vollzogen werden.
- Die Bewegung ist mit tiefer Atmung verbunden. Das Einatmen erfolgt bei schließenden Bewegungen; das Ausatmen bei sich öffnenden Bewegungen.
- Das Ein- und Ausatmen erfolgt durch die Nase.

Tai Chi Chuan wirkt beruhigend und kann auch Angst und Depressionen lindern. Statt mit Kraft und Anstrengung wird mit ruhiger Konzentration geübt. Die Verbindung von körperlicher Aktivität und geistig-seelischer Gelassenheit ist das Ziel dieser Heilgymnastik.

- Tai Chi Chuan hilft dabei, die Ruhe und Konzentration zu finden, die eine tiefe Bauchatmung erst möglich macht. Dadurch werden Zwerchfell und Bauchmuskeln flexibler, und auch das Herz wird entlastet.

- Die Bewegungen üben auf alle in der Bauchhöhle befindlichen Organe eine massierende Wirkung aus. Sie werden gestärkt, Verdauung und Kreislauf unterstützt.

Üben in der Gruppe erleichtert den Start

Zum Tai-Chi-Chuan-System gehört eine ganze Gruppe von Übungen, die durch den Stil verschiedener Meister im Lauf der Zeit immer wieder mit neuen Techniken bereichert wurden. Die Grundprinzipien, auf denen die Übungen aufbauen, sind aber immer die gleichen geblieben. Da sie sich aus vielen komplexen Einzelvorgängen zusammensetzen, ist es auf jeden Fall empfehlenswert, einen Kurs zu besuchen oder einen Lehrer zurate zu ziehen. Sehr hilfreich ist auch das Training in der Gruppe. Am bekanntesten sind die so genannten Einzelübungen. Für den Anfänger ist es erst einmal wichtig, möglichst sanft, fließend, langsam und entspannt zu üben. Am besten führen Sie die Übungen im Freien oder in einem gut gelüfteten Raum durch. Schon 20 Minuten tägliches Training stärken das Wohlbefinden sichtbar.

Übung 1 – Zen-Stehen

- Die Füße stehen bequem parallel in Schulterbreite. Die Fußspitzen sind etwas einwärts gerichtet, das gesamte Körpergewicht wird auf den vorderen Teil der Füße verlagert (ohne die Fersen anzuheben).
- Die leicht gebeugten Knie sind etwas einwärts gerichtet. Halten Sie dabei den Rücken gerade.
- Heben Sie die Arme ein wenig an, und bilden Sie mit Armen und Händen etwas unter der Schulterhöhe einen Kreis.
- Die Handgelenke bleiben entspannt. Die Fingerspitzen zeigen zueinander. Der Abstand zwischen ihnen beträgt etwa 10 Zentimeter.
- Der Körper ist entspannt. Der Atem geht langsam und tief. Körper und Geist werden still.
- Stehen Sie anfangs 5 bis 10 Minuten lang.

Wirkung Zen-Stehen ist eine Grundübung, die der Versenkung, der Konzentration und vor allem der Entspannung dient. Sie besitzt einen großen gesundheitlichen Wert und wird als eine der besten Übungen betrachtet, um das lebensnotwenige Qi zu entwickeln.

Für die Übungen brauchen Sie zwar nur wenig Platz, wenn möglich sollten Sie aber im Freien, beispielsweise in Ihrem Garten oder in einem Park üben. Ziehen Sie dazu lockere und bequeme Kleidung und leichte Schuhe (Gymnastikschuhe) an.

Übung 2 – Vorwärts- und Rückwärtsgehen

- Die Füße bilden einen Winkel von etwa 60 Grad, das Gewicht ist gleichmäßig auf beide Füße verteilt. Die Knie sind leicht gebeugt. Der Rücken bleibt gerade, die Arme hängen locker nach unten.

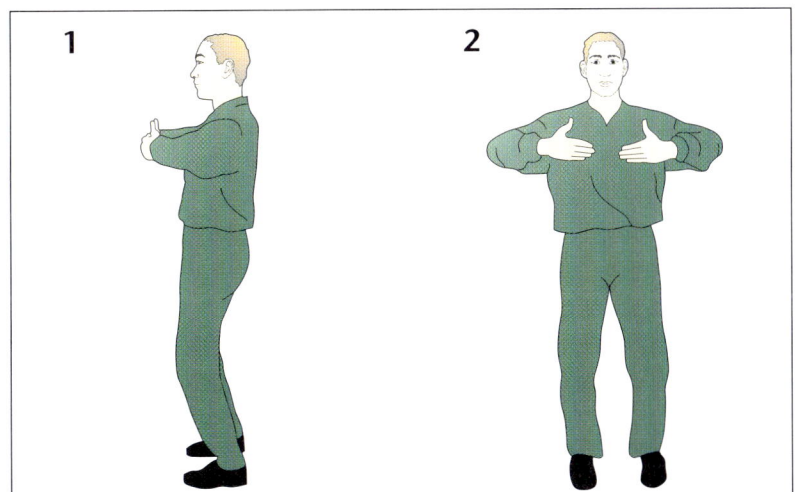

Das Zen-Stehen hilft uns, zur Ruhe zu kommen und unsere Gedanken abzuschalten. Nur so kann man zu tiefer Entspannung gelangen.

Der Übungsablauf des Vorwärts- und Rückwärtsgehens erfordert mehr Konzentration und Körperbeherrschung als man zunächst denkt.

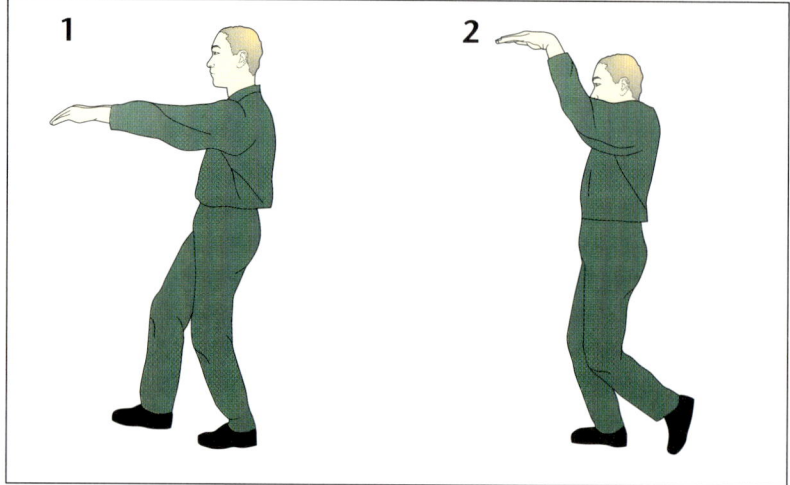

● Heben Sie nun die Arme nach vorne, bis etwa unterhalb der Schulterhöhe.
● Verlagern Sie das Körpergewicht auf den rechten Fuß.
● Heben Sie dann den linken Fuß, beginnend mit der Ferse, und setzten Sie ihn nach vorne. Die Ferse setzten Sie zuerst auf. Die Schrittgröße entspricht etwa einer Fußlänge.
● Verlagern Sie das Gewicht langsam auf den linken Fuß.
● Lösen Sie dann langsam den rechten Fuß (Ferse zuerst) vom Boden. Heben Sie die Arme dabei über den Kopf.
● Ziehen Sie den Fuß, der Linie eines Kreisbogens gleich, am linken Fuß vorbei und setzen ihn nach vorne mit der Ferse auf.
● Verlagern Sie das ganze Gewicht auf den rechten Fuß, und setzten Sie das Gehen in gleicher Weise fort.
● Am Schluss sollten die Füße wieder in der Ausgangsstellung stehen.
● Beim Rückwärtsgehen wird der Fuß zuerst mit den Zehen aufgesetzt. Alles andere entspricht dem Vorwärtsgehen.
Wirkung Diese Übungen machen den Wechsel von Yin und Yang bei der Gewichtsverlagerung bewusst. Durch das Vorwärts- und Rückwärtsgehen lernen Sie Körperbeherrschung. Überdies kräftigt die Übung Beine und Füße.

Sehr wichtig für den Erfolg der Übungen ist das natürliche Atmen. Versuchen Sie, ruhig und entspannt den Luftstrom ein- und ausfließen zu lassen. Forciertes Atmen oder Luftanhalten macht Ihre Bewegungen unharmonisch und abgehackt und erzeugt dadurch körperliche und seelische Anspannung.

Übung 3 – Wecke das Qi

● Die Füße stehen parallel in Schulterbreite. Die Fußspitzen sind etwas einwärts gedreht. Das Gewicht ist gleichmäßig auf die Füße verteilt. Die leicht gebeugten Knie sind wie die Fußspitzen

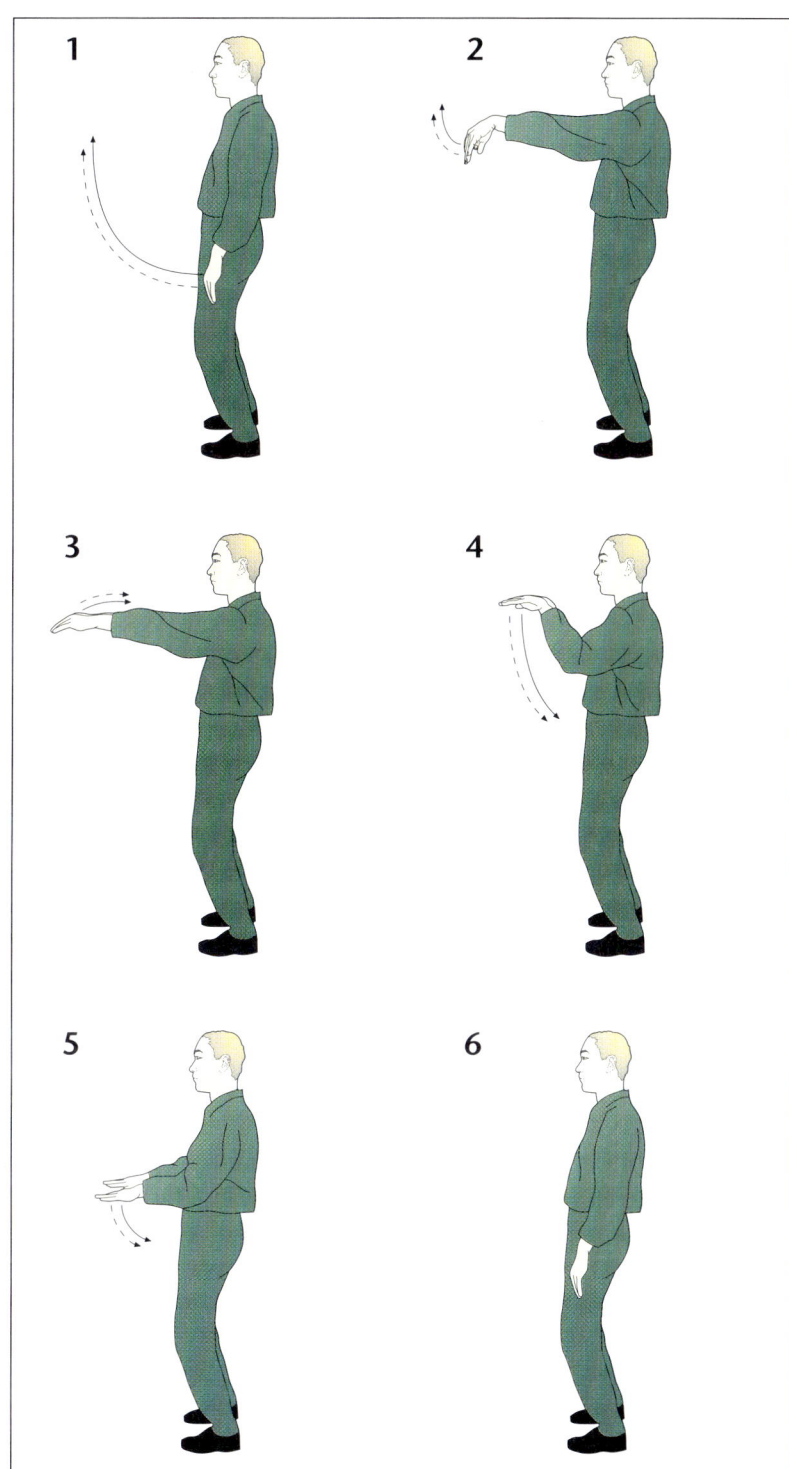

Die Illustration der Übung »Wecke das Qi« verdeutlicht die Bedeutung der Arm- und Handbewegung für den Energiefluss.

Für den Anfänger ist es schwer, die noch ungewohnten Bewegungen kontrolliert auszuführen und gleichzeitig entspannt und locker zu bleiben. In der Gruppe und unter Anleitung eines erfahrenen Lehrers übt es sich wesentlich leichter. Zahlreiche private Schulen und Volkshochschulen bieten mittlerweile Tai-Chi-Chuan-Kurse an.

ein klein wenig einwärts gerichtet, der Rücken wird gerade gehalten. Die Arme hängen locker, die Handflächen weisen nach hinten.

● Langsam heben Sie die Arme nach vorne, ohne dabei die Ellenbogen durchzustrecken. Die Hände bleiben dabei locker nach unten hängen.

● Sobald die Arme unter der Schulterhöhe angekommen sind, strecken Sie die Hände langsam aus.

● Senken Sie die Ellenbogen, und ziehen Sie dadurch die Handgelenke in Schulterhöhe zum Körper hin. Die Hände bleiben locker abgeknickt.

● Lassen Sie Unterarme und Hände langsam in die Ausgangsposition zurücksinken.

Wirkung Durch diese Übung sammelt der Mensch Energien aus der Natur. Die linke Hand entspricht dabei der Yang-, die rechte Hand der Yin-Energie. Wenn beide Hände von vorne nach hinten zusammenkommen, wird Yin- und Yang-Energie gemischt. Durch diese Übung entsteht eine Verbindung zwischen Mensch und Natur. Gute Energie fließt in den menschlichen Körper hinein, und die verbrauchte, negative Energie verlässt den Körper wieder.

Am meisten profitieren Sie von Tai Chi Chuan, wenn Sie nach einiger Zeit eine Übungsroutine entwickeln. Üben Sie möglichst immer zur gleichen Tageszeit und in einer bestimmten Abfolge von Bewegungen. Regelmäßiges kürzeres Üben bringt mehr als gelegentliche Intensivprogramme.

Übung 4 – Den Himmel halten

● Stellen Sie die Füße parallel, aber enger als Schulterbreite. Das Gewicht ist gleichmäßig auf beide Füße verteilt. Der Rücken wird gerade gehalten, die Arme hängen locker.

● Falten Sie die Hände vor dem Unterbauch. Die Handflächen zeigen dabei nach oben.

● Heben Sie die Arme langsam. Dabei drehen Sie die gefalteten Hände so, dass die Handflächen nach außen zeigen.

● Sobald die Arme über dem Kopf fast gestreckt sind, weisen die Handflächen wieder nach oben.

● Halten Sie diese Stellung für einige Atemzüge. Die Schultern bleiben dabei unten!

● Senken Sie die gefalteten Hände ein wenig über dem Kopf.

● Führen Sie dann die Arme mit abgewinkelten Händen in großem Bogen seitwärts. In Schulterhöhe werden die Hände gerade.

Wirkung Diese Übung stärkt vor allem die Sehnen. Außerdem sammelt der Mensch Yang-Energien, die durch die rechte und die linke Hand vom Himmel in die Körpermeridiane einfließen.

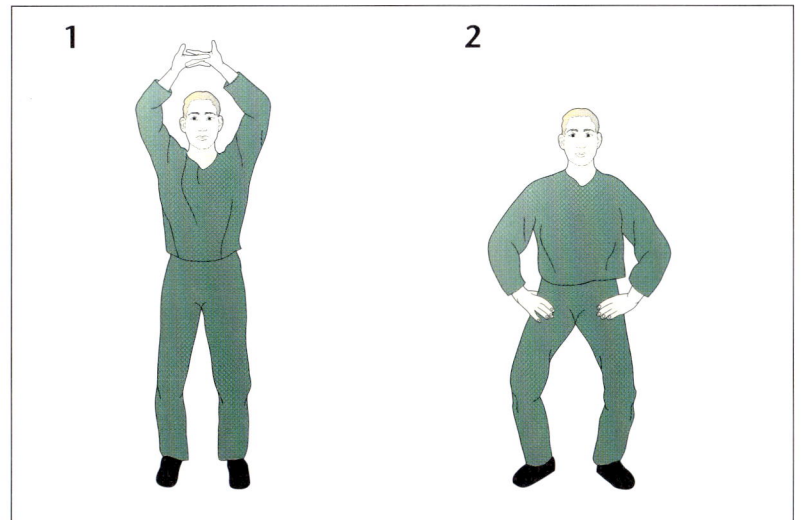

Durch die nach oben ausgerichteten Handflächen wird der Energiefluss in »Den Himmel halten« gefördert. Bei der zweiten Illustration – »Die Erde halten« – wird die Energie aus dem Boden aufgenommen.

Übung 5 – Die Erde halten

● Nehmen Sie eine weite Grätschstellung ein. Die Rückenhaltung bleibt aufrecht.

● Beugen Sie die Knie stark, und halten Sie sie in einer Linie über den Fußspitzen. Das Gesäß soll dabei nicht herausgestreckt werden, und der Rücken bleibt gerade. Verteilen Sie das Gewicht gleichmäßig auf beide Füße.

● Die Arme bilden einen leichten Bogen, die Handflächen zeigen zum Boden.

● Bleiben Sie in dieser Haltung, solange sie Ihnen bequem ist.

Wirkung Diese Übung stärkt besonders die Sehnen. Außerdem sammelt der Mensch die Yin-Energie aus der Erde. Durch zwei Pole, nämlich durch den rechten und den linken Fuß, saugt der Übende förmlich die Energien in den Körper. Von dort werden sie in die verschiedenen Meridiane verteilt.

Übung macht den Meister

Bei Tai Chi Chuan gibt es außerdem noch eine ganze Reihe kurzer und einfacher Übungen. Besonders am Anfang empfiehlt jeder Lehrer zunächst, das »richtige Stehen« zu lernen, bevor man daran geht, die komplizierteren Bewegungen so zu verinnerlichen, dass sie harmonisierend auf Körper und Gemüt wirken. Trotzdem ist Anstrengung und übertriebener Ergeiz dem Erlernen von Tai Chi Chuan wenig förderlich. Je entspannter man selbst ist, desto leichter fallen einem auch die Übungen.

Durch die ruhigen und kontrollierten Übungen ist Tai Chi Chuan stärkend und kräftigend für den gesamten Organismus. Gleichzeitig werden Überanstrengung und Erschöpfung vermieden.

Atemübungen – Qi Gong

Qi Gong blickt auf eine Geschichte von mehr als 3000 Jahren zurück. Den Begriff »Qi Gong« kann man mit »Arbeit an der Lebensenergie« übersetzen. Es handelt sich dabei um eine Vielzahl verschiedener Leibesübungen, durch die das Qi mittels Atmung, Vorstellungskraft und Bewegung angeregt wird. Das Qi Gong gehört zu einem der bedeutendsten Vermächtnisse aus der Schatzkammer der traditionellen chinesischen Medizin. So haben sich seine nachhaltigen und heilenden Wirkungen auch immer wieder bei der Behandlung chronischer und schwer wiegender Erkrankungen bewährt. Wichtig dabei ist jedoch, dass der Mensch seiner Erkrankung eigenverantwortlich begegnet, d. h. auch ihre Ursachen in sich zu suchen beginnt, und sie damit als Chance für eine Veränderung und Verbesserung seiner Lebensumstände betrachtet.

Um die bestmöglichen Ergebnisse zu erreichen, sollte man Qi Gong wenn möglich täglich oder mehrmals wöchentlich mit Hingabe und Ausdauer ausüben. In jedem Fall fühlt man sich durch regelmäßige Qi-Gong-Übungen kraftvoller, konzentrierter sowie innerlich und äußerlich stabiler.

Ruhiges und bewegtes Qi Gong

Allgemein unterscheidet man drei Arten von Qi Gong. Zur ersten gehört das Qi Gong in Ruhe. Es wird im Stehen, Liegen oder Sitzen ausgeübt. Dabei wendet man eine besondere Atmungstechnik an und konzentriert seine Gedanken auf sein Inneres. Das Qi wird hier ausschließlich mittels geistiger Vorstellungskraft und Atmung gelenkt.

Zur zweiten Form gehört das Qi Gong in Bewegung. Hierzu setzt man Bewegungen und teilweise Massagetechniken ein, die einen Ausgleich zwischen dem Qi und der körperlichen Konstitution und Kondition bzw. den Gedanken und Gefühlen des Patienten bewirken. Zuletzt gibt es noch Übungen, die die beiden Elemente Ruhe und Bewegung miteinander vereinigen.

Die Energiezentren – Dantians

Unter den Dantians versteht man drei Zentren im Körper, in denen Energie gesammelt wird. Die Übungen des Qi Gong schenken diesen besondere Aufmerksamkeit. Wenn sie angeregt werden, wird die Aufnahme von Qi und die Funktion des Blutkreislaufs verbessert.

● Das mittlere Dantian liegt unterhalb des Nabels im Bauchraum. Hier haben drei wichtige Extrameridiane ihren Ursprung: das Konzeptionsgefäß, das für die Yin-Kontrolle im Körper zuständig ist; das Lenkergefäß, welches das Yang kontrolliert und der Chong Mai, der See des Bluts. Über ihn wird die Konzentrationsfähigkeit geregelt, und die Organe Milz und Magen werden beeinflusst.

● Das untere Dantian sitzt auf dem Vereinigungspunkt des Yin auf der Leitbahn des Konzeptionsgefäßes. Dieser befindet sich auf der Linie zwischen dem Anus und den Genitalien. Und er liegt auf dem Nierenmeridian im vorderen Drittel der Fußsohle. Wird der untere Dantian angeregt, so kommt es zur Aktivierung von Herz und Nieren. Die innere Stabilität und Ruhe wird auf diese Weise gefördert.

● Das obere Dantian befindet sich an dem Punkt zwischen den Augenbrauen. Über ihn wird der Geist beeinflusst. Seine positive Wirkung zeigt sich allerdings nur, wenn die Energie im mittleren und im unteren Dantian ausgeglichen ist.

Wie Qi Gong wirkt

Qi Gong wirkt bei regelmäßiger Übung anregend auf den Geist, es vermehrt das Qi und fördert die Konzentrationsfähigkeit und die innere Sammlung. Körper, Geist und Seele erfahren eine deutliche Stärkung. Die Widerstandsfähigkeit gegen Krankheiten wird deutlich erhöht.

Qi Gong kann uns überdies auch dabei helfen, zurück zu unserem Ursprung, unserer Mitte, zu finden. Aus dieser Mitte heraus spüren wir, was für uns persönlich gut und richtig ist. Wir werden innerlich frei, indem wir uns von Energieblockaden lösen, und können wieder selbstbewusst und aktiv über uns und unser Leben entscheiden.

Äußerlich stärkt es Knochen, Sehnen und Haut. Daher werden die verschiedenen Qi-Gong-Übungen u. a. eingesetzt, um die Funktionen des Gehirns zu regulieren, die Regenerationsfähigkeit der Körperzellen anzuregen und den Blutkreislauf sowie die einzelnen Funktionskreise zu fördern und zu stimulieren. In den letzten Jahren sind außerdem viele weitere neue Formen des Qi Gong entstanden, die ganz spezifisch bei zahlreichen Erkrankungen eingesetzt werden können. Dabei handelt es sich beispielsweise um Angina pectoris, chronischen Bluthochdruck, Nervenschwäche, Asthma bronchiale, chronische Nierenentzündung, Menstruationsbeschwerden, Kopfschmerzen und Migräne, Schlaflosigkeit, Magen- und Zwölffingerdarmgeschwüre, chronische Verdauungsstörungen sowie immer wieder auftretende Rücken- und Beinschmerzen.

Qi Gong kann gut mit Tai Chi Chuan kombiniert, aber auch nur für sich allein geübt werden. Es ist ein ideales Mittel, um Geist und Körper mit geringem Zeitaufwand eine erfrischende Pause zu verschaffen.

93

Einige Leitlinien zum Üben mit Qi Gong

● Der Geist soll ähnlich wie bei einer Meditation in Ruhe sein. Verweilen Sie ganz im Moment, durchbrechen Sie die rastlose Gedankentätigkeit, und tragen Sie ein »inneres Lächeln« auf den Lippen. Das kann ganz einfach gelingen, indem Sie sich auf Ihre Atmung konzentrieren. Beim Einatmen hebt sich Ihr Bauch. Sie machen eine kleine Pause. Dann atmen Sie aus, und Ihre Bauchdecke senkt sich.

● Atmen Sie natürlich. Ziehen Sie die Luft durch die Nase ein, und atmen Sie durch den Mund wieder aus. Die Atmung sollte langsam, tief, sanft und gleichmäßig erfolgen.

● Nutzen Sie Ihre Vorstellungskraft, um Ihr Qi zu aktivieren. Stellen Sie sich beispielsweise eine warme, lichtdurchflutete Kugel vor, die durch die Leitbahnen Ihres Körpers strömt und Ihnen Energie, Wärme und Kraft schenkt.

● Betrachten Sie sich selbst und Ihre Umwelt voller Gelassenheit, Zuversicht und Freundlichkeit. Denn vergessen Sie nicht: Ihre geistige Einstellung spiegelt sich in Ihrer körperlichen Haltung nach außen wider.

● Die meisten Bewegungsabläufe im Qi Gong sind fließend, rund und langsam.

Arbeit mit Energie ist auch mit den so genannten Qi-Gong-Kugeln möglich. Zwei oder mehrere Kugeln verschiedener Größe werden dabei nach bestimmten Techniken in den Händen gerollt oder zur Massage genutzt. Die zahlreichen positiven Wirkungen dieser Behandlung erklären sich aus dem Akupressurprinzip. Die chinesischen Gesundheitskugeln sind einfach zu gebrauchen. Man kann sie in Buchhandlungen und Asienläden kaufen.

Das richtige Vorgehen

Wenn möglich sollte man für die Übungen eine ruhige Umgebung im Freien wählen. Ist es draußen zu kalt dazu, so kann man Qi Gong auch zu Hause in einem ruhigen Zimmer ausführen. Achten Sie dabei auf gute Belüftung.

Wie oft Sie üben, hängt allein von Ihnen, Ihrem Befinden und Ihrem Bedürfnis dazu ab. Wer gesund ist, sollte täglich wenigstens 30 Minuten lang, am besten gleich nach dem Aufstehen, üben. Ältere oder geschwächte Menschen sollten allerdings täglich höchstens ein- bis zweimal mit einer Dauer von 20 bis 40 Minuten üben. Wie häufig ein stationärer Patient Qi Gong anwenden sollte, bestimmt der Arzt.

Qi-Gong-Übungen

Die folgenden Übungen sind besonders für Anfänger geeignet. Abgesehen von ihrem allgemeinen Nutzen für unser energetisches Gleichgewicht, einen gesunden Körper, einen klaren Geist und eine heiter gestimmte Seele, kann jede der Übungen auch zur

Vorbeugung oder Heilung ganz spezieller Beschwerden eingesetzt werden. Die erste Übung hilft dabei, Gelenkschmerzen zu verhüten, das Atmen zu verbessern und das Qi zu regulieren. Die zweite dient dazu, die Funktionen des Gehirns und anderer Organe zu regulieren, Frieden im Geist zu schaffen, die Gelenke geschmeidiger zu machen und drohenden Krankheiten vorzubeugen. Die dritte Übung hilft dabei, Yin und Yang zu harmonisieren. Die vierte erhielt ihren Namen, weil der Übende dabei so aussieht, als würde er durch seine Bewegungen die Wolken zerteilen.

Es gibt sehr kurze und einfache Übungen, aber auch sehr lang andauernde und schwierige. Ebenso findet man in dem unerschöpflichen Kanon an Möglichkeiten sanfte und langsame genauso wie kraftvolle und schnelle Ausführungen. Es gibt aber auch Übungen, die man zum Zweck der Selbstverteidigung ausführt. Alle jedoch dienen nur einem Ziel: der Gesunderhaltung und Heilung, der Verbesserung, Erhaltung und Verlängerung des Lebens.

Frieden in Geist und Herz einziehen lassen

Für alle Übungen gilt die folgende Grundhaltung, die der des Tai Chi Chuan sehr ähnlich ist:

● Stehen Sie entspannt, mit leicht in Schulterbreite gegrätschten Beinen. Ihr Körper ist locker. Schultern und Ellenbogen sind gesenkt, der Körper aufrecht. Um den Kopf gerade zu halten, stellen Sie sich vor, einen kleinen Gegenstand auf dem Scheitel zu balancieren. Ihre Finger sind leicht gekrümmt.

● Sie sind ganz ruhig, lassen Frieden in den Geist und damit in Ihr Herz einziehen. Ihre Augen sind halb geschlossen, so konzentrieren Sie sich ausschließlich auf sich und die Ruhe, die in Sie einkehrt. Ein Zustand tiefer Versenkung ist die ideale Ausgangshaltung zum Üben des Qi Gong.

● Konzentrieren Sie sich dann auf den mittleren Dantian. Von ihm aus fließt das Qi hinauf zu einem Punkt (Shanzhong), der auf einer gedachten Linie in Höhe Ihrer Brustwarzen liegt. Von diesem aus fließt es weiter zu den Akupunkturpunkten Laodong in der Mitte der Handflächen.

Übung 1 – Den Affen zurückjagen

● **Erster Schritt** Konzentrieren Sie sich auf den Akupunkturpunkt Laodong. Dieser liegt jeweils in der Mitte Ihrer beiden Handflächen. Danach richten Sie Ihre äußere Aufmerksamkeit auf die beiden Oberarme. Strecken Sie Ihren rechten Arm langsam rückwärts aus, während Sie Ihren linken Arm in Zeitlupe mit der Handfläche nach oben nach vorne bewegen. Atmen Sie währenddessen tief und langsam ein. Erst nach dem Ende dieses ersten Schritts atmen Sie aus.

● **Zweiter Schritt** Dann bewegen Sie Ihren rechten Arm von hinten langsam nach vorne auf die linke Handinnenfläche zu. Legen Sie nun beide Handflächen vor Ihrer linken Brustseite zusammen. Verharren Sie einige Minuten lang, und atmen Sie dabei ruhig ein und aus. Konzentrieren Sie sich dann auf die Stellen an Ihrem Körper, die verspannt sind oder Schmerzen verursachen wie der Nacken, die Schultern oder am Rücken.

● **Dritter Schritt** Atmen Sie tief aus, und drehen Sie Ihren Körper langsam nach links. Dabei strecken Sie Ihre beiden Arme mit den Handflächen nach oben aus. Währenddessen strecken Sie Ihre Knie durch.

● **Vierter Schritt** Kehren Sie in die Ausgangsposition zurück, und wiederholen Sie den ersten Schritt, nur vollführen Sie die Armbewegung nun in entgegengesetzter Richtung. Wiederholen Sie diese Armbewegungen zum Abschluss 3- bis 5-mal.

Bei fieberhaften Erkrankungen sollten Sie mit den Übungen aussetzen, bis das Fieber abgeklungen ist. Auch bei chronischen Erkrankungen der Atemwege wie Asthma sollten Sie Ihr Übungsprogramm zunächst mit Ihrem Arzt absprechen.

Übung 2 – Qi Gong für Körper, Geist und Seele

● Sie stehen entspannt. Konzentrieren Sie sich auf die beiden Akupunkturpunkte in der Mitte Ihrer Hände. Dann heben Sie beide Arme allmählich nach vorne in die Horizontale, während beide Handflächen nach unten gerichtet sind. Atmen Sie gleichzeitig langsam und tief durch Ihre Nase ein, die Gedanken immer bei den beiden Punkten Ihrer Hände. Diese bleiben beim Heben der Arme ganz unbeweglich.

● Dann beugen Sie nach und nach ein wenig Ihre Knie. Die Kniescheiben sollten dabei nicht über die Zehenspitzen hinausragen. Währenddessen atmen Sie langsam und ruhig durch die Nase aus.

Führen Sie diese Übung 3- bis 5-mal direkt hintereinander durch.

Übung 3 – Harmonie für Yin und Yang

Am besten führen Sie diese Übung täglich durch, idealerweise vor dem Schlafengehen. Ihre Abwehr wird dadurch gestärkt, und Sie finden zu innerer Ausgeglichenheit.

● Setzen Sie sich im Schneidersitz auf den Boden. Ihre rechte und Ihre linke Hand ruhen auf dem jeweiligen Knie. Der Daumen hat dabei mit dem Mittelfinger Kontakt.

● Schließen Sie Ihre Augen, und denken Sie an den Punkt, der 3 Querfinger unterhalb Ihres Bauchnabels liegt.

● Atmen Sie langsam und tief durch die Nase ein, und denken Sie sich diesen Punkt als eine große Sonne, die Energie und Wärme in den ganzen Körper ausstrahlt. Stellen Sie sich vor, dass Sie aus dieser Sonne für Ihren ganzen Körper Energie saugen.

Diese Energie wird von Kopf bis zu den Füßen durch den gesamten Körper verteilt. Je langsamer Sie ein- und ausatmen, desto besser funktioniert dies. Führen Sie diese Übung des Energiegewinnens während des Ein- und Ausatmens 30-mal hintereinander aus.

● Danach legen Sie Ihre Hände wie zum Gebet zusammen vor die Brust, öffnen Sie dann die Handinnenflächen, so dass diese zum Gesicht zeigen. Schauen Sie dabei auf die Spitzen Ihrer beiden Mittelfinger. Atmen Sie wieder langsam und tief mit dem Ton »Oooon« ein. Dann atmen Sie ebenso langsam mit dem Ton »Maaaa« aus. Zuletzt atmen Sie mit dem Ton »Hooon« ein und aus.

● Reiben Sie jetzt Ihre beiden Handflächen möglichst schnell aneinander, und tun Sie so, als ob Sie sich mit ihnen das Gesicht waschen würden.

Übung 4 – die Wolkenübung

Durch diese Übung wird die Pumpfunktion des Herzes verbessert, der Kreislauf angeregt und die Beweglichkeit und Belastbarkeit der Gelenke von Schultern, Knien und Ellenbogen gestärkt. Den Bewegungsablauf sollten Sie direkt nacheinander 3- bis 5-mal wiederholen.

● Sie befinden sich in der entspannten Ausgangsstellung und verlegen das Körpergewicht dabei genau zwischen Ihre beiden Füße. Die Arme breiten Sie langsam aus, die Handflächen weisen dabei nach außen. Wenn Ihre Arme bis auf Schulterhöhe erhoben sind, drehen Sie die Handflächen, so dass diese nach unten zeigen. Beide Arme sinken dann ganz langsam und kreuzen sich schließlich vor dem Körper. Die linke Hand hält man dabei vor der rechten, während die Knie sich leicht beugen, bis sie auf der gleichen Linie wie die Fußspitzen bleiben, begleitet von einem tiefen Ausatmen.

● Sie strecken beide Knie nach und nach durch, heben beide Arme langsam und lassen sie dann vor der Brust schwingen. Vor und über dem Kopf trennen sich die Arme, die Handflächen drehen sich nach außen und nach oben, begleitet von einem tiefen Einatmen.

● Beide Arme landen langsam entlang der beiden Seiten des Körpers, die Handflächen drehen sich allmählich nach unten und nach hinten, während die Knie sich langsam beugen, begleitet von einem tiefen Ausatmen.

Vor den Qi-Gong-Übungen sollte man sich einen Moment der inneren Sammlung gönnen, um konzentriert und gleichzeitig entspannt zu werden. Versuchen Sie, störende Gedanken und Tagesthemen ohne Zwang wegzuschieben und auf einen späteren Zeitpunkt »zu vertrösten«.

Ernährung und Heilpflanzen

»Die körperliche Grundlage muss durch die Lebensmittel gesichert werden; der Weg, eine Krankheit zu heilen, führt über die Arznei-drogen«, heißt es in einer chinesischen heilkundlichen Schrift aus dem 7. Jahrhundert n. Chr. Natürliche Arzneien und Nahrungsmittel bilden das Herzstück der chinesischen Heilkunde. So steht die traditionelle Arzneilehre neben der Diätetik bei der Behandlung von Krankheiten im Vordergrund. Etwa 80 Prozent aller Heilmaßnahmen bestehen allein in der Anwendung der individuell abgestimmten Gerichte und der dosierten und gemischten Mittel. Das Vertrauen in ihre Wirkung erklärt sich aus dem jahrtausendealten Wissen, welches sich hinter diesem »Schatzhaus der Medizin« verbirgt.

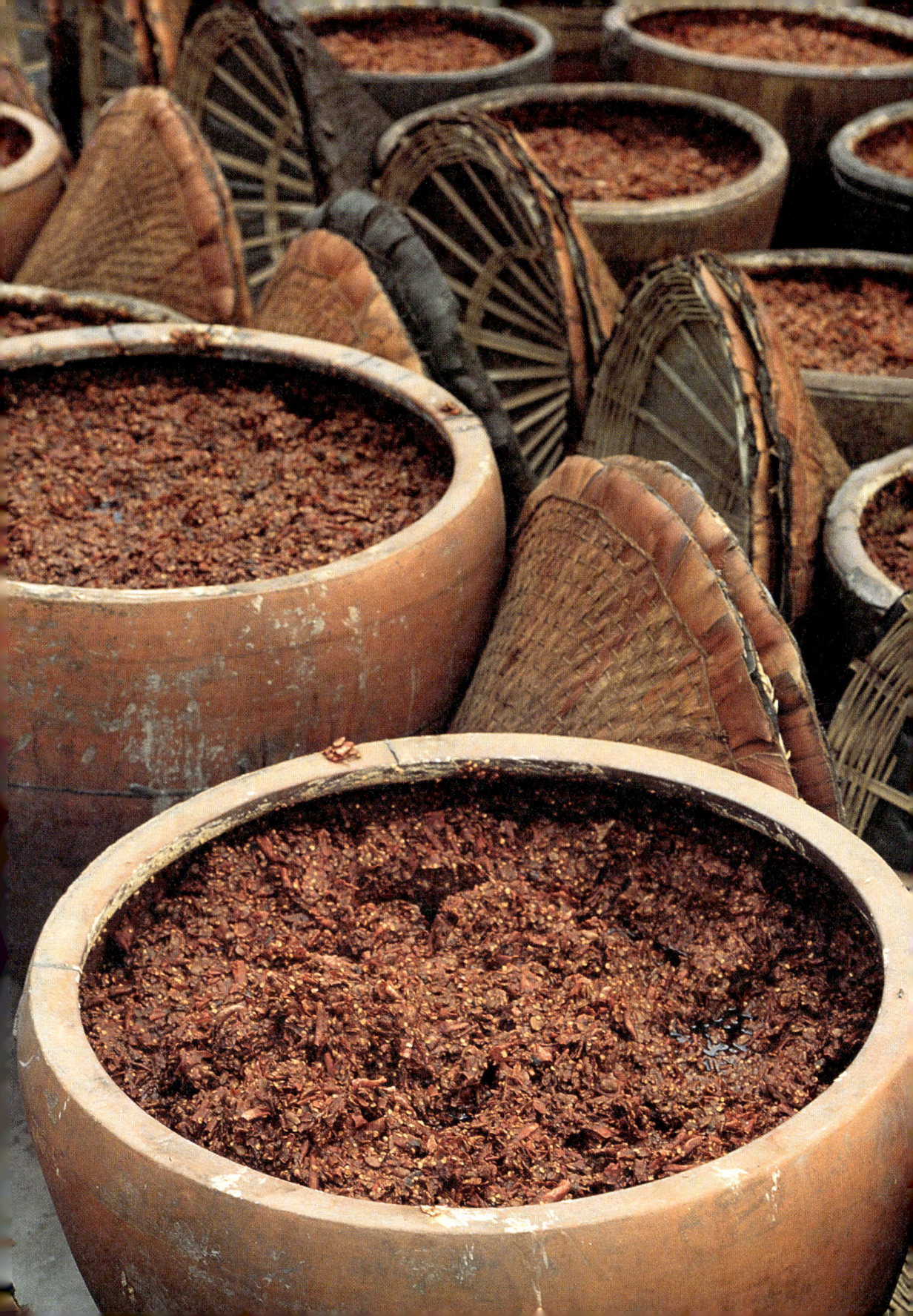

Die Bedeutung der Ernährung

In Zen-Klöstern war das Kochen häufig die Aufgabe von besonders ausgezeichneten Mönchen. Man ging davon aus, dass der spirituelle Entwicklungsstand eines Menschen entscheidend die Qualität der von ihm zubereiteten Mahlzeiten beeinflusste.

Jeder Mensch hat das Ziel, ein langes Leben bei guter Gesundheit zu führen. Dabei spielen gemäß der traditionellen chinesischen Medizin unsere Konstitution, die ererbte Vitalität und das Zusammenspiel mit unserer Um- und unserer Innenwelt eine wichtige Rolle. In den letzten Jahren hat sich auch bei uns im Westen die Erkenntnis durchgesetzt, dass die Nahrung, die wir täglich zu uns nehmen, unseren Weg durchs Leben aktiv mitgestaltet. Wir kennen hierzulande die Weisheit: »Der Mensch ist, was er isst.« Denn wie und was wir zu uns nehmen, drückt nicht nur den Grad der Wertschätzung für unseren Körper aus, sondern auch den für Geist und Seele.

All diese Leben spendenden und bestimmenden Komponenten werden durch die Ernährung gespeist und in ihrem Wohlergehen beeinflusst. Genauso, wie eine unausgeglichene Ernährung für ein energetisches Ungleichgewicht sorgen kann, so regt eine ausgewogene Zusammenstellung von Nahrungsmitteln den Energiefluss an, stärkt die Funktionskreise und hilft dabei, uns gesund zu erhalten. Sie kann aber auch Krankheiten vorbeugen oder diese sogar mit einer entsprechenden Diät heilen. Westliche Ernährungswissenschaftler bestätigen heute, dass die chinesische Küche, die in einigen Grundsätzen unserer Vollwerternährung entspricht, weit wertvoller ist als unsere Durchschnittskost.

Essen als Kunst betrachtet

In der chinesischen Weltsicht gehört das Essen ebenso wie die Kalligrafie oder die Musik, die beide der Harmonisierung unserer Energien dienen, zu den Lebenskünsten. So bildet sich auch im Kochen und Essen die menschliche Existenz in ihrem Wechsel und in ihren Wandlungsphasen ab. Gegensätze werden bei der Zubereitung der Gerichte nebeneinander gestellt und harmonisch miteinander verbunden. Eine perfekte Mahlzeit zeichnet sich neben der Klassifizierung ihrer einzelnen Bestandteile in Yin und Yang, Leere und Fülle, die fünf Elemente und die

Temperatur durch die drei Grundfaktoren Farbe, Aroma und Geschmack aus. Letztere lassen jedes chinesische Gericht wie ein Kunstwerk wirken. So liebt man den Kontrast von hell und dunkel auf dem Teller, von mild und scharf, von Fleisch und Fisch, von Frischem und Getrocknetem. Auf eine kalte Vorspeise folgt eine heiße, auf etwas Süßes etwas Salziges. Das Spiel mit den Gegensätzen vollzieht sich so in jeder Speise, wie beispielsweise bei knackigem Gemüse zu zartem Fleisch.

Da wir die Eigenschaften der Nahrungsmittel auch auf unsere Lebenssituation und unseren Gesundheitszustand übertragen können, ist es uns leicht möglich, die passenden Lebensmittel, Gewürze und Zubereitungsmethoden herauszufinden.

Kleiner Ausflug in die Kochgeschichte

Da die klimatischen Bedingungen in dem riesigen Land unterschiedlich sind, entwickelte sich eine enorme Vielfalt der Kochkunst in den einzelnen chinesischen Regionen. Zunächst galt die Maxime, dass alles, was sich in der Natur bewegt und in ihr wächst, essbar ist. Da die chinesische Küche zudem eng an die landwirtschaftlichen Gegebenheiten geknüpft ist, bestehen die Grundzutaten aus Korn, Soja, Reis und Weizen. Mit der Zhou-Dynastie im 11. Jahrhundert v. Chr. entwickelt sich aus der ländlichen die kaiserliche Kochkunst, die sich durch die Jahrhunderte beständig weiterentwickelte. Den kaiserlichen Köchen lag dabei vor allem die Subtilität der verschiedenen Geschmacksrichtungen, die Untadeligkeit der Präsentation und eine große Variationsbreite am Herzen. So wurde die Kaiserin Ci Xi täglich mit mehr als 100 verschiedenen Speisen verwöhnt.

Speisezeremoniell wurde auch religiös beeinflusst

Vor einem Essen wurde in einer Zeremonie der Tee serviert. Dies verlief nach bestimmten Regeln, die Ausdruck eines übergeordneten Harmonieprinzips waren und auch heute noch sind. Bis in unsere Zeit ist der Tee im chinesischen Gesellschaftsleben als Willkommenstrunk, Geste der Gastfreundlichkeit oder als Requisite des Zusammenseins allgegenwärtig.

Auch religiöse Strömungen wirkten sich auf die Kunst des Kochens und Essens aus. Der Buddhismus bereicherte die chinesische Küche im 2. Jahrhundert n. Chr. mit einer vegetarischen Note. In andern Regionen Chinas hingegen, wie etwa in der Provinz Gansu, kocht man auch nach islamischen Regeln.

Die einfache ländliche chinesische Küche mit ihren Hauptingredienzien Reis, Gemüse und Nudeln orientiert sich an drei Grundfaktoren für eine perfekte Mahlzeit: der Harmonie von Farbe, Aroma und Geschmack.

101

> ### Zubehör für ein chinesisches Essen
>
> - Ein kreisrunder Tisch, an dem sich alle versammeln
> - Ein Wok: In dieser Art Bratpfanne mit gewölbtem Boden kann man Fleisch und Gemüse kurz anbraten, so dass es seinen Geschmack und seine Konsistenz behält
> - Unterschiedliche Gewürze, wie z. B. Sojasauce, Fünf-Gewürze-Pulver, Salz, Essig oder Petersilie
> - Pro Person eine kleine Reisschüssel
> - Pro Person eine kleine Suppenschale
> - Ein kleiner Teller für Knochen oder Reste
> - Stäbchen und Suppenlöffel
> - Pro Person ein kleines Glas Reiswein

Chinesische Restaurants im Westen geben oft nur einen schwachen Abglanz der Kochkunst aus dem Reich der Mitte wieder. Am ehesten gewinnen Sie noch einen authentischen Eindruck, wenn Sie ein Lokal ausfindig machen, dass von vielen Chinesen frequentiert wird.

Das Wissen von der täglichen Nahrung

Wenn wir lernen, unsere Nahrungsmittel aus chinesischer Sicht zu betrachten und kennen zu lernen, kann uns dies eine große Hilfe auf dem Weg zu einem hohen und in Gesundheit verbrachten Alter sein. Sun Si Miao, ein berühmter Arzt des 9. Jahrhunderts n. Chr., formulierte dies sogar noch eindringlicher. Er sagte: »Die, die nichts über Nahrung wissen, können nicht aufs Überleben hoffen.«

Der Mensch isst, um sein Körper-Qi zu behalten und seine Gesundheit und Lebenskraft anzuregen und zu fördern. Jedes Nahrungsmittel besitzt dabei ganz bestimmte energetische Eigenschaften ebenso wie übrigens die Heilpflanzen, von denen auch viele in der Küche als Gewürze, Gemüse oder Obst zum Einsatz kommen. Genauso wie Heilkräuter und -pflanzen können Lebensmittel uns dabei helfen, energetische Ungleichgewichte aufzulösen. Da alle natürlichen Nahrungsmittel ebenso wie die Heilpflanzen nach verschiedenen Kategorien klassifiziert werden, fällt es leicht, das für uns Passende herauszufinden.

Die thermische Wirkung der Nahrungsmittel

Indem man Nahrungsmittel nach ihrem Temperaturverhalten ordnet, erfasst man ihre energetische Wirkung auf den Menschen. Ziel ist, dass wir alle Nahrungsmittel ausgewogen zu uns nehmen und gleichzeitig unser Yin und Yang stärken. Am besten tut man dies mit möglichst frischen und naturbelassenen

Nahrungsmitteln. Ein Beispiel, das dem westlichen Denken nach als gesund gilt, dem chinesischen Denken nach jedoch eher schadet, weil es den Menschen von innen heraus auskühlt, ist das regelmäßige Essen von Rohkost, das besonders von denjenigen bevorzugt wird, die auf ihre schlanke Linie achten. Tatsächlich entsteht jedoch durch diese Nahrung, im Übermaß genossen, mangelnde Wärme im Körper. Das Essen wird schlecht verdaut. Es sammeln sich verstärkt Wasser und Fett im Gewebe, und es kommt zu energetischem Ungleichgewicht. Aus diesem Grund bevorzugen die Chinesen erhitzte Nahrungsmittel, die durch ihre Zubereitungsweise dem Körper bereits Arbeit abnehmen und die leichter verdaulich sind. Auch Milchprodukte nehmen in der chinesischen Ernährung einen untergeordneten Stellenwert ein, da sie nicht nur zu Wasseransammlungen im Körper, sondern auch zu einem Übermaß an Schleim führen sollen.

Kalte Nahrungsmittel

- Dazu gehören: grüner Tee, Mineralwasser, Bier, kalte Getränke, Tomaten, Gurken, Joghurt, Südfrüchte, Sojasauce, Spargel, Zucchini, Kürbis, Safran, Avocados, Wild
- Nur in kleinen Mengen empfehlenswert, da sie zu Yang-Fülle (innerer Hitze) führen können
- Sie sind wenig empfehlenswert für Schwangere, Frauen im Klimakterium sowie kleine oder sehr lebhafte Kinder

Kühle und erfrischende Nahrungsmittel

- Dazu gehören: Weizenbier, Kräutertee, Äpfel, Birnen, Mandarinen, die meisten bei uns heimischen Gemüse, Okraschoten, Brokkoli, Salate, Sojabohnen, Weizen, Reis, Tofu, Ente, Pute
- Quelle von Körpersäften und Blut, ebenfalls in kleineren Mengen empfehlenswert
- Gekocht sind sie hervorragend verdaulich und verwertbar

Neutrale Nahrungsmittel

- Dazu gehören: Malzbier, Eier, Butter, Milch, Sauermilcherzeugnisse, Getreide, Kartoffeln, Möhren, Kohl, Pilze, Mais, Hülsenfrüchte, Feldsalat, Trauben, Feigen, Nüsse, Rindfleisch
- Bauen Qi auf, harmonisieren Yin und Yang
- Gekochtes Vollwertgetreide und Gemüse helfen dabei, giftigen Ablagerungen im Körper vorzubeugen, weshalb sie regelmäßig auf dem Speiseplan stehen sollten

Nach dem Grundsatz der Harmonisierung von Gegensätzen werden ihrer Natur nach warme Nahrungsmittel zur Behandlung von Krankheiten eingesetzt, die durch Kälte verursacht sind, und kühle bei durch ein Übermaß von Wärme oder Hitze ausgelöste Krankheiten.

Warme Nahrungsmittel

● Dazu gehören: schwarzer Tee, Kaffee, Kakao, Wein, Kokosmilch, Essig, Rote Bete, Lauch, Zwiebeln, getrocknete Käuter und Gewürze (Petersilie!), Sonnenblumenkerne, Pfirsich, süße Melonen, Papayas, Pflaumen, Beeren, Kirschen, Kumquats, die meisten Fischsorten, Huhn, die meisten Käsesorten
● Stärken Yang, führen Energie und Wärme zu
● Sie sollten ebenfalls regelmäßig auf dem Speiseplan stehen

Heiße Nahrungsmittel

● Dazu gehören: hochprozentige alkoholische Getränke, Fenchel, weißer Rettich, Paprika, Ananas, Grapefruits, Aprikosen, scharfe Gewürze (schwarzer Pfeffer, Chili, Ingwer, Zimt, Curry, Muskat, Knoblauch), gegrilltes Fleisch
● Im Übermaß bewirken sie Yang-Fülle
● Es sind schmackhafte Zutaten zu Wintergerichten, in kleinen Mengen durchaus empfehlenswert

Ein alter chinesischer Leitsatz besagt: »Der Tee schwimmt an der Oberfläche von kochendem Wasser, das dem Kessel zugeführt wird. Dieser wird von Feuer getragen. Tee, Wasser, Kessel und Feuer – wenn eines dieser Elemente in seiner Aufgabe versagt, gilt der Tee als verschwendet.«

Essen nach den fünf Elementen

Ein weiterer Aspekt neben der thermischen Wirkung der Nahrungsmittel ist die Klassifizierung der Speisen gemäß der fünf Elemente, denen je eine Geschmacksrichtung zugeordnet ist. Diese Einteilung kennen wir bereits aus dem Analogiesystem der fünf Wandlungsphasen (siehe Seite 24). Sich entsprechend der fünf Elemente zu ernähren, bedeutet, dass wir die Nahrung gemäß der Jahreszeit und unserer Konstitution auswählen.

So stellen wir Körper, Geist und Seele das ganze Jahr über genügend Qi zur Verfügung und bleiben gesund, innerlich ausgeglichen und dadurch aktiv. Damit alle Funktionskreise ausgewogen ernährt werden, sollten in jeder Mahlzeit alle fünf Geschmacksrichtungen vorkommen. Eine Ausnahme gibt es allerdings: Man kann sich auch getrost jederzeit mit Speisen, die zum Element Erde gehören, ernähren. Dieses sorgt immer für energetische Ausgeglichenheit.

Sich auf seine Intuition verlassen

Nach den Lehren der chinesischen Heilkunde können wir ein gesundes und langes Leben führen, wenn wir alles in Maßen zu uns nehmen. Deshalb gilt für alle Geschmacksrichtungen die

Regel: »Weniger ist manchmal mehr.« Denn in übermäßiger Dosierung genossen, führt alles meist zu einer Schädigung des jeweiligen Funktionsbereichs. Was die Auswahl der Geschmacksrichtungen anbelangt, sollte man ruhig auf seine Sinne und seine Intuition vertrauen. Automatisch greifen wir beispielsweise zur kalten Weihnachtszeit gern zu wärmenden Gewürzen wie Nelken, Zimt oder Anis. Im heißen Sommer hingegen bevorzugt man die kühlenden Eigenschaften von Pfefferminztee, Melonen oder Gurken.

Die meisten Menschen wissen unbewusst, was ihnen gut und was ihnen weniger gut tut. Sie vertrauen auf ihre innere Stimme. Achten Sie darauf, was Ihr Körper signalisiert.

Das Scharfe – Metall

Einfach und leicht verständlich wird die Zuordnung nach Geschmacksrichtungen, wenn man sich auf sein eigenes Empfinden und seine Sinne konzentriert. Nimmt man beispielsweise eine scharfe Suppe oder Arznei zu sich, so wird es einem heiß, und man beginnt zu schwitzen. Aus dieser Beobachtung resultiert auch die Erkenntnis, dass das Scharfe am weitesten außen wirkt. Die Aufnahme von etwas Scharfem löst folglich eine Öffnung nach außen und eine Entfaltung aktiver Energie aus. Diese äußere Wirkung entspricht wiederum einer Wirkung des Funktionsbereichs Lunge. Therapeutisch wird das Scharfe eingesetzt, um Blockaden zu lösen, denn es wirkt zerstreuend. Besonders wirksam ist es bei Erkältungskrankheiten, da es die Poren öffnet und schweißtreibend wirkt. In der Schwangerschaft, der Stillzeit und zur Ernährung von Kindern sollten scharfe Nahrungsmittel vermieden werden.

Typisches Gemüse Spinat (Vitamine B1, B2, C, unterschiedliche Säurestoffe, Eiweiß)

➔ Weitere Analogien: Dickdarm, Lunge, Herbst, trocken, weiß

Das Süße – Erde

Süße Lebensmittel wirken ausgleichend, entspannend, befeuchtend, Qi-aufbauend und regulierend, indem sie für eine gute Verteilung der Energie sorgen. Sie stabilisieren die Konstitution, unterstützen die Energiebilanz oder stellen sogar aktive Energie zur Verfügung. Süßes entspannt bei nervlicher Überbelastung. Es wirkt auf die Mitte und damit auf das Element Erde. In der chinesischen Medizin wird das Süße zur Stärkung bei

Zur Vorbeugung und Gesunderhaltung sollte keine der Geschmacksrichtungen übermäßig bevorzugt oder ausgelassen werden. Die Zuordnung der Nahrungsmittel zu den Elementen kann helfen, eine Diät zusammenzustellen, wenn sich eine körperliche Disharmonie eingestellt hat.

> ## Wirkungsweise der Geschmacksrichtungen
>
> - *Sauer:* zusammenziehend, blutstillend, kühlend, aufrauend und stopfend
> - *Bitter:* trocknend, niederschlagend und dämpfend
> - *Süß:* regulierend, ausgleichend, puffernd, unterstützend und mildernd
> - *Scharf:* lösend, entfaltend und Energien mobilisierend
> - *Salzig:* erweichend, befeuchtend und abführend

Leerezuständen und zur Auflösung von Leber-Qi-Stagnationen eingesetzt. Als Lieferanten für den mild-süßen Geschmack gelten verschiedene Getreidesorten und süß schmeckende Gemüse. Ideal sind süße Nahrungsmittel für einen gesunden Energieaufbau bei Kindern und Erwachsenen.

Typisches Gemüse Dünne, zarte Bohnen (Eiweiß, Zucker, Fett, Kalzium, Zink)

→ Weitere Analogien: Milz, Magen, Spätsommer, Feuchtigkeit, gelb

Das Saure – Holz

Nahrungsmittel mit saurem Geschmack empfehlen sich besonders bei sportlichen Aktivitäten im Sommer oder auch bei der Arbeit in trockenen und heißen Räumen. Erfrischende Kompotts und Früchtetees sorgen dafür, dass die Körpersäfte nicht zu stark reduziert werden.

»Sauer macht lustig«, heißt ein altbekanntes deutsches Sprichwort. Dieses gilt auch bei den Chinesen, allerdings nur für saure und gleichzeitig erfrischend wirkende Nahrungsmittel wie Früchtetee oder Obst. Diese haben eine entspannende Wirkung auf die Funktionskreise von Leber und Gallenblase, die in Stresssituationen zu Hitze und Stagnation tendieren. Sauer bewegt die Körperenergie nach unten, weshalb es auch bei Hitzezuständen wie Gereiztheit, innerer Unruhe und Zornausbrüchen abkühlend wirkt. Das Saure bewirkt, dass sich etwas in uns zusammenzieht. Jeder kennt dieses Gefühl, wenn er einmal in einen Zitronenschnitz gebissen hat. Das Zusammenziehen bewirkt ein Ansammeln von Energie und ein Bewahren der Körpersäfte.

Typisches Gemüse Petersilie (Vitamin C, unterschiedliche Säuren, Mineralstoffe)

→ Weitere Analogien: Leber, Gallenblase, Frühling, Wind, grün

Das Bittere – Feuer

Der bittere Geschmack wirkt trocknend, entzündungshemmend und allgemein dämpfend. Stark austrocknend wirken die besonders bitteren Kräuter wie beispielsweise Rosmarin, Oregano oder

106

Thymian. Bitter bewegt die Körperenergie nach unten. Das ist besonders bei klimatischer Feuchtigkeit oder bei Flüssigkeitsansammlungen im Körper von Nutzen. Durch die Bitterkeit wird die Energie nach unten ausgeleitet. Das führt dazu, dass Hitze im Körper über die Ausscheidungen, vor allem über den Urin, ausgeleitet wird. Bitter-erfrischende Nahrungsmittel helfen dabei, innerer Unruhe und aufsteigendem Yang vorzubeugen. Sie wirken ausgleichend bei Stress und intellektueller Belastung sowie bei Nervosität.

Typisches Gemüse Tomate (Vitamine A, B, C, D)

➔ Weitere Analogien: Herz, Dünndarm, Sommer, Hitze, rot

Das Salzige – Wasser

Der salzige Geschmack hat eine schleimlösende, erweichende, befeuchtende und abführende Wirkung. In kleinen Mengen genossen, vermehrt Salz die Körpersäfte, in großen Mengen trocknet es aus. Hoher Verzehr von salzigen Nahrungsmitteln schwächt die Nierenenergie. Menschen, die unter Wasseransammlungen im Gewebe, Bluthochdruck, Herz- oder Nierenerkrankungen leiden, sollten den Salzkonsum auf ein Minimum reduzieren. Das Salzige führt auch zu innerer Anspannung. Es wirkt von allen Geschmacksrichtungen am weitesten innen, erkennbar am Blutdruck.

Typisches Gemüse Kartoffel (viele Vitamine, Kalium, Kalzium)

➔ Weitere Analogien: Nieren, Blase, Winter, Kälte, schwarz

Die Wirkrichtungen

Eine weitere energetische Kategorie, die bei der Klassifizierung der Nahrungsmittel eine wichtige Rolle spielt, ist die Wirktendenz (siehe Seite 126). So kann ein Nahrungsmittel ebenso wie ein Heilkraut oder eine Heilpflanze die Energie absinken oder aufsteigen lassen.

Im Allgemeinen tendieren warme und heiße Nahrungsmittel mit Yang-Tendenz dazu, die Energie nach oben und nach außen zu lenken. Lebensmittel mit Yin-Tendenz, die kalt und kühl sind, lassen die Energie absinken und lenken sie nach innen. Leichte Kost wie Blätter und Blüten lässt die Energien nach oben aufsteigen und schweben. Schwere Nahrungsmittel wie Wurzeln, Früchte und Samen lassen die Energie nach unten absteigen. Die meisten Getreidesorten, Saatkörner und Nüsse wirken nach innen.

Salz ist in so vielen Nahrungsmitteln in versteckter Form enthalten, dass es leicht zu einem Übermaß davon in der täglichen Ernährung kommt. Fleisch- und Wurstwaren, Fertiggerichte, manche Mineralwässer und sogar süße Kekse enthalten oft mehr als reichlich Kochsalz.

Die Wirkrichtungen stehen auch in Analogie zu den fünf Wandlungsphasen und können uns dabei helfen, unsere Ernährung den Jahreszeiten anzupassen. Denn man sollte nur Nahrungsmittel zu sich nehmen, die in der jeweiligen Jahreszeit auf natürliche Weise reifen (keine Treibhauswaren!).

Nahrungsmittel nach den fünf Elementen

Metall *(Ying un Yang x)*

- Amasake
- Basilikum
- Brunnen-
  kresse
- Cayenne-
  pfeffer
- Dillsamen
- Färberdistel
- Fenchel-
  samen
- Grüne Minze
- Ingwer (frisch
  und getrock-
  net)
- Kaper
- Knoblauch
- Kohlrabi
- Koriander
- Lauch
- Lorbeerblatt
- Majoran
- Muskatnuss
- Paksoi
- Pfefferminze
- Reiskleie
- Rettich
- Rosmarin
- Schalotte
- Schwarzer
  Pfeffer
- Sojaöl
- Spinat
- Steckrübe
- Taro
- Weißer
  Pfeffer
- Weizenkeime
- Weizenkleie
- Zwiebel

- Abalone
  (Seeohr)
- Adzuki-
  bohne
- Agar-Agar
- Amasake
- Ananas
- Apfel
- Aubergine
- Auster
- Bambus-
  sprossen
- Banane
- Birne
- Brauner
  Zucker
- Brunnen-
  kresse
- Buchweizen
- Butter
- Chinesische
  Gerste
- Ei
- Ente
- Erbse
- Erdbeere
- Erdnuss, -öl
- Feige
- Gans
- Garnele
- Gerste
- Gluten
- Grüne Bohne
- Grüne Minze
- Gurke
- Haifisch
- Hammel
- Hering
- Himbeere

Erde *(neutral)*

- Hirse
- Hirtentäschel
- Honig
- Huhn
- Hühnerleber
- Hühner-
  magen
- Kartoffel
- Käse
- Kastanie
- Kirsche
- Knopfpilz
- Kohl
- Kohlrabi
  (gekocht)
- Kokosnuss
- Kopfsalat
- Kürbis
- Kuzu
- Lammkeule
- Lammnieren
- Lilienblüte
- Litschi
- Longane
- Lotossamen
- Lotoswurzel
- Mais
- Makrele
- Malzzucker
- Mandarine
- Mandel
- Mango
- Mangold
- Maulbeere
- Milch
- Möhre
- Mungbohne
- Mungboh-
  nensprossen

- Nieren-
  bohne
- Norialge
- Olive
- Papaya
- Paradies-
  feige
- Persimone
- Pfirsich
- Pflaume
- Pinienkerne
- Reis
- Reiskleie
- Rettich
- Rinderleber
- Rindfleisch
- Rote Bete
- Safran
- Sardelle
  (Anchovis)
- Sardine
- Schwarze
  Sojabohne
- Schwarzer
  Mu-err-Pilz
- Schwarzer
  Sesam
- Schweine-
  fleisch
- Seehering
- Sellerie
- Sesamöl
- Shiitakepilz
- Sojabohne
- Sojaöl
- Sorghum
- Spargel
- Steckrübe
- Sternfrucht

Nahrungsmittel nach den fünf Elementen

[handschriftlich: Yang im Ying] *[handschriftlich: yang im Yang]* *[handschriftlich: Ying im Ying]*

Erde	Holz	Feuer	Wasser
• Stör	• Adzuki-	• Alfalfa	• Abalone
• Süßer Reis	bohne	• Kohlrabi	• Agar-Agar
• Süßkartoffel	• Birne	• Kopfsalat	• Auster
• Taro	• Erdbeere	• Kürbis	• Gerste
• Thunfisch	• Forelle	• Papaya	• Haifisch
• Tintenfisch	• Himbeere	• Roggen	• Hirse
• Tofu	• Käse	• Romanasalat	• Hühner-
• Tomate	• Lauch	• Schalotte	magen
• Traube	• Litschi	• Sellerie	• Kartoffel
• Walnuss	• Mandarine	• Spargel	• Kelp (Rie-
• Warzen-	• Mango	• Steckrübe	mentang)
melone	• Olive	• Tomate	• Krebstiere
• Wasser-	• Pflaume	• Weinessig	• Meeresalgen
kastanie	• Safran	• Weißer	• Mies-
• Wasser-	• Sternfrucht	Pfeffer	muschel
melone	• Tomate		• Salz
• Weißer	• Traube		• Sardine
Mu-err-Pilz	• Weinessig		• Schweine-
• Weißer			fleisch
Zucker			• Schweine-
• Weizen			nieren
• Yamswurzel			• Zweischalige
• Zucchini			Muschel

Wie die nebenstehende Tabelle zeigt, lassen sich viele Nahrungsmittel nicht nur einem Element sondern durchaus mehreren zuordnen, so wie manche sich auch sowohl auf das Yin als auch auf das Yang auswirken.

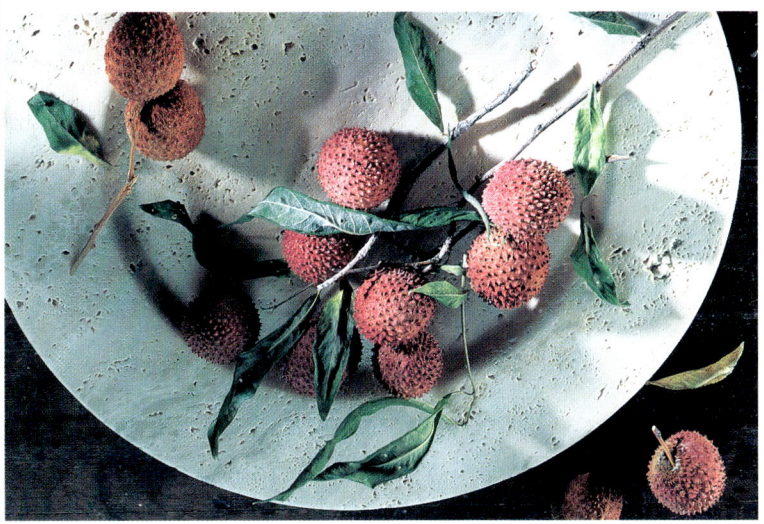

Viele chinesische Lebensmittel wie z.B. Litschis kann man auch bei uns bekommen, allerdings manchmal nur in bestimmten Jahreszeiten. Dann allerdings sollte man das köstliche und vitaminhaltige Angebot wahrnehmen.

Die fünf Elemente und das Lebensalter

Wenn wir wissen, in welcher Entwicklungsphase sich ein Mensch befindet, fällt es uns noch leichter, die passende Nahrung für ihn auszuwählen. Denn jede Lebensphase ist von einem der fünf Elemente geprägt und von bestimmten energetischen Eigentümlichkeiten geprägt.

Das Kind – Holz

So ist ein Kind im energetischen Sinn noch unreif. Es gehört zum Holzelement, dem kleinen Yang des Frühlings. Seine Eltern sind in der Regel in der Phase des Elements Erde. Das Holz wächst aus der Erde. Durch Erde und Wasser bekommt das Holz gute Nahrung zugeführt. Im übertragenen Sinn bedeutet dies für ein Kind, dass es durch seine Eltern (Erde) und Großeltern (Wasser) gesund heranwachsen kann. Da das Qi und die Wärme eines Kindes noch nicht stabil sind, produziert es verstärkt Schleim. Aus diesem Grund sind Kinder häufig anfällig für Hals-, Nasen- und Ohrenerkrankungen sowie Erkältungen. Früchte, Rohkost, zu viel Fleisch und zu viel Getreide schwächen die Verdauungskraft des Kindes und verstärken die Schleimbildung. Günstig sind daher wärmende Nahrungsmittel wie gegartes Gemüse, kleine Mengen weich gekochtes Getreide sowie kleine Mengen Fleisch und Fleischbrühe.

Neben den Geschmacksrichtungen und den Jahreszeiten werden ebenso die einzelnen Lebensphasen den fünf Elementen zugeordnet. Auch diese Abschnitte stehen immer in Wechselwirkung zueinander.

Der Heranwachsende – Feuer

Ein Jugendlicher befindet sich im Feuerelement, dem großen Yang des Sommers. Es ist geprägt von Neugierde und der Ausbildung intellektueller Fähigkeiten, ersten sexuellen Erlebnissen sowie der Entwicklung einer eigenen Identität. Fette und stark gewürzte Nahrung führt in dieser Phase zu typischen Pubertätsbeschwerden wie Akne oder gefühlsmäßiger Instabilität, denn im Inneren entsteht heißer Schleim. Ein Jugendlicher darf generell essen, so viel er möchte, nur sollte er bei fetten und stark gewürzten Speisen Maß halten.

Der Erwachsene – Erde

Der Erwachsene ist im Element Erde, am Übergang zur abnehmenden Yin-Phase. Einem pragmatischen Denken wird nun mehr Raum gegeben. Die Ideen der Jugendzeit werden umgesetzt und die Grundlagen für eine Familie geschaffen. Ideal wäre eine Mischung aus Sinn für die Realitäten des Lebens und geistiger Weiterentwicklung bei gefühlsmäßiger Stabilität. Die Ernährung eines Erwachsenen sollte zwar abwechslungsreich sein, doch sollten nicht zu viele verschiedene Nahrungsmittel bei einer Mahlzeit verzehrt werden. Maß halten ist die Devise ebenso wie ein entspanntes Essen mit Appetit.

Der reife Erwachsene – Metall

Der reifere Erwachsene gelangt in die Phase des Metallelements. Der Verstand ist geschärft, die Bereitschaft für soziale Tätigkeiten, losgelöst von den eigenen Bedürfnissen, ist ebenso gestärkt wie die Durchsetzungskraft und das Mitgefühl. Das Metallelement kann beispielsweise durch die Großeltern das Holz (die Enkel) kontrollieren. Auch für das Metallelement gilt ein maßvolles, bewusstes und entspanntes Essen. Schwer verdauliche und kühlende Nahrungsmittel sollten gemieden und die Nahrungsmenge eingeschränkt werden.

Der alte Mensch – Wasser

Der alte Mensch schließlich befindet sich in der Wasserphase, dem großen Yin des Winters. Hier gilt es, die in den Nieren gespeicherte Lebensenergie zu bewahren. Gesundheitsübungen sollten der Erhaltung der körperlichen und geistigen Beweglichkeit dienen, um den Qualitäten des Alters, der Weisheit, der Bescheidenheit und der Furchtlosigkeit, Raum zu geben. Frauen nach den Wechseljahren sind aus chinesischer Sicht besonders befähigt, zu geistigen Höhen zu gelangen, denn das Qi, das ehemals durch die Menstruation verloren ging, steigt nun zum Herz und steht dort für die Weiterentwicklung des Geists zur Verfügung. Für die Ernährung gilt dasselbe wie für die Metallphase: maßvolles, leicht verdauliches und wärmendes Essen.

Gesund chinesisch essen

● Verwenden Sie immer frische, jahreszeitengemäße Produkte, am besten aus der Region.
● Passen Sie sich auch bei der Zubereitung der Speisen an die jeweilige Jahreszeit an: In der kalten Jahreszeit geben Sie eher warmen Nahrungsmitteln den Vorzug und verzichten auf kalte Lebensmittel, in der warmen Jahreszeit bevorzugen Sie dagegen eher erfrischende, gekochte und kleine Mengen kalter bzw. roher Nahrungsmittel.

Ernährung nach dem Lebensalter bedeutet nicht zwangsläufig, dass man nun für jedes Familienmitglied eine spezielle Diät zusammenstellen muss. Kochen auf chinesische Art beinhaltet immer mehrere Gerichte zu einer Mahlzeit, aus denen man das Passende auswählen kann.

111

● Yangisierende Kochmethoden helfen dabei, kühle Speisen zu »wärmen«, beispielsweise durch scharfe Gewürze, lange Kochzeiten, scharfes Anbraten, Backen und Braten im Herd.

● Yinisierende Methoden helfen dabei, warmen oder heißen Speisen im Sommer eine erfrischende Note zu geben, z. B. durch Beigabe von kalten Nahrungsmitteln zu Gegrilltem.

● Bei jedem Gericht sollte man als Grundlage neutrale Nahrungsmittel verwenden und mit erfrischenden und warmen Zutaten mischen.

Yinisierende Kochmethoden sollen die erwärmende Wirkung von Nahrungsmitteln ausgleichen. Dazu werden Gemüse beispielsweise nur kurz blanchiert oder die Speisen mit Zutaten wie Früchten, Sprossen oder Champignons zubereitet.

● Garen Sie alle Speisen möglichst kurz, und essen Sie sie warm.

● Verwenden Sie leichte, qualitativ hochwertige Öle und Fette (Sesam- oder Sojaöl).

● Essen Sie wenig Rohes und Kaltes.

● Nehmen Sie sich Zeit zum Essen, und kauen Sie jeden Bissen gut durch.

● Halten Sie Maß bei energetisch heißen und scharfen Nahrungsmitteln.

● Als Getränk zum Essen empfiehlt sich grüner Tee, Bier und Reiswein (in Maßen).

● Kochen und wärmen Sie nicht in der Mikrowelle. Das kann das energetische Gleichgewicht der Nahrung beeinträchtigen und verändern.

● Jede Ernährung sollte in Temperatur und Geschmack ausgeglichen sein und alle fünf verschiedenen Geschmacksrichtungen enthalten.

● Halten Sie Maß, und essen Sie in Harmonie.

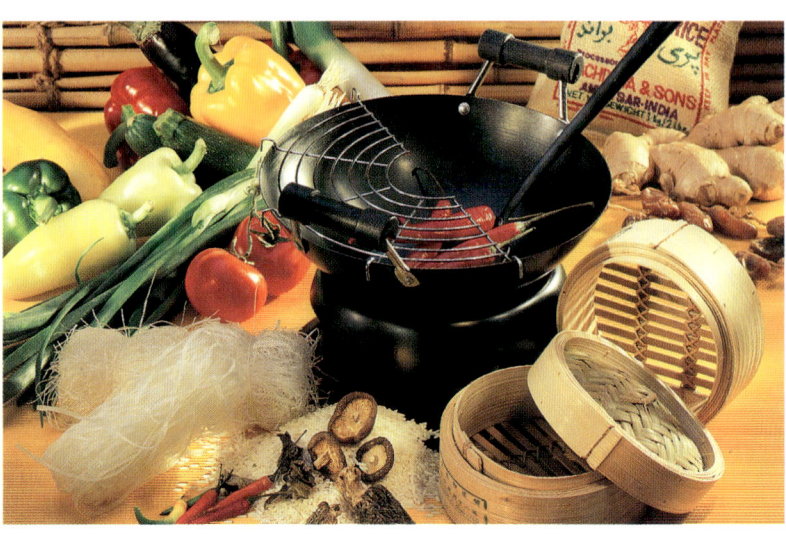

Das Garen im Wok ist besonders vitaminschonend. Allerdings sollte man sich alle Zutaten in Schälchen bereit stellen, da hier flinkes Arbeiten wichtig ist.

112

Fünf-Tage-Kur im Zyklus der fünf Elemente

Das chinesische Denken geht davon aus, dass alle Körperfunktionen in einem geregelten Rhythmus ablaufen. Daher sollten auch die Mahlzeiten einem regelmäßigen und klaren Muster folgen. Alle Speisen sollten in regelmäßigen Abständen eingenommen und die Portionen im Lauf des Tages immer kleiner werden, so dass die gesamte Nahrung vor dem Schlaf verdaut ist.

Sie brauchen auch nicht zwingend chinesisch zu essen. Doch ist die Vorbereitung und das Zubereiten einer chinesischen Mahlzeit ein hervorragendes Anschauungsmodell für entspanntes, harmonisches Kochen und Essen. Eine ausgewogene Ernährung für einen erwachsenen Menschen sollte täglich folgende Zutaten beinhalten:

Die Zubereitung mehrerer warmer Gerichte für eine Mahlzeit ist in der Praxis nicht so umständlich, wie es zunächst scheint, da viele Arbeitsgänge in einem Schritt erledigt werden können. Die oft sehr kleinen Zutatenmengen sollten genau abgemessen werden, am besten mit einer Diätwaage.

- Getreide
- Hülsenfrüchte
- Weizenprodukte (Nudeln)
- Wenig Scharfes
- Viele Sorten frisches Gemüse
- Fisch und Meeresfrüchte
- Etwas Fleisch
- Frisches Obst
- Milchprodukte

Frühstück

- Als Morgengetränk empfehlen sich Obstsäfte, Tomatensaft oder grüner Tee
- Müsli mit verschiedenen Früchten der Saison und gehackten Walnüssen
- Weiß- oder Vollkornbrot mit Fruchtmarmeladen, Honig oder etwas Käse
- Warme Sojabohnensuppe aus pürierten frischen Sojabohnen, die mit etwas Wasser aufgekocht werden

Mittagessen

Jeden Mittag gibt es mindestens drei verschiedene Gerichte und eine Suppe. Alle Zutaten sind für jeweils zwei Personen berechnet. Als Beilage zu den warmen Gerichten servieren Sie am besten ungesalzenen gedämpften Reis. Als Getränk dazu empfiehlt sich grüner Tee. Die Suppe wird in der chinesischen Küche in der Regel erst zum Schluss der Mahlzeit gereicht.

Möhrensalat

Zutaten *350 g feine Möhren • 3 dünne Scheiben frischer Ingwer*
1 EL Zucker • 1 EL Obstessig • 1 EL helle Sojasauce • 3 EL Pflanzenöl
3 getrocknete Chilischoten • 2–3 EL Sesamöl

Sesamöl schmeckt nussig und wird wegen seines intensiven Aromas stets in sehr kleinen Mengen verwendet. Man bekommt es in Asien- und Bioläden, Reformhäusern und in den Lebensmittelabteilungen der Kaufhäuser.

1 Die Möhren schälen und mit dem Gurkenhobel der Länge nach in dünne Scheiben, dann diese Scheiben der Länge nach in feine Streifen schneiden.

2 Den Ingwer schälen und in Streifen schneiden. Zucker, Essig, Sojasauce und Ingwer miteinander mischen und über den Möhrenstreifen verteilen.

3 Pflanzenöl in einer Pfanne oder einem Wok erhitzen. Die Chilischoten darin bei mittlerer bis starker Hitze braten, bis sie dunkelrot sind. Die Schoten wieder herausnehmen und das heiße Öl sofort über die Möhren gießen.

4 Die Möhren abdecken und etwa 10 Minuten lang ziehen lassen. Vor dem Servieren mit Sesamöl beträufeln.

Gurken mit Mungbohnen und Nudeln

Zutaten *1 EL Sesamkörner • 125 g chinesische Fadennudeln • 2 mittelgroße Gartengurken • 1–2 EL in feine Streifen geschnittener geräucherter Schinken • 1 EL Sesamöl • 1/2 TL Salz • 1 1/2 TL Rotweinessig 1/2 TL Honig • 1/2 TL Senf*

Tipp: Dieses Gericht senkt übermäßiges Leber-Yang, wirkt appetitanregend und stärkt die Nerven.

1 Den Sesam im trockenen Wok rösten und beiseite stellen.

2 Die Nudeln mit 4 Tassen kochendem Wasser übergießen und 3 bis 5 Minuten lang einweichen.

3 Die in feine Stifte geschnittenen Gurken mit dem Schinken bei großer Hitze in dem Sesamöl anbraten. Danach die übrigen Zutaten und Gewürze hinzugeben, untermischen und nochmal scharf anbraten.

4 Zum Schluss die Nudeln untermischen und das Gericht mit den Sesamkörnern bestreuen. Heiß servieren.

Sojasprossengemüse

Zutaten *1 Tasse Sojasprossen • 3 TL Sesamöl • Salz • frisch gemahlener Pfeffer • Sojasauce*

Tipp: Sojasprossengemüse wirkt gegen Bluthochdruck und positiv auf das Nervensystem.

1 Die Sprossen waschen und Wurzeln sowie braune Stellen sorgfältig entfernen.

2 Den Wok erhitzen und das Sesamöl hineingeben. Die Sprossen 30 Sekunden lang in dem heißen Öl anbraten. Den Wok danach gleich vom Herd nehmen und die Sprossen mit Salz, Pfeffer und Sojasauce abschmecken. Sofort anrichten und servieren.

114

Sojasprossen mit Paprika

Zutaten *300 g frische Sojasprossen • 1 rote Paprikaschote • 4 EL Pflanzenöl • Salz*

1 Sprossen waschen und die braunen Enden entfernen. Auch grüne Schalenteile sorgfältig entfernen.

2 Paprikaschote waschen und halbieren. Stielansätze sowie die Trennwände mit den Kernen entfernen und die Schotenhälften in feine Streifen schneiden, etwa so lang wie die Sojasprossen.

3 Öl in einem Topf oder Wok erhitzen. Sprossen und Paprikastreifen hinzugeben und bei starker Hitze unter Rühren etwa 3 Minuten lang braten, bis sie bissfest sind. Das Gericht mit Salz abschmecken und servieren.

Weißkohl süß-scharf

Zutaten *300 g Weißkohl • 100 g Mangold • 5 getrocknete rote Chilischoten • 1 Stück Ingwer (2 cm) • 2 Frühlingszwiebeln • 4 EL Öl 1/2 TL Szechuanpfefferkörner • 1 EL helle Sojasauce • 1 EL trockener Sherry • 1/2 TL Zucker • 1 EL Essig • 1 TL Sesamöl • 1/2 TL Stärke*

1 Den Kohl längs halbieren und das harte Stück des Strunks wegschneiden. Die Hälften quer in 3 Zentimeter breite Streifen teilen. Mangold putzen, streifig schneiden. Chilischoten entkernen und grob zerbröseln, Ingwer und Frühlingszwiebeln putzen und fein hacken.

2 Das Öl in einem Wok erhitzen. Kohl und Mangold darin 1 Minute lang unter Rühren anbraten, herausheben und beiseite stellen. Im restlichen Fett die Chilischoten, Pfefferkörner, Ingwer und Frühlingszwiebeln andünsten.

3 Sojasauce, Sherry, Zucker, Essig, Sesamöl und Stärke verquirlen und angießen. Nochmals aufkochen lassen und den Kohl gut untermischen.

Gemischtes Gemüse

Zutaten *1 Möhre • 1 Zwiebel • 1 Stange Lauch • 2 Stangen Staudensellerie • 100 g Bambussprossen • 100 g Champignons • 1 kleine grüne Paprikaschote • 100 g Sojasprossen • 1 Knoblauchzehe • 1 Stück Ingwer (2 cm) • Salz • 3 EL Öl • 1 EL Sojasauce • 1/2 TL Zucker • 4 EL Brühe 1 TL Sesamöl*

1 Alle Gemüsezutaten waschen und putzen. Die Möhre in dünne Scheiben schneiden. Die Zwiebel vierteln, in Schichten teilen. Lauch, Sellerie, Bambus und Champignons in Scheiben, Paprika in Streifen schneiden. Die Sojasprossen verlesen.

Beim Garen im Wok werden die Zutaten bei großer Hitze in nur wenigen Minuten knapp gegart. Dabei muss man ständig umrühren, damit nichts anbrennt und alles gleichmäßig gar wird. Deshalb ist gute Vorbereitung wichtig: Putzen und schneiden Sie alle Gemüsezutaten zurecht, und stellen Sie die Gewürze griffbereit, bevor Sie den Wok erhitzen.

115

2 Knoblauch abziehen, Ingwer schälen, beides fein hacken und mit Salz ins heiße Öl in einen Wok geben. In der Reihenfolge wie oben aufgeführt nacheinander alle Gemüse hinzugeben und rasch verrühren.

3 Sojasauce, Zucker, Brühe und Sesamöl verquirlen, dazugießen und aufkochen.

Entensalat mit Ingwer und Sojasprossen

Zutaten 250 g gegartes Entenfleisch • 200 g frische Sojasprossen 2 Stangen Staudensellerie • 100 g Bambussprossen • 2 Frühlingszwiebeln • 1 Stück Ingwer (3 cm) • einige Tropfen rote Speisefarbe • 3 EL helle Sojasauce • 1 EL Sesamöl • 1 EL trockener Sherry • 1 TL Zucker 3 EL Erdnusskerne • 2 EL Sesamkörner • 1 EL Öl • Koriandergrün

1 Das Entenfleisch in schmale Streifen schneiden. Sojasprossen abspülen und verlesen. Sellerie waschen, putzen und mit den abgetropften Bambussprossen längs in streichholzfeine Streifen schneiden. Frühlingszwiebeln putzen und fein hacken.

2 Den Ingwer schälen und in hauchfeine Streifen teilen, diese mit etwas Speisefarbe beträufeln und ziehen lassen, bis sie sich rot gefärbt haben.

3 Diese Zutaten in eine Schüssel füllen. Sojasauce, Sesamöl, Sherry und Zucker verrühren, bis sich der Zucker aufgelöst hat. Die Zutaten in der Schüssel mit dieser Marinade zu einem Salat vermischen und 1 Stunde lang ziehen lassen.

4 Vor dem Servieren die Erdnüsse fein hacken. Zusammen mit dem Sesam kurz in heißem Öl anrösten. Heiß mit dem Öl über den Salat geben. Einmal wenden und mit etwas Koriander garnieren. Sofort servieren.

Rindfleisch mit Tomaten

Zutaten 250 g Rindfleisch • 100 g Tomaten • 1 Frühlingszwiebel etwas frischer Ingwer (1 cm) • 4 EL Pflanzenöl • 1 Stück Sternanis 3 TL Zucker • Salz • 1 TL Speisestärke • 1–2 EL Sesamöl

1 Das Fleisch waschen, abtrocknen und in einen Topf geben. Mit Wasser aufgießen, so dass es bedeckt ist, und zum Kochen bringen. Das Fleisch zugedeckt bei mittlerer Hitze etwa 25 Minuten lang garen, bis es sich leicht einstechen lässt. Dann herausnehmen, etwas abkühlen lassen. Von der Fleischbrühe 100 Milliliter abmessen und beiseite stellen.

2 Das Fleisch in 4 Zentimeter lange, 3 Zentimeter breite und 1 Zentimeter dicke Stücke schneiden. Die Tomaten waschen,

Stärke ist in der chinesischen Küche sehr wichtig. Sie wird aus Kartoffeln, Getreide oder Hülsenfrüchten hergestellt. Klein geschnittenes Fleisch wird vor dem Braten oft darin gewendet. So bleibt es schön zart und schmeckt besonders aromatisch.

vom Stielansatz befreien und vierteln. Die Frühlingszwiebeln waschen, putzen und in 3 Stücke von je etwa 3 Zentimeter Länge schneiden. Das Stück mit der Wurzel beiseite legen. Die Ingwerwurzel schälen und in dünne Scheiben schneiden.

3 Das Pflanzenöl in einer Pfanne oder im Wok erhitzen. Den Sternanis hineingeben und unter Rühren anbraten, bis er würzig duftet. Frühlingszwiebel und Ingwer dazugeben und alles unter Rühren 1/2 Minute lang bei starker Hitze braten. Die Fleischbrühe angießen und aufkochen lassen. Das Fleisch untermischen und alles zusammen 5 Minuten lang kochen lassen.

4 Ingwer, Frühlingszwiebel und Sternanis herausnehmen. Tomaten, Zucker und Salz zum Fleisch geben, die mit 2 Esslöffeln Wasser angerührte Speisestärke untermischen und alles einmal aufkochen lassen, bis die Sauce dickflüssig ist. Das Gericht mit Sesamöl beträufelt servieren.

Huhn mit Walnüssen

Zutaten *5 kleine schwarze Mu-err-Pilze • 4 getrocknete chinesische Pilze 1/2 Tasse Sesamkörner • 10 Walnüsse • 375 g vorgekochtes Hühnerfleisch • 1 kleine grüne Peperoni • 1 Stück Frühlingszwiebel (2 cm) etwas frischer Ingwer (1 cm) • 1 Knoblauchzehe • 1 Eiweiß • 1 EL Sherry 1/2 TL Salz 1 TL Sojasauce • 1/2 TL Honig*

1 Beide Sorten Pilze einweichen. Den Sesam im Wok ohne Fett anrösten. Walnüsse vierteln und in heißem Wasser einweichen, bis sich die Haut löst, diese abziehen.

2 Das Hühnerfleisch klein schneiden, die chinesischen Pilze entstielen und mit den Mu-err-Pilzen in feine Streifen schneiden. Peperoni und Frühlingszwiebel putzen und mit geschältem Ingwer fein hacken. Knoblauch abziehen und durchpressen.

3 Die Nüsse zusammen mit dem Hühnerfleisch, dem verquirlten Eiweiß und den anderen Zutaten in einem Wok scharf anbraten. Das Gericht 7 Minuten lang sautieren und heiß servieren.

Tipp: Dieses köstliche Geflügelgericht ist ideal bei Blutmangel und Nieren-Yin-Mangel. Zudem wärmt es die Lunge bei Kälte und Trockenheit.

Glasnudeln mit Schweinefleisch

Zutaten *100 g Glasnudeln • 4 EL Mu-err-Pilze • 200 g Schweinefilet Salz • 2 TL Speisestärke • 3 EL Sojasauce • 1 Stange Lauch • 100 g Sojasprossen • 1 kleine rote Chilischote • 1 Zwiebel • 1 Knoblauchzehe 1 Stück frischer Ingwer (2 cm) • 6 EL Pflanzenöl • 2 EL trockener Sherry 6 EL Fleischbrühe • 1 TL Sesamöl • Salz • Pfeffer*

1 Die Glasnudeln und die Pilze jeweils in einer Schüssel mit heißem Wasser überbrühen und gut einweichen.

2 Das Filet in feine Scheiben schneiden, mit etwas Salz und Stärke einreiben, mit 1 Esslöffel Sojasauce beträufeln und im Kühlschrank 30 Minuten lang ziehen lassen.

3 Den Lauch waschen, putzen und schräg in zentimeterschmale Scheiben schneiden. 1 Minute lang in kochendem Salzwasser blanchieren, abschrecken, in ein Sieb geben und abtropfen lassen. Die Sojasprossen putzen, waschen und abtropfen lassen.

4 Die Chilischote fein schneiden. Zwiebel und Knoblauch abziehen, Ingwer schälen, alles fein hacken. Dann in 2 Esslöffeln heißem Öl im Wok anbraten. Den Lauch und die abgetropften Pilze kurz darin schwenken. Sprossen hinzufügen und 2 Minuten lang mitbraten. Das Gemüse anschließend warm stellen.

5 Das restliche Öl erhitzen und darin das Fleisch scharf anbraten. Abgetropfte Nudeln zufügen, 1 Minute lang mitbraten.

6 Den Rest Sojasauce, Sherry, 1 Teelöffel Stärke, Brühe und Sesamöl verquirlen, hinzugeben und aufkochen lassen. Das Gemüse hinzufügen. Alles bei starker Hitze mischen, salzen und pfeffern. Sofort servieren.

Tintenfisch mit Bambus und Möhren

Zutaten *500 g frische oder tiefgefrorene Tintenfischringe • 75 g Bambussprossen • 1 Möhre • 1 kleine grüne Paprikaschote • 1 Knoblauchzehe 1 Stück frischer Ingwer (2 cm) • 2 Frühlingszwiebeln • 5 EL Hühnerbrühe • 3 EL trockener Sherry • 1 TL Sojasauce • 1 TL Sesamöl 1/2 TL Speisestärke • 1 TL Zucker • Salz • 1/8 l Öl • Koriander Pfeffer*

Fisch ist ein besonders wertvoller Proteinlieferant und wird in den asiatischen Ländern neben vielerlei anderem Meeresgetier sehr häufig gegessen. Tintenfischringe mögen aber auch die meisten Kinder hierzulande, weil sie nicht nach Gräten stochern müssen.

1 Die Tintenfischringe gegebenenfalls auftauen lassen. Die Ringe durchschneiden, so dass 2 Streifen entstehen. Bambussprossen abtropfen lassen. Möhre schälen, Paprika waschen und putzen. In dünne Scheiben und dann in Streifen schneiden. Knoblauch abziehen, Ingwer und Frühlingszwiebel schälen und fein hacken.

2 Brühe, Sherry, Sojasauce, Sesamöl, Stärke, Zucker und Salz verquirlen.

3 Das Öl in einem Wok erhitzen, die Tintenfischstreifen und dann die Gemüse hinzugeben. Bei starker Hitze unter Rühren etwa 1 Minute lang anbraten. Alles herausheben und beiseite stellen.

4 Das Öl bis auf 2 Esslöffel abgießen. Darin Knoblauch, Ingwer und Frühlingszwiebeln anrösten und mit der verquirlten Würzsauce auffüllen. Tintenfisch und Gemüse wieder hinzufügen, alles aufkochen und mit Korianderblättern sowie Salz und Pfeffer gewürzt auf den Tisch bringen.

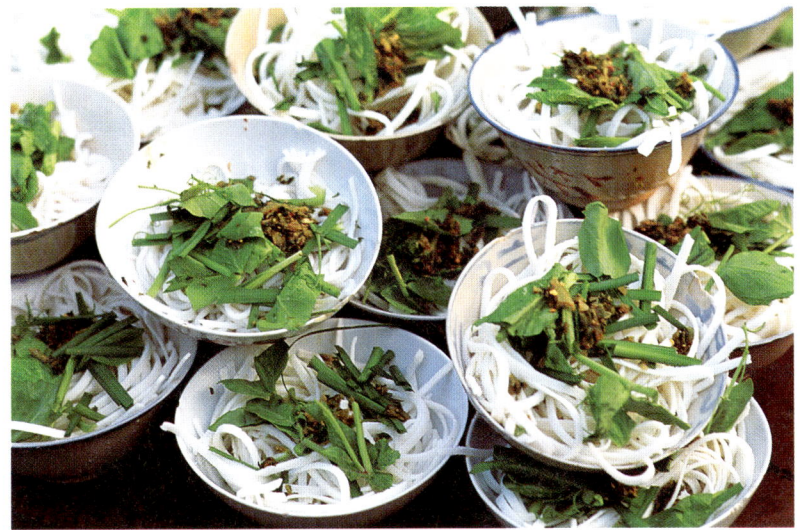

Neben Reis sind vor allem Nudeln und Gemüse typisch für die chinesische Küche. Auf dieser Basis lassen sich die verschiedensten delikaten Gerichte zubereiten.

Weizennudeln mit Pilzen

Zutaten *250 g chinesische Weizennudeln oder dünne Spaghetti • Salz 1 1/2 EL Sesamöl • 200 g Rinderlende • 2 EL Stärke • 1 Eiweiß 6 Tongupilze • 250 g Brokkoli • 2 EL Sojasauce • 2 EL Sherry • 6 EL Hühnerbrühe • 1 EL Hoisinsauce • 1 mittelgroße Zwiebel • 1 Knoblauchzehe • 1 Stück Ingwer (2 cm) • 6 EL Öl*

1 Nudeln in Salzwasser gar kochen und in 1 Esslöffel Sesamöl wenden.

2 Fleisch in feine Scheiben schneiden, mit 1 Esslöffel Stärke, Salz und Eiweiß vermengen. 30 Minuten lang ziehen lassen.

3 Die Tongupilze mit kochendem Wasser überbrühen, 30 Minuten lang einweichen, den Stiel entfernen und die Hüte in Streifen schneiden.

4 Brokkoli putzen, die Röschen von den Stielen trennen. Die Stiele schräg in Scheiben schneiden und alles in kochendem Salzwasser kurz blanchieren. Dann abschrecken.

5 Sojasauce, Sherry, 1 Esslöffel Stärke, Brühe, Hoisinsauce und den Rest Sesamöl verquirlen.

6 Zwiebel und Knoblauch abziehen, Ingwer sorgfältig schälen und alles fein hacken. In einem Wok in 2 Esslöffeln heißem Öl unter Rühren anbraten. Pilze und Brokkoli hinzufügen, kurz mitbraten, dann herausnehmen und warm stellen.

7 Das Fleisch in dem übrigen Öl scharf anbraten. Überschüssiges Öl wegkippen, Nudeln zum Fleisch geben. Die Würzsauce, Pilze und Brokkoli hinzufügen, mischen und erhitzen.

Hoisinsauce wird aus roten Sojabohnen hergestellt und fermentiert. Sie ist mit zahlreichen typischen Gewürzen angereichert. Die Chinesen verwenden sie zu vielen Fleischgerichten. Unverzichtbare Zutat ist Hoisinsauce für die bekannte Pekingente.

119

Tofu mit Frühlingszwiebeln

Zutaten *250 g Tofu • 3–4 EL Sesamöl • Salz • 2–3 EL Sojasauce 2 Frühlingszwiebeln*

1 Tofu gut abwaschen oder 5 Minuten lang in heißem Salzwasser ziehen lassen. Dieser Vorgang nimmt dem Tofu seinen säuerlichen Geschmack. Danach in kleine Würfel schneiden und in dem Sesamöl anbraten.

2 Das Ganze mit Wasser ablöschen und salzen. Sojasauce hinzugeben und etwa 15 Minuten lang zugedeckt kochen lassen.

3 Zum Schluss die geputzten und klein geschnittenen Frühlingszwiebeln hinzufügen und servieren.

Mu-err-Pilze mit Bohnen

Zutaten *10 mittelgroße getrocknete Mu-err-Pilze • 4 große Knoblauchzehen • 300 g zarte grüne Bohnen • 4 EL Pflanzenöl • Salz*

Tipp: Dieses Gericht schmeckt auch als kalter Salat sehr gut.

1 Pilze in warmem Wasser einweichen. Den Knoblauch abziehen und in dünne Scheiben schneiden. Wasser in einem Topf aufsetzen und zum Kochen bringen.

2 Bohnen waschen und putzen. Die frischen Bohnen für 2 bis 3 Minuten in dem kochenden Wasser blanchieren, dann kalt abschrecken, abtropfen lassen und in etwa 3 Zentimeter lange Stücke schneiden.

3 Pilze waschen und in Stücke schneiden. Das Einweichwasser durch eine Filtertüte oder ein sauberes Baumwolltuch geben und auffangen.

4 Öl in einer Pfanne oder einem Wok erhitzen. Knoblauch kurz darin anbraten, bis er duftet. Die Mu-err-Pilze gut ausdrücken, dazugeben und unter Rühren etwa 5 Minuten lang garen, bis sie bissfest sind. 2 bis 3 Esslöffel Einweichwasser dazugeben. Die Bohnen salzen und alles gemeinsam servieren.

Spinat mit Krabben

Zutaten *60 g Krabbenfleisch • 70 g Sahne • 200 g frischer Blattspinat 2 EL Erdnuss- oder Sojaöl • Salz • 1/2 TL Stärke • 1 TL Wasser*

Tipp: Spinat mit Krabben kann ein hohes Leber-Yang verringern und die Energie im Körper abwärts lenken.

1 Das Krabbenfleisch unter fließendem Wasser abspülen, putzen und klein schneiden. Mit der Sahne in eine Kasserolle geben und beiseite stellen.

2 Den Spinat waschen und entstielen, grob hacken. Das Öl mit Salz in einer Pfanne erhitzen. Bei hoher Hitze den Spinat ein paar Minuten lang sautieren, dann aus der Pfanne in ein Sieb geben und abtropfen lassen.

3 Die Krabben mit der Sahne ein paar Minuten lang kochen lassen. Mit der in Wasser aufgelösten Stärke binden und so lange rühren, bis das Ganze eindickt. Mit etwas Salz abschmecken.

4 Den Spinat in Schüsseln verteilen und die Krabben darüber geben.

Rettichsuppe mit Garnelen

Zutaten 20 g getrocknete oder 100 g rohe Garnelen • 100 g weißer Rettich • 1 Frühlingszwiebel • 2 EL Schweineschmalz • 1/2 l Fleischbrühe oder Wasser • 1 TL Reiswein • 1 Zweig frischer Koriander oder Schnittlauch • Salz

1 Getrocknete Garnelen waschen und in heißem Wasser 10 Minuten lang einweichen. Inzwischen den Rettich schälen, der Länge nach halbieren und in dünne Scheiben schneiden.

2 Frische Garnelen von Kopf, Schale und dunklem Darm befreien. Frühlingszwiebel putzen und in sehr feine Scheiben schneiden.

3 Topf oder Wok erhitzen, 1 Esslöffel Schweineschmalz hineingeben und schmelzen lassen. Die Frühlingszwiebel darin kurz anbraten. Fleischbrühe oder Wasser und den Reiswein hinzugeben. Alles stark erhitzen.

4 Den Rettich und die eingeweichten Garnelen dazugeben. Frische Garnelen erst zum Schluss in die heiße Suppe geben. Die Rettichsuppe etwa 5 Minuten lang bei mittlerer Hitze kochen. Inzwischen Koriander oder Schnittlauch waschen und die Blätter abzupfen bzw. klein schneiden.

5 Schaum von der Suppe abschöpfen. Die Rettichsuppe mit Salz abschmecken und 1 Esslöffel Schweineschmalz untermischen. Mit Koriander oder Schnittlauch garniert servieren.

Tipp: Rettichsuppe gilt in China als Ginsengtee für arme Leute, denn sie stärkt die Abwehrkräfte.

Chinesische Hühnersuppe

Zutaten Knochen, Haut, Flügel, Herz und Magen von 2 Hühnern (oder 800 g Hühnerklein) • 2–3 Frühlingszwiebeln • 1 Stück Ingwer (3 cm) 2 EL Sherry • 3 EL Sojasauce

1 Die Hühnerteile abspülen, Frühlingszwiebeln putzen und fein hacken. Ingwer schälen und zerdrücken. Alles in einen großen Topf geben, mit Sherry, Sojasauce und etwa 2 Liter Wasser aufgießen.

2 Im offenen Topf langsam zum Kochen bringen. Dann den Deckel auflegen und die Brühe etwa 2 Stunden lang bei geringer Hitze kochen lassen.

Tipp: Diese Suppe können Sie immer auf Vorrat kochen. Man verwendet sie für Marinaden, Saucen und zum Garen von Fleisch, Fisch und Gemüse.

Eierblumensuppe mit Schinken

Zutaten *1 Ei • 1/2 TL Sojasauce • 1/2 TL Sesamöl • schwarzer Pfeffer 25 g gekochter magerer Schinken • 1 Frühlingszwiebel • 1/2 l Hühnersuppe (siehe Rezept Seite 121)*

1 Das Ei mit Sojasauce und Sesamöl verquirlen, dabei kräftig pfeffern.

2 Den Schinken in feine Streifen, die Frühlingszwiebel schräg in feine Ringe schneiden.

3 Die Hühnersuppe aufkochen, das verquirlte Ei unter ständigem Rühren durch ein Sieb in die wallende Brühe geben. Schinken und Frühlingszwiebel hinzufügen. Suppe in gewärmte Schüsseln geben und servieren.

Das Abendessen soll zwar nicht üppig, aber möglichst proteinreich sein. Sie können dafür die Mittagsrezepte verwenden, die Fleisch, Tofu oder Fisch enthalten.

Abendessen

In der chinesischen Küche werden auch zum Abendessen warme Gerichte gereicht. Allerdings achtet man darauf, dass es weniger üppig ausfällt als das Mittagessen. Es gibt hierzu ein Sprichwort: »Fettarmes und geringes Abendessen hält Sie bis 99 Jahre jung und gesund.« Dies ist für den Chinesen eine feststehende Regel. Er isst daher abends eher wenig, dafür aber gehaltvoll.

Acht-Schätze-Reisgericht Ba Bao Fan

Zutaten *90 g Sojasprossen • 6 g Datteln • 6 g Pflaumen • 6 g Salatgurke 3 g Kürbiskerne • 6 g Lotoskerne • 10 g Sesamöl • 50 g Honig 100 g Duftreis*

1 Die Sojasprossen waschen und putzen. Datteln, Pflaumen und Salatgurke in kleine Stücke schneiden.

2 Alle Zutaten mit dem Reis vermischen und etwa 20 bis 30 Minuten lang in einem fest verschlossenen Topf dünsten.

Die beiden Rezepte für das Abendessen eignen sich sehr gut, wenn Gäste kommen. Natürlich müssen Sie dann die für zwei Personen berechneten Zutatenmengen dementsprechend vergrößern.

Zander mit Sauerkirschen

Zutaten *1 Frühlingszwiebel • Ingwer (20 g) • 400 g Tofu • 30 g Sauerkirschen • Salz • 1/2 TL Sojasauce • 40 ml Cognac • 250 g Zanderfilet • 1 EL Öl*

1 1/2 Liter Wasser in einer Pfanne erhitzen, Frühlingszwiebel und Ingwer putzen und klein schneiden, Tofu würfeln.

2 Frühlingszwiebel, Ingwer, Tofu und Sauerkirschen in das Wasser geben. Mit Salz und Sojasauce würzen und 40 Minuten lang kochen. Zum Schluss den Cognac hinzufügen.

3 Das Zanderfilet 4 Minuten mit dem Öl in einer Pfanne dünsten. Zusammen mit der Sauce anrichten.

Wege zur Heilung

In detaillierten Aufzeichnungen hielten die chinesischen Ärzte seit alters ihre Erfahrungen mit Heilpflanzen und Heilkräutern fest und erweiterten so beständig ihr Wissen über Generationen hinweg. Denn es erfordert sehr viel Zeit und eine intensiv geschulte Beobachtungsgabe, um die verschiedenen Wirkungen der natürlichen Arzneien auf den komplexen Organismus des Menschen herauszufinden.

Dabei untersuchte man nicht nur das Zusammenspiel der verschiedenen naturgegebenen Substanzen – die meisten chinesischen Arzneien bestehen aus mehreren pflanzlichen Zutaten –, sondern auch die heilsamen Eigenschaften bestimmter Giftpflanzen, weshalb auch diese zur Behandlung von Krankheiten verwendet werden. Denn ihr Einsatz durch einen erfahrenen Arzt kann aufgrund seiner genauen Kenntnisse über ihre Eigenschaften durchaus als unbedenklich eingestuft werden. Zur Selbstbehandlung dürfen diese Pflanzen aber auf keinen Fall verwendet werden!

Die chinesische Medizin nützt neben manchen recht exotischen Mitteln auch viele unserer alltäglichen Küchen- und Gartenkräuter. So kennt man Heilanwendungen mit Löwenzahn, Brunnenkresse, Minze und Gartenbalsamie.

Arzneikunde baut auf uralte Erfahrung

Kein anderes Volk der Welt besitzt einen so reichen Bestand an schriftlichen Quellen über den medizinischen Gebrauch von Heilmitteln wie das chinesische. Alle Bücher ihrer Arzneikundeliteratur gründen auf »Shennongs Klassiker der Drogenkunde«, der im 1. Jahrhundert n. Chr. verfasst wurde. Bereits damals zeugte die Aufbereitung der Arzneien vom hohen Standard der pharmazeutischen Kunst und dem großen arzneikundlichen Wissen. Von diesen uralten Quellen profitieren die chinesischen Ärzte noch heute.

Die chinesische Medizin dient dazu, das gestörte Kräftegleichgewicht wiederherzustellen, damit im Körper ein Selbstheilungsprozess einsetzen kann. Um dieses Ziel zu erreichen, kombinieren Ärzte heutzutage mit großem Erfolg traditionelle und westliche Arzneimittel miteinander, um die verschiedensten Krankheiten zu behandeln. Zudem werden chinesische Arzneien auch eingesetzt, um schädliche Nebenwirkungen moderner

Medikamente abzuschwächen. Eine ganze Reihe von Substanzen werden überdies in der chinesischen und in der europäischen Arzneienkunde gleich bewertet und auch gegen identische Leiden eingesetzt.

Vielfältige Zutaten

Mit der Entwicklung der chinesischen Medizin hat sich innerhalb der letzten Jahrtausende auch die Zahl der Arzneimittel ständig erweitert. Heute zählt man rund 6000 Substanzen, aus denen verschiedene Arzneien hergestellt werden. Allerdings arbeitet üblicherweise kein Arzt mit allen Medikamenten, sondern beschränkt sich im Normalfall auf ein Repertoire von etwa 100 Mitteln. Zahlreiche Substanzen stammen aus den verschiedenen Provinzen Chinas. Andere wurden aus dem Ausland eingeführt und in den chinesischen Arzneienschatz integriert.

Präparate aus Ginseng, Lotos, Wespennestern oder Regenwürmern sind bei den Chinesen dabei so alltäglich wie bei uns Melisse, Pfefferminze oder Löwenzahn. Tierische Organe, Knochen und Exkremente bis hin zu Rinden, Mineralien, Blüten und Kräutern gehören genauso zum chinesischen Arzneienschatz wie Bestandteile menschlicher Herkunft. Dazu zählen beispielsweise Muttermilch (bei Verbrennungen), Kopfhaare (bei Hautleiden und gegen Verletzungen) oder Schweiß (bei Verbrennungen). Allerdings stellen sie die Ausnahme dar, denn ungefähr 90 Prozent der verwendeten Arzneistoffe bestehen aus pflanzlichen Substanzen. In Europa finden tierische Zutaten in der traditionellen chinesischen Medizin kaum Verwendung.

Auch tierische Ingredienzien werden für die Arzneien verwendet. So schätzen die Chinesen beispielsweise getrocknete Eidechsen gegen Asthma oder Schlangen gegen rheumatische Beschwerden. Auch aus Schildkrötenpanzern oder Antilopenhörnern werden spezielle Arzneizutaten gewonnen.

Anwendungsbestimmende Eigenschaften

Während westliche Ärzte meist auf die Kenntnis der genauen chemischen Zusammensetzung einer Heilpflanze Wert legen, um ihren gesundheitlichen Nutzen einschätzen zu können, setzen asiatische Mediziner andere Schwerpunkte. Sie achten bei jeder Arznei vorwiegend auf fünf Kriterien: das Temperaturverhalten, die Geschmacksrichtung, den Funktionskreis, die Wandlungsphase und die Wirktendenz.

Unter dem Temperaturverhalten der einzelnen Stoffe versteht man die kühlenden oder wärmenden Eigenschaften einer Arznei, welche wir bereits aus der Ernährungslehre kennen.

Das Temperaturverhalten der Heilpflanzen

● Pflanzen mit »kalten« Merkmalen: zur Behandlung von Krankheiten, die mit Fieber, Rötungen oder unangenehmem Brennen einhergehen

● »Kühle« Pflanzen: gegen leichtes Fieber oder Sommerhitze

● »Warme« Pflanzen: gegen leichtes Frösteln oder Schüttelfrost; sie können auch bei allgemeiner Kreislauf- und Körperschwäche helfen

● Pflanzen mit »heißen« Merkmalen: gegen Kälte oder Schüttelfrost

● Pflanzen mit »neutralen« Merkmalen: wirken normalisierend auf die Körperfunktionen

Die meisten chinesischen Arzneien sind relativ schwach und in ihrer Wirkung oft nicht mit unseren wissenschaftlichen Methoden erklärbar. Häufig sollen sie den Körper stimulieren, eigene schützende und heilende Stoffe zu produzieren.

Die Bedeutung des Geschmacks

Man ordnet jeder Substanz eine bestimmte Geschmacksrichtung zu, wie wir bereits aus der Ernährungslehre wissen. Dazu zählen das Scharfe, das Süße, das Saure, das Bittere und das Salzige. Jede dieser fünf Geschmacksrichtungen entspricht wiederum einer Wandlungsphase und ist somit auch einem bestimmten Funktionsbereich zugeordnet.

Unter den natürlichen Arzneien gibt es Mittel, die ganz eindeutig auf nur einen Funktionskreis wirken. Andere haben ein breites Wirkungsspektrum auf viele Organe. Beides, das Temperaturverhalten und die Geschmacksrichtung hängen eng zusammen und bestimmen die Wirkung der Arzneisubstanz auf Körper, Geist und Seele.

Achse der Geschmackswirkungen

Innen   Außen

| Salzig | Bitter | Sauer | Neutral | Süß | Scharf |

Das Salzige, dem das Blut zugeordnet wird, wirkt am weitesten innen; das Scharfe, das auf den Schweiß wirkt, ist am weitesten außen zu finden.

Zuordnung der Arzneimitteleigenschaften			
Temperatur- verhalten	Geschmacks- richtung	Funktions- bereich	Wandlungs- phase
Kühl	Scharf	Lunge, Dickdarm	Metall
Neutral	Süß	Milz, Magen	Erde
Warm	Sauer	Lunge, Gallenblase	Holz
Heiß	Bitter	Herz, Dünndarm	Feuer
Kalt	Salzig	Nieren, Harnblase	Wasser

Ein chinesischer Heilkundiger kann oft schon am Geschmack eines Mittels erkennen, für welchen Zweck es eingesetzt wird. So schmecken stärkende Elixiere meist angenehm süß, während Mittel gegen fieberhafte Infekte oft bitter sind.

Die Wirktendenzen

Die chinesischen Ärzte unterscheiden bei der Wirkungsweise der einzelnen Mittel deren Wirktendenz. So gibt es oberflächliche, emporhebende, absenkende und tiefe Wirkungen.

● An der Oberfläche wirkende Mittel kommen dann zum Einsatz, wenn nur die Körperoberfläche in ihrer Harmonie gestört ist. Diesen Charakter weisen vor allem die süßen und heißen, die süßen und warmen und die scharfen und heißen Arzneien auf. Ingwer und Zimt werden für solche Zwecke besonders gerne empfohlen.

● Mittel mit emporhebender Wirkung wendet man an, um die in der Tiefe eingeschlossene und blockierte Energie nach außen zu bringen und so wieder zu aktivieren. Dabei helfen vor allem süße und neutrale, leicht scharfe und neutrale sowie leicht bittere und neutrale Arzneien.

● Absenkende Arzneimittel wendet man an, um eine Überfülle an Energie an der Oberfläche des Körpers wieder zurück in die Tiefe zu führen. Zur Anwendung kommen in diesem Fall mineralische und metallische Substanzen wie Magnetit, Austernschalenkalk oder die Wurzeln der Pfingstrose.

● Auf Arzneien mit tiefer Wirkung greift man zurück, wenn der Patient an Überhitzung leidet, die meist mit erhöhter Temperatur einhergeht. Dabei greift man auf Mittel mit kaltem Temperaturverhalten, salzigem oder bitterem Geschmack zurück.

126

Die Zubereitung der Heilpflanzen

Die Besonderheit der chinesischen Arzneienkunde liegt nicht allein in ihrer reichen Vielfalt an Substanzen, sondern vielmehr zum einen in der Zusammenstellung dieser natürlichen Arzneien und zum anderen in der pharmazeutischen Zubereitung und Verarbeitung. Selten werden die Heilpflanzen und andere -substanzen einzeln verwendet, sondern meist kombiniert. Dabei ergänzen sich die einzelnen Komponenten in ihrer Wirkung, verstärken und beeinflussen sich gegenseitig und verbessern so die heilende Kraft der einzelnen Arzneigrundlagen. Dies betrifft besonders die Verwendung giftiger Heilpflanzen, deren toxische Wirkung im Zusammenhang mit anderen Substanzen aufgehoben werden kann.

Wirkungsart und Dosierung

Die Wirkungsart einer Arznei hängt nicht nur von ihrer Mischung, sondern auch von ihrer Zubereitungsart ab. Ein roher Rettich ist beispielsweise scharf und wirkt auf den Funktionsbereich Lunge. Kocht man ihn hingegen, so verändert er seinen Geschmack und schmeckt eher süßlich. In dieser Form wiederum wirkt er eher stabilisierend auf unsere Mitte.

Bei der Arzneienherstellung greift man stets zu ganzen Pflanzen oder Pflanzenteilen, nie zu isolierten Einzelstoffen, die aus ihnen extrahiert werden. Die Dosierung liegt im Durchschnitt bei 3 bis 15 Gramm pro Heilkraut.

Keine der chinesischen Arzneien ist für den langfristigen Gebrauch gedacht. Sie ergänzen in der Regel andere Maßnahmen und ändern sich mit der Befindlichkeit des Patienten.

Chinesische Heilmittel kann man auch über Apotheken bestellen (siehe Adressen, Seite 298f.). Nicht immer entsprechen sie den bei uns üblichen Qualitätskontrollen. Deshalb ist es sinnvoll, Zubereitungen aus vertrauten Heilpflanzen selbst herzustellen.

Die einzelnen Darreichungsformen

Abkochung/Dekokt (Tang)

Die älteste und am häufigsten angewandte Methode der Zubereitung ist die Abkochung. Ihr Vorteil liegt darin, dass die in ihr enthaltenen Stoffe schnell vom Körper aufgenommen werden und deshalb rasch ihre Wirkung entfalten können. Aus diesem Grund ist die Abkochung besonders bei akuten Krankheiten empfehlenswert. Die Inhaltsstoffe werden beim Kochen der Pflanzen herausgelöst. Außerdem zerstört dieser Vorgang bei giftigen Substanzen einen Teil ihrer Giftstoffe.

Um eine Abkochung herzustellen, gehen Sie folgendermaßen vor: Kochen Sie die Heilpflanzen in einem Porzellan- oder Steinguttopf zwischen anderthalb bis zu mehreren Stunden in Wasser. Die Kochzeit hängt von den jeweiligen Pflanzen ab. Zuerst gießen Sie so viel Wasser auf, dass die Pflanzen völlig damit bedeckt sind. Dann schütten Sie noch einmal etwa die Hälfte dieser Menge auf. Wenn nach einiger Zeit ungefähr noch ein Drittel der Flüssigkeit übrig ist, gießen Sie diese in ein anderes Gefäß ab. Jetzt gibt man noch einmal eine kleinere Portion Wasser in den Topf mit den Pflanzen und kocht weiter, bis ein Drittel davon übrig bleibt. Diese zweite Abkochung wird wieder abgegossen und zur ersten dazugegeben. Als weitere Kochflüssigkeiten dienen neben Wasser auch Wein (er stärkt das Blut), Essig (wenn eine zusammenziehende Wirkung angestrebt wird) und Milch (zur Stärkung). Die Einnahme der Abkochung erfolgt, abhängig von der Krankheit, meist zwei Stunden nach dem Essen.

Nehmen Sie zur Herstellung einer Kräuterabkochung oder eines Heiltees keine Kochtöpfe aus unbeschichtetem Metall. Besonders bei Eisentöpfen kann es zu unerwünschten chemischen Reaktionen mit den pflanzlichen Inhaltsstoffen kommen.

Pillen (Wan)

Die Größe der Pillen hängt von der Krankheit ab. Eine Pille kann den Umfang einer Kirsche oder den einer Stecknadel haben. Die angestrebte Wirkung einer Pille ist mild und langsam. Sie hängt entscheidend von der Trägersubstanz ab. Wasser, Honig und Wachs sind häufig verwendete Bindemittel.

Pulver (Tan)

Die dritte der gängigen Darreichungsformen ist das Pulver. Es gibt viele verschiedene Arten von Röst-, Brenn- und Verkohlungsverfahren für die gewählten Heilsubstanzen. Die so gewonnene Asche legt man auf die betroffenen Stellen. Die jeweilige Prozedur hängt von der Art der Pflanze ab. Pillen und Pulver können nicht selbst zubereitet werden und werden von Ihrem in chinesischer Medizin geschulten Arzt verabreicht.

Arzneienpflaster

Es gibt viele verschiedene Arten, ein Arzneienpflaster selbst herzustellen. Ein Beispiel: Die Heilpflanzen werden langsam in Sesamöl erhitzt oder gekocht, um sich darin zu lösen. Den nicht gelösten Satz wirft man weg. Dann fügt man dem Öl etwas Bienenwachs hinzu. Anschließend wird dieses Gemisch auf ein Papier oder Tuch aufgetragen und – nicht zu heiß – behutsam auf die betroffene Stelle gelegt.

Die häufigsten Indikationen für chinesische Kräuter

Akute Erkrankungen

Husten, Schnupfen, Nebenhöhlenentzündung, Erkrankungen des Magen-Darm-Trakts (vor allem Durchfall), Blasenentzündung, grippaler Infekt

Chronische Erkrankungen

Allgemeine Abwehrschwäche, Körper- und Gliederschmerzen, Ekzeme, Neurodermitis, Schlafstörungen, Entzündungen, Erkrankungen des Verdauungstrakts

Tee und Kräutersaft

Ein Tee wird in der Regel aus frischen oder getrockneten Pflanzenbestandteilen hergestellt. Je nach Pflanze übergießt man 3 Teelöffel Kräuter mit 1/4 Liter kochendem oder leicht abgekühltem Wasser und lässt das Gemisch zwischen 2 und 10 Minuten lang ziehen, je nachdem ob eine anregende oder eine beruhigende Wirkung erzielt werden soll. Anschließend seiht man die Kräuter ab und trinkt den Tee heiß in kleinen Schlucken. Die Tradition will, dass die Teeblätter am besten morgens gepflückt werden, bevor der Tau eingetrocknet ist. Als besonders gut gilt ein Tee, wenn er nach dem ersten Gewitter des Jahres gepflückt wurde.

Eine andere Zubereitung zur innerlichen Anwendung ist Kräutersaft. Man zerdrückt die frischen Kräuter unter Beimischung von wenig Wasser. Den Saft trinkt man in kleinen Schlucken.

Grenzen der Selbstbehandlung

In schwer wiegenden und unklaren Fällen sollten Sie immer einen Arzt aufsuchen und auf eine Selbsttherapie mit Heilpflanzen verzichten. Wenden Sie die einzelnen Mittel außerdem nie langfristig und im Übermaß an. Bei richtiger Anwendung werden Sie auf jeden Fall ein gesünderes und ausgewogeneres Leben führen. Die ausgewählten Mittel werden das verloren gegangene Kräftegleichgewicht im Körper wiederherstellen und die Abwehr stärken. Nebenwirkungen, die wir von vielen unserer synthetisch hergestellten Medikamente gewohnt sind, fallen bei den chinesischen Rezepten weg, sofern sie korrekt zusammengestellt, verabreicht und eingenommen werden. Manche chinesischen Arzneien setzt man daher auch ein, um schädliche Nebenwirkungen moderner Medikamente abzuschwächen.

Die chinesische Medizin setzt nur sehr selten ein pflanzliches Mittel kurmäßig, also über einen längeren Zeitraum, ein. Auch bei der Selbstbehandlung sollte man sich vor der Daueranwendung eines Mittels hüten, auch wenn es sich als heilsam erwiesen hat.

Chinesische Arzneien von A bis Z

Ein Verzeichnis selbst der gängigsten Arzneien aus dem chinesischen Arzneienschatz würde den Rahmen dieses Buchs sprengen. Da viele unserer heimischen Küchen- und Gartenpflanzen auch die Grundlage der chinesischen Medizin bilden, werden nachfolgend vorwiegend bekannte heilende Obst- und Gemüse- sowie Kräutersorten aufgezählt.

Man findet sie in der freien Natur, im Bioladen, im Gemüsegeschäft, dem Supermarkt, in der Apotheke sowie in asiatischen Spezialgeschäften. Neben individuellen Mischungen gibt es auch klassische chinesische Arzneien in Packungen (als Tabletten, Kapseln, Injektionslösungen, Pulver etc.). Am wirksamsten werden freilich immer die individuell auf den Patienten abgestimmten Rezepte sein, die jedoch nur ein erfahrener Arzt oder Heilpraktiker zusammenstellen kann.

In der Regel stützt sich der Mediziner auf ein Rezept, das er aus den klassischen Texten kennt. Dann variiert er dieses für seinen Patienten und dessen besondere Beschwerdelage, indem er verschiedene Kräuter aus dem Originalrezept heraus- oder dazunimmt und die Dosis verändert. Dieser Pluspunkt entfällt bei einer Selbstbehandlung leider.

Die drei Klassen der Heilsubstanzen

- *Die Oberklasse:* Hierzu gehören als bekannteste Heilpflanzen die Ginsengwurzel (Ren Shen = Menschenwurzel) zur Stärkung der Yang-Energie und die Süßholzwurzel (Gan Cao) zur Stärkung des Qi. Die Kräuter der Oberklasse ordnet man dem Himmel zu. Sie dienen der Lebensverlängerung und der Vorbeugung von Alterungserscheinungen. Ihre psychoaktiven Kräfte helfen dabei, die Schwere des Körpers zu überwinden und den Geist weiter zu entwickeln und zu schärfen.
- *Die Mittelklasse:* Typisch hierfür ist die Walnuss. Man ordnet sie dem Menschen zu. Der Mensch steht zwischen Himmel und Erde und ist von beiden beeinflusst. Yin und Yang müssen dabei in Harmonie sein. Mit diesen Kräutern behandelt man Krankheiten, die durch innere Ursachen ausgelöst wurden. Sie wirken auf die Konstitution und dienen der Vorbeugung.
- *Die Unterklasse:* Die Rhabarberwurzel (Da Huang) gehört in diesen Kräuterkanon. Alle Kräuter, die zur Unterklasse gehören, sind der Erde zugeordnet und besitzen mehr Yin-Kräfte. Sie sind gegen akute Erkrankungen geeignet, haben vorrangig einen medizinischen Nutzen und können gelegentlich etwas giftig sein.

Ackerminze

Mentha var. arvensis, Mentha haplocalyx

Während im Westen die Pfefferminze sehr beliebt ist, greifen die Chinesen seit vielen Jahrhunderten lieber zur Ackerminze. Sie verwenden die getrockneten Blätter des Krauts besonders gerne als erfrischende Teezutat.

Familie: Lippenblütler

Aussehen: gestielte Blätter mit leicht unangenehmem Geruch; eckige Stängel; das Kraut wird bis zu einem Meter hoch; es blüht meist violett bis lila

In der Regel werden nur die oberen, getrockneten Teile der Pflanze als Arzneimittelsubstanz benutzt.

Vorkommen: Sie wird hauptsächlich in China, Japan und Brasilien angebaut.

Heilkundliche Bedeutung: keimtötend, schleimlösend, hustenreizmildernd und krampflösend, stärkt Qi, treibt Kälte aus

Klasse: Oberklasse

Geschmack: scharf und süß

Charakter: warm

Wirkrichtung: aufsteigend

Element: Erde und Metall

Qualität: Yang

Darreichungsformen: Tee (innerlich), Abkochung (innerlich/äußerlich), Brei (äußerlich)

Anwendung: Magenschmerzen, Kopfschmerzen, Erkältung, Halsentzündung, schmerzhafte Menstruation, Zahnschmerzen

Gefahren: Allergische Reaktionen auf Menthol sind möglich.

Die Ackerminze ist milder als die bei uns meist gezogene Pfefferminze. Ersatzweise kann man die ebenfalls milde Grüne Minze (Mentha spicata) verwenden, die man als Tee in Reformhäusern und Bioläden bekommt.

Agar-Agar

Gelidium amansii Lamour

Familie: Rotalgen

Aussehen: zierliches, verzweigtes Gewächs, das bis zu 24 Zentimeter lang wird

Vorkommen: An der Pazifikküste Asiens, Japans, Mexikos und Kaliforniens sowie den Küsten des Indischen Ozeans kommt diese Algenart vor.

Heilkundliche Bedeutung: kühlt Hitze, reinigt die Lunge, wirkt auf die Leber

Klasse: Mittelklasse

Geschmack: süß

Charakter: kalt

Wirkrichtung: absteigend

Element: Erde und Wasser

Qualität: Yin und Yang

Darreichungsformen: Tee (innerlich) und Pulver (innerlich/äußerlich)

Anwendung: Hämorrhoidalleiden

Gefahren: Agar-Agar sollte nicht nach dem Zyklus der Frau oder während einer Schwangerschaft eingenommen werden.

Aloe vera

Aloe vera, Aloe barbadensis

Aloe führt bei uns meist ein Schattendasein als anspruchslose Zimmerpflanze. In den letzten Jahren wird sie wegen ihrer hautpflegenden Eigenschaften für immer mehr kosmetische Produkte verwendet. Die Chinesen kennen neben der äußerlichen Anwendung auch viele Rezepte zum innerlichen Gebrauch.

Familie: Liliengewächse

Aussehen: bildet in der Regel einen zwei bis drei Meter hohen Stamm aus; an der Spitze einen Schopf lanzettenförmiger, fleischiger Blätter, dazwischen wachsen Blütentrauben, die blassrot und grünlich gestreift sind (Aloe ferrox)

Zur Herstellung von Arzneien werden die Blätter der Aloe vera verwendet.

Vorkommen: Die Aloe zieht sandig-lehmige Böden vor. Aloe vera ist auf dem ganzen indischen Subkontinent sowie in allen tropischen und mediterranen Regionen beheimatet.

Heilkundliche Bedeutung: abführend, krampflösend, gallensaftfördernd, schleimlösend, fiebersenkend, kühlend, reinigend, entwässernd

Klasse: Unterklasse

Geschmack: bitter

Charakter: kalt

Wirkrichtung: absteigend

Element: Wasser

Qualität: Yin

Darreichungsformen: Tee (innerlich), Pulver (äußerlich), Tabletten (innerlich), Gel (äußerlich)

Anwendung: Verstopfung, ausbleibende Menstruation, Würmer, Krämpfe bei Kindern, Erkrankungen der Nasenschleimhäute, Keuchhusten, leichte Verbrennungen, Sonnenbrand, wunde Stellen, Abszesse, Narbenverwachsungen

Aufgrund seiner feuchtigkeitsspendenden Wirkung wird das aus der Pflanze gewonnene Gel auch als Hautpflegemittel verwendet.

Gefahren: Aloe vera sollte innerlich nicht während einer Schwangerschaft eingenommen werden. Auch während der Stillzeit sollte man sie nur nach Rücksprache mit dem Arzt verwenden.

Ananas

Ananas comosus (l.) Merr.

Familie: Ananasgewächse

Aussehen: buschige Dauerpflanze mit Blattrosette; trägt gebogene, dornige Blätter; blüht violett

Vorkommen: Heimisch ist die Ananas in Asien, im tropischen Afrika und in Mittel- und Südamerika.

Heilkundliche Bedeutung: entwässernd, verdauungsfördernd, entzündungshemmend, positive Wirkung auf die Haut

Klasse: Mittelklasse

Geschmack: süß

Charakter: neutral

Wirkrichtung: aufsteigend

Element: Erde

Qualität: Yin und Yang

Darreichungsformen: Saft (innerlich), Pulver (innerlich/äußerlich), frische Frucht (innerlich/äußerlich)

Anwendung: verminderter Harnfluss, Appetitlosigkeit, Ödeme, Schlaflosigkeit, Durst, Sonnenstich

Gefahren: Übermäßiger Genuss kann zu Bauchschmerzen führen.

Die Ananas enthält neben den Vitaminen A, B1 und C wertvolle Enzyme, deren Wirkweise erst in neuerer Zeit gründlicher erforscht werden konnte. So wird das eiweißspaltende Enzym Bromelain in der westlichen Medizin zur Behandlung von Appetit- und Verdauungsstörungen eingesetzt.

Aprikose

Prunus armeniaca

Familie: Steinobst der Rosengewächse

Aussehen: Baum mit fast stiellosen weißen oder rosafarbenen Blüten; gelbe, saftige und aromatische Früchte; Kern mancher Sorten schmeckt nicht bitter

Die Chinesen kannten die Aprikosen bereits 2000 Jahre v. Chr. Arzneilich verwendet werden die Kerne.

Vorkommen: Der Ursprung der Aprikose liegt im asiatischen Raum, sie braucht humus- und kalkreiche Böden.

Heilkundliche Bedeutung: verdauungs- und durchblutungsfördernd, treibt Kälte aus dem Körper, gegen Arthrose und Gelenkbeschwerden

Klasse: Oberklasse

Geschmack: süßsauer

Charakter: Hitze

Wirkrichtung: aufsteigend

Element: Erde

Qualität: Yang

Darreichungsformen: frische oder getrocknete Frucht (innerlich/äußerlich), Saft (innerlich/äußerlich), Pulver (innerlich/äußerlich)

Gefahren: Übermäßiger Genuss kann zu Schwindel und Kreislaufstörungen führen.

Banane

Musa paradisiaca

Familie: Bananengewächse

Aussehen: Blattspreiten sind bis zu drei Meter lang; krautige Riesenstaude mit bis zu 15 Meter Höhe; blüht in großen, meist rötlichen Trauben und trägt gelbe, leicht gekrümmte Früchte

Arzneilich verwendet werden sowohl die Obst- als auch die Mehlbanane.

Vorkommen: Die Banane braucht humose Böden. Obstbananen werden in den meisten tropischen Regionen der Welt kultiviert, beispielsweise in Südchina, Lateinamerika und Afrika.

Heilkundliche Bedeutung: fiebersenkend, entgiftend, stärkt Qi und Blut, kühlt Hitze, stärkt Yin, neutralisiert Gifte

Klasse: Unterklasse

Geschmack: süß

Charakter: kalt

Wirkrichtung: absteigend

Element: Erde

Qualität: Yin

Darreichungsformen: getrocknete und abgekochte Schale (äußerlich), Frucht ohne Schale (innerlich), Saft (innerlich)

Anwendung: Durst, Magenschmerzen, Verstopfung, Durchfall, Hämorrhoiden, Alkoholismus, Hautjucken und Insektenstiche

Gefahren: Häufiger Verzehr roher Obstbananen schadet geschwächten Menschen – besonders Lungen- und Asthmakranken –; rohe Mehlbananen gelten als unschädlich.

Basilikum

Ocimum basilicum

Familie: Lippenblütler

Aussehen: buschige und krautige Pflanze; langgestielte Blätter sind eiförmig, ganzrandig oder leicht gezähnt; Stiele werden bis 50 Zentimeter hoch; blüht weiß, rosa oder purpurrot

Neben den oberirdischen Teilen der Pflanze werden auch Wurzeln oder Samen benutzt.

Durch die Beliebtheit der italienischen Küche sind Töpfchen mit Basilikum inzwischen in jedem Lebensmittelgeschäft erhältlich. Das Kraut lässt sich auch gut auf einer sonnigen Fensterbank ziehen. Im Garten braucht es eine sehr geschützte und warme Lage, um in unserem Klima zu gedeihen.

Vorkommen: Basilikum stammt vermutlich aus Vorderindien, wird heute weltweit kultiviert; es bevorzugt humusreiche Böden.
Heilkundliche Bedeutung: verdauungsstärkend, kreislaufanregend, beeinflusst Magen und Milz, stärkt Qi, beruhigt Yin, zerstreut Wind, treibt Kälte aus, wandelt Feuchtigkeit um
Klasse: Oberklasse
Geschmack: scharf
Charakter: warm
Wirkrichtung: aufsteigend
Element: Metall
Qualität: Yang
Darreichungsformen: Abkochung (innerlich/äußerlich), Pulver (innerlich/äußerlich)
Anwendung: Kopfschmerzen äußeren Ursprungs, Magenschmerzen, Blähungen, Verstopfung, Durchfall, Sodbrennen, Appetitlosigkeit, Blasenerkrankungen, Entzündungen, Hautausschläge, Schwellungen und Insektenstiche, Parodontitis, stark tränende Augen, unregelmäßige Menstruation
Gefahren: keine

Bohne, grüne

Phaseolus vulgaris L.
Familie: Schmetterlingsblütler
Aussehen: diverse Bohnensorten mit verschiedenen Blütenfarben, Früchten, Blattformen und Pflanzengrößen
In der Arzneikunde werden vor allem die Schalen genutzt.
Vorkommen: Die so genannte Sau- oder Puffbohne, die wir als Gemüse kennen, wird besonders in China und in einigen Teilen Europas angebaut.
Heilkundliche Bedeutung: stärkt Qi, Blut, Milz und Nieren
Klasse: Mittelklasse
Geschmack: süß
Charakter: neutral
Wirkrichtung: absteigend
Element: Erde
Qualität: Yin und Yang
Darreichungsformen: Saft (innerlich), Pflanze (innerlich), Pulver (innerlich/äußerlich), getrocknete Frucht (innerlich)
Anwendung: vermehrte Harnausscheidung, Durchfall, Erbrechen, Diabetes mellitus, Ausfluss
Gefahren: Samen und unreife Hülsen sind ungekocht giftig.

Grüne Bohnen stellen eine ernste Gefahr für Kinder dar, wenn sie sie beim Spiel im Garten oder in der Küche roh verzehren. Es gibt jährlich mehr Vergiftungsfälle durch dieses Gemüse als durch giftige Zierpflanzen, vor deren Pflanzung Familien mit kleinen Kindern immer abgeraten wird.

Chrysanthemenblüten werden in China zu vielen Heilzwecken angewandt. Bei uns sollte man die Blüten allerdings in der Apotheke kaufen, denn die Blüten aus dem Blumenhandel sind meist chemisch behandelt.

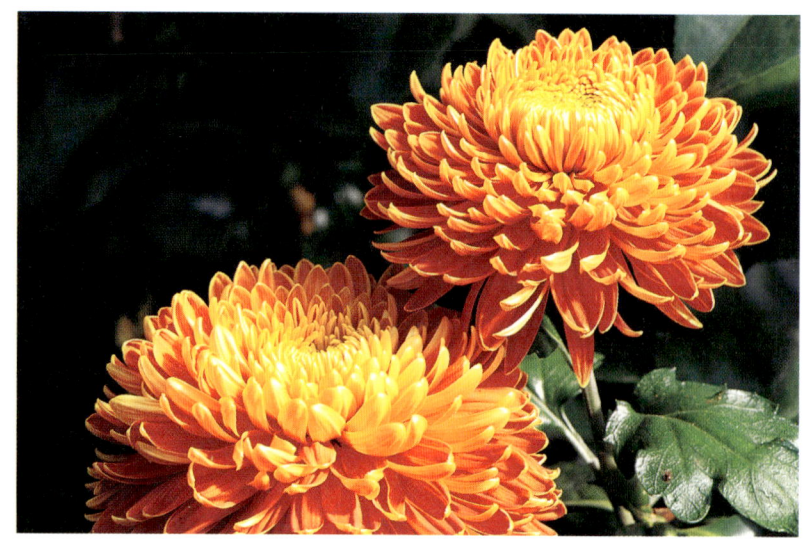

Brunnenkresse

Nasturtium officinale

Familie: Kreuzblütler

Aussehen: dunkelgrüne, leicht ovale Blätter an hohlen, verzweigten Stängeln; 30 bis 90 Zentimeter lange, nieder liegende Triebe; Kriech- oder Schwimmpflanze mit meist leuchtend weißen Blüten

Vorkommen: Standort ist fließendes, reines Wasser. Die Brunnenkresse ist in Europa heimisch. Sie wächst aber u. a. auch in Asien und in den USA. Man findet sie in der Nähe von Bächen und Gräben.

Heilkundliche Bedeutung: vertreibt und kühlt Hitze, entgiftet, reguliert und stärkt Qi und Blut, treibt Kälte aus, wirkt positiv auf Wasser

Klasse: Mittelklasse

Geschmack: scharf und süß

Charakter: warm

Wirkrichtung: aufsteigend und absteigend

Element: Metall und Erde

Qualität: Yin und Yang

Darreichungsformen: frisches oder getrocknetes Kraut, meist abgekocht (innerlich)

Anwendung: trockener Husten, Gelbsucht, Ödeme, Ausfluss, Schmerzen beim Wasserlassen, Blasenentzündung, Bläschen im Mund oder geschwollenes Zahnfleisch

Bei uns ist die Brunnenkresse in der Küche von der milderen Gartenkresse verdrängt worden. In England sind aber zur Teestunde feine Toastsandwiches mit Brunnenkresseblättern auf Butter nach wie vor sehr beliebt.

136

Gefahren: Bei empfindlichen Menschen verursacht der Konsum von roher Brunnenkresse Kontaktdermatitis und reizt Schleimhäute sowie die Haut. Kocht man die Brunnenkresse, so zerstört man den dafür verantwortlichen Stoff.

Buchweizen

Fagopyrum esculentum Moench
Familie: Knöterichgewächse
Aussehen: aufrecht wachsendes Kraut; bis zu 60 Zentimeter hoch; Stängel ist zuerst grün und wird dann rot; kleine, herzpfeilförmige Blätter; blüht in knäuelförmigen Blütenständen, die rot und gelegentlich weiß sind; schwarze Früchte
Vorkommen: Die Heimat des Buchweizens ist Mittel- und Ostasien. Angebaut wird er auf kargen, sandigen Böden.
Heilkundliche Bedeutung: stärkt Qi und Blut, kühlt Hitze, beruhigt Yang, appetitanregend, erweitert die Därme, verringert gegenläufiges Qi
Klasse: Unterklasse
Geschmack: süß
Charakter: kühl
Wirkrichtung: absteigend
Element: Erde
Qualität: Yin
Darreichungsformen: Pulver (innerlich/äußerlich)
Anwendung: Karbunkel, Furunkel, Verbrennungen, chronischer Durchfall
Gefahren: Übermäßiger Genuss kann zu Verstopfung führen.

Buchweizen war früher bei uns das Getreide der armen Leute, weil er auch auf mageren Äckern gedeiht. Er enthält wertvolles Eiweiß und wurde nach langer Vergessenheit im Zug von Vollwerternährung und biologischem Anbau wieder entdeckt.

Chrysantheme

Chrysanthemum indicum
Familie: Korbblütler
Aussehen: Stängel von 0,50 bis 1,50 Meter Höhe
Von der Chrysantheme gibt es eine Vielzahl von Kulturformen. Die getrockneten Blüten der wild wachsenden Chrysantheme werden in China seit über 2000 Jahren als Heilmittel geschätzt und äußerst vielfältig angewendet.
Vorkommen: Der bevorzugte Boden ist je nach Art verschieden; der Ursprungsort der Chrysantheme ist unklar.
Heilkundliche Bedeutung: wirksam auf Lunge und Leber, entgiftend, fiebersenkend
Klasse: Unterklasse

Geschmack: bitter bis süß
Charakter: kühl
Wirkrichtung: absteigend
Element: Holz, Wasser
Qualität: Yin
Darreichungsformen: Abkochung (innerlich), Tee (innerlich), getrocknete Blüten (innerlich), Brei (äußerlich), frischer Saft (äußerlich)
Anwendung: Fieber, Bluthochdruck, geschwächte Abwehr, geschwächte Sehkraft, gerötete Augen, Schlaflosigkeit, Abszesse, Entzündungen, wunde Haut, Karbunkel oder Furunkel, trockener Mund, Ohrensausen, Schwindel, Kopfschmerzen, Halskratzen oder Schluckbeschwerden
Gefahren: Empfindliche Menschen können sowohl auf die Blüten als auch auf die Blätter der Chrysantheme allergische Reaktionen zeigen.

Dattel

Phoenix dactylifera

Datteln sind nicht nur als Zutat zu Arzneien, sondern auch für die Ernährung sehr wertvoll. Bereits vier Datteln enthalten ein Drittel des Tagesbedarfs an Eisen, den ein Mensch braucht.

Familie: Palmengewächse
Aussehen: Stamm bis zu 30 Meter Höhe; gefiederte, graugrüne Blätter mit bis zu sechs Meter Länge; blüht weiß an langen Stielen; sehr süße Früchte sind länglich, tief orange und bis zu fünf Zentimeter groß
In der Arzneienkunde werden vor allem die Früchte, frisch oder getrocknet, verwendet.
Vorkommen: Die Dattelpalme bevorzugt nahrhafte, lehmartige Böden und wächst in den Tropen und Subtropen.
Heilkundliche Bedeutung: stimmungsaufhellend
Klasse: Oberklasse
Geschmack: süß, sauer
Charakter: neutral, warm
Wirkrichtung: aufsteigend
Element: Feuer, Erde
Qualität: Yang
Darreichungsformen: frische oder getrocknete Frucht (innerlich), Tee (innerlich), Pulver (innerlich)
Anwendung: Verstimmungen, Trauer, Kummer, Erschöpfung und Schlaflosigkeit
Gefahren: Im Übermaß genossen, können Dattelfrüchte Durchfall verursachen.

138

Dill

Anethum graveolens

Familie: Doldengewächse

Aussehen: glatter, aufrechter Stängel mit fein geteilten Blättern; wird etwa einen Meter hoch; blüht in gelben Dolden

In der chinesischen Heilkunde werden Blätter und Samen verwendet.

Vorkommen: Der anspruchslose Dill gedeiht auf allen Böden. Er ist ursprünglich im Mittelmeerraum und im Süden der Sowjetunion heimisch. Man findet ihn aber heute auch in zahlreichen anderen europäischen Ländern sowie beispielsweise in China und in den USA.

Heilkundliche Bedeutung: kräftigend, keimtötend, krampflösend, stärkt und reguliert Qi, beruhigt Yin, wärmt Milz und Nieren sowie die ableitenden Harnwege

Klasse: Oberklasse

Geschmack: scharf

Charakter: warm

Wirkrichtung: aufsteigend

Element: Metall

Qualität: Yang

Darreichungsformen: Abkochung (innerlich), Pillen (innerlich), Pulver (innerlich/äußerlich), Öl (innerlich/äußerlich)

Anwendung: Magenschmerzen, die durch Kälte verursacht sind, Übelkeit, Koliken, Erbrechen, Appetitlosigkeit, Erkältungen, leichte Lebensmittelvergiftungen, Rückenschmerzen, Bluthochdruck

Gefahren: keine

Im Ayurveda wirkt Dill dämpfend. Er eignet sich daher besonders für aktive Menschen oder bei Personen, die starr an alten Mustern festhalten.

Erdnuss

Arachis hypogaea

Familie: Schmetterlingsblütler

Aussehen: Strauch von etwa 40 bis 70 Zentimeter Höhe; blüht gelb; nach dem Verwelken der Blüten verlängern sich die Fruchtstiele und wachsen in den Boden; dort entwickeln sich die Erdnüsse

Vorkommen: Die Erdnuss stammt ursprünglich aus Brasilien. Heute zählen zu den Hauptproduzenten weltweit u. a. Indien, China und die USA.

Heilkundliche Bedeutung: stärkt Qi und Blut, befeuchtet die Lunge, gleicht den Magen aus

Klasse: Oberklasse

Geschmack: süß

Charakter: neutral

Wirkrichtung: aufsteigend

Element: Erde

Qualität: Yang

Darreichungsformen: Abkochung (innerlich), Öl (innerlich), Salbe (äußerlich)

Anwendung: Übelkeit, Verdauungsschwäche, trockener Husten, chronische Bronchitis, akute Bindehautentzündung, Förderung des Milchflusses während der Stillzeit, Blutungen und Frostbeulen

Gefahren: keine

Fenchel

Foeniculum vulgare

Familie: Doldengewächse

Aussehen: fein gerillter, blau bereifter und im oberen Teil reich verästelter Stängel; mehrfach fiederschnittige Blätter; wird ein bis zwei Meter groß; mit gelben, in Dolden angeordneten Blüten; Samen haben Größe und Form eines Reiskorns

Der Fenchel ist mit einer fleischigen Wurzel in der Erde verankert. In China verwendet man seit vielen Jahrhunderten Samen, Blätter, Wurzeln und Stängel der aromatischen Gewürzpflanze.

Vorkommen: Fenchel gedeiht gut auf kalkhaltigen, durchlässigen Böden und ist im Mittelmeerraum heimisch. Er wächst aber heute in vielen Ländern, beispielsweise in Europa, China und Großbritannien.

Heilkundliche Bedeutung: stärkt Qi, beseitigt Blutstagnation, treibt Kälte aus, beruhigt Yin, wärmt die Nieren, harmonisiert den Magen

Klasse: Mittelklasse

Geschmack: scharf

Charakter: warm

Wirkrichtung: aufsteigend

Element: Erde

Qualität: Yin und Yang

Darreichungsformen: Tee (innerlich), Abkochung (innerlich), Pulver (innerlich), Samen (innerlich/äußerlich), Öl (innerlich/äußerlich)

Anwendung: leichte Bauch- und Magenschmerzen (verursacht durch Kälte), Blähungen, Verdauungsstörungen, Brechreiz,

Der intensive Anisduft der Fenchelsamen wurde in China in früheren Zeiten auch dazu benutzt, den Geruch verdorbener Speisen zu überdecken. So kochte man zu alt gewordenes Fleisch mit etwas Fenchelsamen, um es appetitlicher zu machen. Nicht zur Nachahmung empfohlen!

140

durch Nierenleiden bedingter Hexenschuss, Kreuzschmerzen, Unterleibsbeschwerden, Erbrechen, Übelkeit, Menstruationsbeschwerden oder Hodenschwellungen

Gefahren: Fenchelöl kann Hautallergien und Reizungen hervorrufen.

Gartenbalsamie

Impatiens balsamia

Familie: Balsamiengewächse

Aussehen: glatte bis behaarte, saftreiche Stängel von etwa 90 Zentimeter Höhe; lanzettartig zugespitzte Blätter; Blüten sitzen in den Blattachseln; sie sind häufig rosa bis rot

Für heilende Zwecke verwendet man die ganze Pflanze samt Blüten, Samen und Wurzeln.

Vorkommen: Die Balsamie gedeiht gut auf nähstoffreichen Böden. Sie stammt ursprünglich aus Indien, Malaysia und China, man findet sie heute aber auch weltweit als einjährige Zierpflanze in vielen Gärten.

Heilkundliche Bedeutung: entgiftend, schmerzlindernd, kreislaufanregend, abschwellend

Klasse: Unterklasse

Geschmack: bitter und scharf

Charakter: kühl

Wirkrichtung: absteigend

Element: Wasser

Qualität: Yin

Darreichungsformen: Abkochung (innerlich), Pulver (innerlich), Brei (äußerlich)

Anwendung: ausbleibende Menstruation, Schmerzen im Unterleib, Pilzinfektionen, Husten, wunde Stellen, Gelenkrheumatismus, arthritische Schmerzen, Furunkel und Karbunkel

Gefahren: Sie wird als ungiftig bis leicht giftig eingestuft. Nach der Einnahme von Balsamiensamen sollte man sich den Mund ausspülen, um Zahnschäden vorzubeugen.

Die Gartenbalsamie ist eine enge Verwandte unseres wohlbekannten Fleißigen Lieschens, wie die Zierpflanze im Volksmund wegen ihres unermüdlichen Blühens genannt wird. Balsamiensamen für Heilzwecke sollte man aber aus der Apotheke oder aus Kräuterhandlungen beziehen.

Geißblatt, japanisches

Lonicera japonica var. sinensis

Familie: Geißblattgewächse

Aussehen: Kletterpflanze mit roten Beeren; erreicht eine Länge von bis zu sechs Meter; schlingender oder kriechender Strauch; trägt goldgelbe Blüten, die intensiv duften

Zusammen mit anderen Pflanzen wie Löwenzahn oder Süßholz verwendet man Geißblatt oft bei Krankheiten, die in der chinesischen Medizin als Vergiftungen bezeichnet werden.

Vorkommen: Das Geißblatt bevorzugt feuchte Böden. Das japanische Geißblatt ist in Asien heimisch, gedeiht aber heute auch in vielen Teilen der USA.

Heilkundliche Bedeutung: entzündungshemmend, fiebersenkend, entgiftend

Klasse: Mittelklasse

Geschmack: süß und sauer

Charakter: neutral

Wirkrichtung: absteigend

Element: Holz, Erde

Qualität: Yin und Yang

Darreichungsformen: Abkochung (innerlich/äußerlich), Pulver (äußerlich)

Anwendung: Grippe, Fieber, Mumps, Bindehautentzündung, rheumatische Beschwerden, geschwollene Gelenke

Gefahren: Bei erhöhter Zufuhr kommt es zu Magenschmerzen und Schlafstörungen.

Gelbwurzel

Curcuma longa, Curcuma domestica

Die Gelbwurzel ist ein wichtiger Bestandteil des indischen Currypulvers. Wegen ihrer intensiven Farbe wird sie in der Küche auch als Safranersatz benutzt, hat aber nicht dessen feines Aroma.

Familie: Ingwergewächse

Aussehen: lange Stängel auf kurzen Stämmchen bilden eine Krone; trägt dreiteilige, spitz zulaufende Blätter und kleine, gelbgrüne Blüten

Das Heilmittel gewinnt man aus dem unterirdischen Spross.

Vorkommen: Sie bevorzugt nahrhafte, feuchte Böden. Die Gelbwurzel ist in Südasien heimisch, wird aber heute in vielen Tropenländern kultiviert.

Heilkundliche Bedeutung: antibiotisch, insektizid, regt den Fluss der Körpersäfte und die Gallenblase an, schmerzlindernd

Klasse: Unterklasse

Geschmack: bitter

Charakter: kühl

Wirkrichtung: absteigend

Element: Holz

Qualität: Yin

Darreichungsformen: Abkochung (innerlich), Pillen (innerlich), Pulver (äußerlich)

Anwendung: niedriger Blutdruck, Entzündungen, Ödeme, ausbleibende Menstruation, Schmerzen im Brustkorb, Schwellungen, Karbunkel, Blutharn, Zahnschmerzen, Koliken

Gefahren: Bei erhöhter Zufuhr kommt es zu Übelkeit und Durchfall.

Ginseng

Panax ginseng

Familie: Efeugewächse

Aussehen: einstämmige, bis zu 60 Zentimeter lange Stängel; ahornähnliche Blätter; Blüten sind in Dolden angeordnet und hellgelb

Heilkräftig ist die getrocknete Wurzel des Ginseng. Sie wird bis zu zwölf Zentimeter lang und ist zwei Zentimeter dick.

Vorkommen: Asiatischer Ginseng ist in der Mandschurei, Nordkorea und im pazifischen Küstengebiet heimisch. Er wird auch in Sibirien und Japan angebaut.

Heilkundliche Bedeutung: abwehrstärkend, anregend, stimmungsaufhellend, nervenberuhigend, herzstärkend, die Körpersekretionen fördernd, fiebersenkend, stärkt Lunge und Milz

Klasse: Oberklasse

Geschmack: süß und leicht bitter

Charakter: warm

Wirkrichtung: aufsteigend

Element: Erde

Qualität: Yang

Darreichungsformen: Tonikum (innerlich), Abkochung (innerlich), Pulver (innerlich), Pillen (innerlich), Wurzel (innerlich)

Anwendung: schwache Sehkraft, Asthma, Durchblutungsstörungen, Kopfschmerzen, Übelkeit, Impotenz, Appetitlosigkeit

Gefahren: Bei einigen Menschen steigt nach dem Konsum von Ginseng der Blutdruck, Schlaflosigkeit kann eine Folge sein.

Die sagenhaften Wirkungen, die seit alters der Ginsengwurzel zugeschrieben wurden, spiegeln sich auch in den rühmenden Namen wider, die die Pflanze im Volksmund erhielt. So wurde sie beispielsweise Gold des Ostens, Königliches Kraut oder Lebenswurzel genannt.

Granatapfel

Punica granatum L.

Familie: Granatapfelbaumgewächse

Aussehen: Strauch oder kleiner Baum mit scharlachroten Blüten; apfelartige runde Beerenfrüchte unter harter Schale, werden bis zu 13 Zentimeter im Durchmesser groß

In der chinesischen Arzneikunde wird vor allem die Schale verwendet.

Vorkommen: Der Granatapfelbaum stammt aus Pakistan und gedeiht in Indien und China. Auch in den Mittelmeerländern wird er heute angebaut.

Heilkundliche Bedeutung: blutdrucksenkend, senkt den Cholesterinspiegel, verdauungsfördernd, entzündungshemmend

Klasse: Unterklasse

Geschmack: süßsauer

Charakter: kühl

Wirkrichtung: absteigend

Element: Metall

Qualität: Yin

Darreichungsformen: frische Frucht (innerlich) und Pulver (innerlich)

Anwendung: Bluthochdruck, Verstopfung, Augenentzündung

Gefahren: Bei erhöhter Zufuhr kann es zu Durchfall und Schwindel kommen.

Gurke

Cucumis sativus

Die Gurke wurde bereits um 100 v. Chr. in China eingeführt und dort bald als Heilmittel genutzt. Man verwendete nicht die Frucht, sondern die Blätter und Wurzeln der so genannten ausländischen Melone zur Herstellung von Arzneien.

Familie: Kürbisgewächse

Aussehen: Kriech- oder Kletterpflanze; blüht gelb und trägt grüne, längliche und saftige Früchte

In der Heilkunde verwendet man die Früchte, aber auch die Wurzeln und die Blätter der Gurkenpflanze.

Vorkommen: Die Gurke bevorzugt feuchte, humose Böden. Ursprünglich stammt sie vermutlich aus Asien. Heute ist sie als Gemüsepflanze auf der ganzen Welt verbreitet.

Heilkundliche Bedeutung: harntreibend, abführend, kühlend, entgiftend, stärkt Qi und Blut, kühlt Hitze, beruhigt Yang

Klasse: Mittelklasse

Geschmack: leicht süß

Charakter: kühl

Wirkrichtung: absteigend

Element: Erde

Qualität: Yin und Yang

Darreichungsformen: Abkochung (innerlich), Brei (äußerlich), Tabletten (innerlich)

Anwendung: Angina, Durst, Verbrennungen, akute Bindehautentzündung, Heiserkeit, Bluthochdruck, Erkrankungen der Harnwege, depressive Verstimmungen

Gefahren: Übertriebener Verzehr kann zu Durchfall führen.

Hirtentäschel

Capsella bursa-pastoris

Familie: Kreuzblütler

Aussehen: Blattrosette, die, aus schrotgesägten Blättern zusammengesetzt, am Boden anliegt; Stängel wird etwa 30 bis 40 Zentimeter hoch; kleine, weiße Blüten in Doldentrauben; die Früchte sehen wie zusammengedrückte Dreiecke aus

Vorkommen: Das Hirtentäschel ist relativ anspruchslos und wächst auch auf kargen Böden. Es ist in Europa und Asien heimisch. Man findet es oft auf Wiesen und an Wegrändern. Die Chinesen bauen die Arzneipflanze extra an.

Heilkundliche Bedeutung: milz- und leberstärkend, blutungsstillend, entwässernd, wirkt positiv auf das Wasser, verbessert die Sehkraft

Klasse: Oberklasse

Geschmack: süß

Charakter: neutral

Wirkrichtung: aufsteigend

Element: Erde

Qualität: Yang

Darreichungsformen: Abkochung (innerlich), Pulver (innerlich), Pillen (innerlich)

Anwendung: schwache Sehkraft, starke Menstruation, Erkrankungen der Harnwege, Ödeme, Durchfall

Gefahren: Bei erhöhter Zufuhr von Hirtentäschel drohen Kreislaufprobleme.

Huflattich

Tussilago farfara

Familie: Korbblütler

Aussehen: schuppige, behaarte Blumenstängel, die zwischen 10 bis 25 Zentimeter hoch werden; trägt zwei verschiedene Typen von Blättern; größere Blätter wachsen aus dem Wurzelstock und sind herz- und eiförmig; Blätter an der Basis sind rötlich und wollig behaart; gelbe Blüten

Verwendet werden in erster Linie die Blütenknospen.

Vorkommen: Der Huflattich bevorzugt lehmige und tonige Böden. Man nimmt an, dass er ursprünglich aus Eurasien stammt. Heute findet man ihn aber auch in den USA und in den nördlichen Provinzen Chinas. Er wächst in vielen Teilen der Erde wild.

Die gelben Blüten des Huflattichs gehören bei uns zu den ersten Frühlingsboten an Wegrändern. In der westlichen Hausapotheke sind sie ein altbewährtes Mittel gegen Husten, Heiserkeit und Bronchitis.

145

Heilkundliche Bedeutung: stärkt die Lunge, schleimlösend, reizlindernd
Klasse: Oberklasse
Geschmack: scharf
Charakter: warm
Wirkrichtung: absteigend
Element: Erde
Qualität: Yang
Darreichungsformen: Abkochung (innerlich), Pulver (innerlich), Pillen (innerlich)
Anwendung: Husten, Asthma, chronische Bronchitis, Schluckprobleme, Bluthochdruck
Gefahren: keine

Ingwer

Zingiber officinale

Frischer Ingwer ist sowohl in der chinesischen Heilkunde als auch in der Küche unentbehrlich. Die fleischigen Knollen sind gut haltbar, wenn man sie ähnlich wie Kartoffeln lagert: kühl, dunkel und frostfrei.

Familie: Ingwergewächse
Aussehen: dicke, knollige unterirdische Wurzeln; es entwickeln sich schilfartige Stängel, die bis zu einem Meter hoch werden; die Blätter sind bis zu 30 Zentimeter groß; die Blüten sind gelbgrün mit purpurfarbener, gelb gefleckter und gestriefter Lippe Als Heilmittel dienen frische oder getrocknete Wurzeln.
Vorkommen: Man vermutet, dass der Ingwer von den pazifischen Inseln stammt. Er wird heute in tropischen und wärmeren Gegenden angebaut wie Indien, Nigeria und China.
Heilkundliche Bedeutung: stärkt Lunge, Magen und Milz, schleimlösend, schweißtreibend, verdauungsfördernd, treibt Kälte aus, getrockneter Ingwer wärmt den Dreifachen Erwärmer
Klasse: Oberklasse
Geschmack: (frisch) scharf, (getrocknet) scharf
Charakter: (frisch) warm, (getrocknet) heiß
Wirkrichtung: aufsteigend
Element: Metall
Qualität: Yang
Darreichungsformen: Presssaft (innerlich), Brei (innerlich/äußerlich), gekochte Pflanze (innerlich), Abkochung aus getrockneter Wurzel (innerlich)
Anwendung: Erkältungen, Übelkeit, Erbrechen, verstopfte Nase, Durchfall, Blähungen, Magenschmerzen, nervöser Magen, Appetitlosigkeit, rheumatische Beschwerden, Hämorrhoiden
Gefahren: keine

146

Knoblauch

Allium sativum

Familie: Liliengewächse

Aussehen: fast kahler Stängel mit fünf langen, zugespitzten, in die Höhe ragenden Blättern; aus der Zwiebel wächst ein Blütenschaft mit bis zu einem Meter Höhe; rötlich weiße Blüten in Doldenform

Vorkommen: Er bevorzugt schwere, doch nur mäßig feuchte Böden. Knoblauch ist in Europa und in Zentralasien heimisch. Er wächst heute aber auch in vielen anderen Teilen der Welt.

Heilkundliche Bedeutung: antibiotisch, entzündungshemmend, antiparasitisch, entgiftend, bakterizid, fungizid, cholesterinsenkend, stärkt Magen, Lunge und Milz, fördert den Fluss von trägem Qi, beseitigt Energiestauungen im Bauchbereich, treibt Kälte aus

Klasse: Oberklasse

Geschmack: scharf

Charakter: warm

Wirkrichtung: aufsteigend

Element: Metall

Qualität: Yang

Darreichungsformen: rohe und gekochte Zwiebel (innerlich), Brei (äußerlich), Pillen (innerlich)

Anwendung: Erkältungen, leicht erhöhter Blutdruck, Karbunkel, Keuchhusten, Parasiten, Bauchschmerzen (durch Kälte verursacht), Durchfall, Bindehautentzündung, Ödeme, Entzündungen, Insektenstiche

Gefahren: Bei empfindlichen Menschen kann Knoblauch Hautreizungen und Dermatitis verursachen.

Koriander

Coriandrum sativum

Familie: Doldengewächse

Aussehen: runder, fein gerillter Stängel, der sich erst oben verästelt; wird 40 bis 70 Zentimeter hoch; langgestielte, dreilappige und fein gefiederte Blättern; blüht in weißen bis leicht rötlichen Dolden, an denen sich später die kugelförmigen Früchte bilden; die reifen Früchte riechen süß und aromatisch

In China benutzt man seit vielen Jahrhunderten die ganze Pflanze sowohl für Speisen als auch für Arzneimittel samt Wurzeln und Samen.

Koriandergrün wird in vielen Rezepten der asiatischen Küche ähnlich verwendet wie bei uns Petersilie. Es hat ein sehr feines Aroma und verleiht vielen Gerichten ihre typische Note. Man kann Koriander leicht selbst aus Samen im Haus oder auf einer sonnigen Terrasse heranziehen.

Vorkommen: Der Koriander liebt leichte, kalkhaltige Böden. Herkunftsort ist der Mittlere Osten und Europa. Er wird aber auch in vielen anderen Gegenden der Welt wie in den USA und in Indien angebaut.

Heilkundliche Bedeutung: reguliert Qi, beruhigt Yin, beseitigt Blutstagnation, verringert gegenläufiges Qi, stärkt Lunge und Milz, schweißtreibend, schleimlösend, blutungsstillend, verdauungsfördernd

Klasse: Mittelklasse

Geschmack: scharf

Charakter: warm

Wirkrichtung: aufsteigend

Element: Metall

Qualität: Yin und Yang

Anwendung: Masern, Verdauungs- und Magenbeschwerden, Hämorrhoiden, Verstopfung, Zahnschmerzen

Darreichungsformen: Abkochung (innerlich/äußerlich), Pulver (innerlich)

Gefahren: Vom langfristigen Gebrauch wird abgeraten, weil dadurch Gedächtnis und Sehkraft geschwächt werden sollen.

Löwenzahn

Taraxacum mongolicum

Familie: Korbblütler

Aussehen: eingeschnittene, lanzettartige Blätter, die eine Basalrosette bilden; glatter Stängel; enthält Milchsaft; wird 25 bis 45 Zentimeter hoch; blüht gelb

In der chinesischen Medizin werden Blüten, Blätter und Wurzeln verwendet.

Vorkommen: Der Löwenzahn ist anspruchslos und mit jedem Boden zufrieden. Er ist in Europa heimisch.

Heilkundliche Bedeutung: vertreibt Hitze, entzündungslindernd, entgiftend

Klasse: Unterklasse

Geschmack: süß und bitter

Charakter: kühl

Wirkrichtung: absteigend

Element: Holz

Qualität: Yin

Darreichungsformen: Abkochung (innerlich), Brei (äußerlich), Pulver (innerlich), frischer Saft (innerlich)

Unser im Frühjahr auf allen Wiesen goldgelb leuchtender Löwenzahn ist eng verwandt mit der chinesischen Art. Wie dieser enthält er viele biologisch wirksame Inhaltsstoffe, die ihn nicht nur als Heilkraut, sondern auch als Blattsalat wertvoll machen. Dafür nimmt man die jungen Blätter, die man möglichst auf ungedüngten Wiesen und abseits von Straßen oder Industrieanlagen sammelt.

148

Anwendung: Dermatitis, Blinddarmentzündung, wunde Hautstellen, Karbunkel, Brustdrüsenentzündung, chronische Gastritis, Infektionen der Harnwege sowie der oberen Atemwege
Gefahren: Bei empfindlichen Menschen (Korbblütlerallergie!) löst der Löwenzahnsaft allergische Reaktionen aus.

Majoran

Origanum majorana L.
Familie: Lippenblütler
Aussehen: stark verästelte Pflanze mit bis zu 50 Zentimeter Höhe; trägt kurzbehaarte, abgerundete, kleine Blätter; blüht hellrot bis weiß
Vorkommen: Der echte Majoran stammt ursprünglich aus Vorderindien und ist in Arabien, Ägypten und den Mittelmeerländern heimisch.
Heilkundliche Bedeutung: stärkt das Blut, wirkt positiv auf Qi, schweißtreibend, fiebersenkend
Klasse: Mittelklasse
Geschmack: scharf
Charakter: warm
Wirkrichtung: aufsteigend
Element: Metall
Qualität: Yin und Yang
Darreichungsformen: Pulver (innerlich), Saft (innerlich)
Anwendung: Erkältung, Fieber, Brechreiz, Durchfall, Ansammlungen im Brustraum, Ausfluss
Gefahren: Bei erhöhter Zufuhr drohen Übelkeit, Schwindel und Kreislaufprobleme.

Majoran wird bei uns in erster Linie als Gewürz für Wurst oder für Kartoffelgerichte verwendet. Unsere Großmütter benutzten ihn darüber hinaus auch mit Butter vermischt als Heilsalbe gegen Schnupfen bei Kleinkindern.

Mandel

Prunus dulcis syn. amygdalus
Familie: Rosengewächse
Aussehen: meist weiß bis rosa gefärbte Blüten; Samen im Inneren des harten Kerns enthält die Mandelfrucht
Von diesem Baum oder Zierstrauch stammen sowohl die süße als auch die bittere Mandel ab. In der chinesischen Medizin werden beide Arten von Mandeln verwendet, wobei der Bittermandel der Vorzug gegeben wird.
Vorkommen: Der Mandelbaum bevorzugt mittelschwere, mäßig feuchte Böden und ist in Westasien heimisch. Er wird in den Mittelmeerländern, in Nordwestchina und in Südafrika angebaut.

149

Heilkundliche Bedeutung: wärmend, stärkt Qi und Blut, regt Lunge und Dickdarm an, schleimlösend und -verwandelnd, reizmildernd, verdauungsanregend
Klasse: Oberklasse
Geschmack: süß und bitter
Charakter: neutral und heiß
Wirkrichtung: aufsteigend
Element: Erde
Qualität: Yang
Darreichungsformen: Öl (äußerlich), Tee (innerlich), Paste (äußerlich)
Anwendung: Asthma, Husten, Verstopfung, Zahnschmerzen
Gefahren: Bittermandel ist in erhöhter Konzentration giftig.

Meeresalge (Braunalge)

Fucus vesiculosus, Fucus serratus

Algen verschiedener Arten sind in China und Japan ein alltägliches Nahrungsmittel. Hier bekommt man sie meist in getrockneter Form in Asienläden oder in den Lebensmittelabteilungen großer Kaufhäuser.

Familie: Algen
Aussehen: dunkelgrüne bis schwarze Farbe; wächst im Meer als größere Pflanze mit mehreren länglichen Blättern
Vorkommen: Die Algen wachsen im Pazifik und Indischem Ozean.
Heilkundliche Bedeutung: kühlt Hitze, stärkt Yin, befeuchtet Trockenheit, wirkt positiv auf Wasser, macht Hartes weich, entzündungshemmend, durchblutungsfördernd, entwässernd
Klasse: Unterklasse
Geschmack: salzig
Charakter: kalt
Wirkrichtung: absteigend
Element: Wasser
Qualität: Yin
Darreichungsformen: Pulver (für Babys geeignet, innerlich), getrocknete Pflanze (innerlich)
Anwendung: Hodenentzündung oder -schwellung, weiche Zysten und Myome, Schilddrüsenunterfunktion
Gefahren: Bei Überdosis Übelkeit und Kreislaufbeschwerden.

Mungbohne

Phaseolus radiatus syn., P. aureus, P. mungo
Familie: Hülsenfrüchte
Aussehen: gerader Stängel, manchmal an den Spitzen schlingend; Kraut wird etwa einen Meter hoch; Samen bzw. Bohnen werden bis zu sechs Millimeter lang

Mungbohnen zählen in China zu den wichtigsten Nahrungsmitteln. Medizinisch werden sowohl die ganze Bohne als auch die Samenschale verwendet.

Vorkommen: Mungbohnen findet man in China, Japan und anderen asiatischen Ländern.

Heilkundliche Bedeutung: entgiftend, kühlend, beruhigt Yang, kühlt Hitze, wirkt auf Magen und Herz

Klasse: Mittelklasse

Geschmack: süß

Charakter: kühl

Wirkrichtung: absteigend

Element: Erde

Qualität: Yin und Yang

Darreichungsformen: Abkochung (innerlich), Pulver (innerlich), Mehl (äußerlich)

Anwendung: Ödeme, Durchfall, Diabetes mellitus, Harndrang, Furunkel, Karbunkel, leichte Vergiftungen, Verbrennungen

Gefahren: keine

Muskatnuss

Myristica fragans

Familie: Muskatnussgewächse

Aussehen: immergrüner Baum, erreicht eine Höhe von bis zu 15 Meter; Blüten erinnern an Maiglöckchen; fleischige, pfirsichähnliche Frucht von rötlicher oder gelber Farbe und sechs Zentimeter Länge; nach der Reife öffnet sie sich in zwei Hälften und enthüllt einen rötlichbraunen Samen, den man nach dem Trocknen als Muskatnuss bezeichnet

Die Muskatnuss wird als Gewürz verwendet.

Vorkommen: Ursprünglich stammt der Muskatnussbaum aus Indonesien. Er wird heute aber in vielen tropischen Ländern wie auf den Westindischen Inseln oder in China angebaut.

Heilkundliche Bedeutung: stärkt Magen, Dickdarm und Milz, reguliert und stärkt Qi, treibt Kälte aus, beruhigt Yin, verdauungsfördernd

Klasse: Unterklasse

Geschmack: scharf

Charakter: warm

Wirkrichtung: aufsteigend

Element: Metall

Qualität: Yang

Muskat hat ein sehr intensives Aroma und darf nur sparsam benutzt werden. Im 18. Jahrhundert wurde Küchenlehrlingen eine einzelne Muskatnuss ausgehändigt, deren Reste sie nach dreijähriger Lehrzeit wieder abgeben mussten.

Darreichungsformen: getrocknete Samen (innerlich)

Anwendung: Durchfall, Blähungen, Bauchschmerzen, Erbrechen, Sodbrennen und Verdauungsschwäche

Gefahren: Größere Mengen können Halluzinationen, Desorientiertheit, Übelkeit, Herzjagen und Magenschmerzen auslösen.

Orange

Citrus sinensis

Familie: Rautengewächse

Aussehen: sechs bis zwölf Meter hohe Bäume mit kugeligen Kronen; weiße Blüten

Es gibt verschiedene Arten. Medizinisch genutzt wird vor allem die Orangenschale.

Vorkommen: Ursprünglich stammt die Orange aus Ostindien, sie kam durch die Araber nach Europa. Heute wird sie in den Mittelmeerländern, Südamerika und Kalifornien angebaut.

Heilkundliche Bedeutung: schleimlösend, entwässernd, verdauungsfördernd, hustenstillend

Klasse: Mittelklasse

Geschmack: leicht bitter

Charakter: kühl

Wirkrichtung: leicht absteigend

Element: Holz

Qualität: Yin und Yang

Darreichungsformen: Schale (äußerlich), Öl (äußerlich)

Anwendung: Angina, Lungen- und Bronchienprobleme

Gefahren: Bei Bluthusten sollte die Schale nicht angewendet werden.

Die Papaya enthält das Enzym Papain, das totes Gewebe zersetzen kann, ohne benachbarte gesunde Zellen anzugreifen. Diese Eigenschaft macht man sich nicht nur in der Medizin, sondern auch in der Küche zunutze, wo Papain als so genannter Fleischzartmacher verwendet wird.

Papaya

Carica papaya

Familie: Melonenbaumgewächse

Aussehen: bis zu zehn Meter hoher Baum; große Blätter, die sieben- bis neunmal geteilt sind; blüht ganzjährig meist weiß; trägt melonenartige, gelbe bis orangefarbige Früchte, die bis zu 30 Zentimeter lang werden

Vorkommen: Sie gedeiht am besten auf reichen, lehmigen Böden. Die Papaya wächst in vielen tropischen Regionen wie Indien, Hawaii, den USA und China.

Heilkundliche Bedeutung: stärkt Qi und Blut, trocknet die Feuchtigkeit, sekretfördernd, schweißtreibend

Klasse: Mittelklasse

Geschmack: süß und bitter

Charakter: neutral

Wirkrichtung: aufsteigend

Element: Feuer und Erde

Qualität: Yin und Yang

Darreichungsformen: Abkochung (innerlich), rohe Frucht (innerlich)

Anwendung: Verdauungsstörungen, Verstopfung, Magenschmerzen, Beschwerden beim Wasserlassen, rheumatische Leiden

Gefahren: Manche Menschen zeigen allergische Reaktionen nach dem Genuss von Papaya.

Paprika

Capsicum annuum, frutescens sowie andere Capsicumarten

Familie: Nachtschattengewächse

Aussehen: bis zu einem Meter hohe Pflanze; trägt eiförmige, längliche Blätter; wächst als Kraut oder als Halbstrauch und trägt weiße bis rötliche Blüten; die langen, spitz zulaufenden Schoten sind meist gelb, grün oder rot gefärbt

In der chinesischen Heilkunde wird nur der getrocknete Paprika verwendet.

Vorkommen: Der Paprika bevorzugt besonders nährstoffreiche Böden. Seine Herkunft ist umstritten. Er ist im tropischen Amerika heimisch, wird heute aber fast auf der ganzen Welt geschätzt und angebaut.

Heilkundliche Bedeutung: verdauungsanregend, appetitanregend, blutdrucksenkend, entgiftend

Klasse: Mittelklasse

Geschmack: süß, leicht scharf

Charakter: kühl

Wirkrichtung: absteigend

Element: Holz

Qualität: Yin und Yang

Darreichungsformen: Tonikum (innerlich), Abkochung (äußerlich), frische Frucht (innerlich/äußerlich)

Anwendung: Verdauungsstörungen, Durchfall, Erbrechen, Unterleibsbeschwerden, rheumatische Beschwerden, Arthritis, Frostbeulen, Prellungen, Blutergüsse

Gefahren: Paprika reizt Schleimhäute, Haut und Augen – daher nur in kleinen Mengen verwenden.

Besonders gegen Erfrierungen, die in den kalten chinesischen Wintern häufig vorkommen, wird seit langem Paprika genutzt. Neben Zubereitungen als Salbe oder als Abkochung soll es auch helfen, ein Stück abgezogene Paprikaschote auf die Frostbeule zu legen.

Pfeffer, schwarz und weiß

Piper nigrum

Familie: Pfeffergewächse

Aussehen: holzige Schlingpflanze von etwa vier Meter Höhe; trägt große, ovale Blätter; Blüten stehen in meist weißen Ähren und werden etwa zehn Zentimeter lang; aus den kugeligen Steinfrüchten werden die Pfefferkörner gewonnen

Vorkommen: Der Pfeffer ist in Südwestindien heimisch. Er wird heute aber in vielen tropischen Gegenden angebaut.

Heilkundliche Bedeutung: *Schwarzer Pfeffer* reguliert Qi, beseitigt Blutstagnation, treibt Kälte aus, neutralisiert Gifte, wirkt entschleimend, harn- und schweißtreibend

Weißer Pfeffer kühlt Hitze, beruhigt Yang, trocknet Feuchtigkeit, wirkt positiv auf Qi, beseitigt Blutstagnation, treibt Wind aus, ist schmerzlindernd und schweißtreibend

Klasse: Oberklasse (schwarz), Oberklasse (weiß)

Geschmack: scharf (schwarz), scharf und bitter (weiß)

Charakter: heiß (schwarz), heiß (weiß)

Wirkrichtung: aufsteigend und schwebend (schwarz), aufsteigend (weiß)

Element: Metall (schwarz), Feuer und Metall (weiß)

Qualität: Yang (schwarz), Yin und Yang (weiß)

Darreichungsformen: Abkochung (innerlich), Pillen (innerlich), Pulver (innerlich/äußerlich)

Anwendung: *Schwarzer Pfeffer* bei Blähungen aufgrund von Kälte, Übelkeit, Durchfall, Verdauungsstörungen, Appetitlosigkeit, Lebensmittelvergiftung, Nierenentzündung, Nervenschwäche, Hautkrankheiten, Gliederschmerzen, Zahnschmerzen infolge von Wind

Weißer Pfeffer bei Erkältung, Husten, Heiserkeit, Magenschmerzen, Arthritis, Zahnschmerzen

Gefahren: Pfeffer reizt Schleimhäute, Nase und Augen. Erhöhte Zufuhr bewirkt Verstopfung und hohen Blutdruck.

Weißer und schwarzer Pfeffer stellen verschiedene Reifegrade derselben Pflanze dar und werden deshalb hier gemeinsam behandelt. So, wie ihr Aroma als Gewürz in der Küche voneinander abweicht, werden die beiden Pfefferarten auch in der chinesischen Heilkunde für unterschiedliche Zwecke eingesetzt.

Pfefferminze

Mentha X. piperita L.

Familie: Lippenblütler

Aussehen: bis zu 80 Zentimeter hohe Pflanze; die vierkantigen Stängel sind anfangs einfach und später mehrfach verzweigt; länglich elliptische Blätter und rosafarbene Blüten

Vorkommen: Die Pfefferminze ist in Mitteleuropa heimisch.

Heilkundliche Bedeutung: unterstützt Yang, reguliert Qi, stärkt das Blut, zerstreut Wind, neutralisiert Gifte

Klasse: Mittelklasse

Geschmack: scharf

Charakter: kühl

Wirkrichtung: aufsteigend

Element: Feuer und Metall

Qualität: Yin und Yang

Darreichungsformen: Tee (innerlich), frische Blätter (innerlich/äußerlich), Pulver (innerlich), Pastillen (innerlich)

Anwendung: Fieber, Kopfschmerzen, Migräne, Heiserkeit, Verdauungsschwäche, Hautausschlag, Zahnschmerzen

Gefahren: Bei vermehrter Zufuhr droht Durchfall.

Die Pfefferminze wird auch bei uns als Heilpflanze genutzt und vorwiegend als Tee oder auch für Zahncremes und Mundwässer verwendet. Sie wurde 1696 aus wilden Minzearten gezüchtet und hat sich seitdem nach und nach in der freien Natur verbreitet.

Pfirsich

Prunus persica

Familie: Steinobst der Rosengewächse

Aussehen: Baum mit rosafarbenen Blüten, die vor dem Laub erscheinen; fleischige Früchte mit meist wolliger Schale

Vorkommen: Der Pfirsich stammt aus Mittel- und Nordchina. In der chinesischen Arzneikunde wird vor allem der Pfirsichkern verwendet.

Heilkundliche Bedeutung: stärkt Qi und Blut, treibt Kälte aus, erzeugt Flüssigkeit, beseitigt Ansammlungen

Klasse: Mittelklasse

Geschmack: süß und sauer

Charakter: warm

Wirkrichtung: absteigend

Element: Erde

Qualität: Yin und Yang

Darreichungsformen: frische Frucht (innerlich/äußerlich), Pulver (innerlich/äußerlich)

Anwendung: Husten infolge von Trockenheit in der Lunge, Verstopfung, Durchblutungsstörungen

Gefahren: Bei vermehrter Zufuhr droht Durchfall.

Pflaume

Prunus domestica

Familie: Steinobst der Rosengewächse

Aussehen: Baum mit rosaweißen Blüten und walnussgroßen Früchten von gelber oder violetter Farbe

Vorkommen: Die Pflaume stammt von der Haferschlehe aus dem asiatischen Orient ab und ist in Kleinasien, Transkaukasien, Iran und Syrien verbreitet.

Heilkundliche Bedeutung: stärkt Qi und Blut, kühlt Hitze, wirkt positiv auf Wasser, reinigt und beeinflusst die Leber und die Nieren

Klasse: Mittelklasse

Geschmack: süß und sauer

Charakter: warm

Wirkrichtung: aufsteigend und absteigend

Element: Holz und Erde

Qualität: Yin und Yang

Darreichungsformen: frische und getrocknete Frucht (innerlich), Pulver (innerlich)

Anwendung: Erschöpfung infolge von Mangel, Hitzeempfindungen, Leberkrankheiten

Gefahren: Bei vermehrter Zufuhr besteht Durchfall- und Vergiftungsgefahr.

Rosmarin

Rosmarinus officinalis

Rosmarin wird in China u. a. zur Förderung der Menstruation und als Mittel gegen frühzeitige Kahlköpfigkeit eingesetzt. Auch westliche Wissenschaftler haben festgestellt, dass die Wirkstoffe des Krauts die Periodenblutung und den Haarwuchs unterstützen.

Familie: Lippenblütler

Aussehen: immergrüne Pflanze, die bis zu zwei Meter hoch wird; trägt nadelartige, ledrige Blätter, die sich leicht harzig anfühlen und den intensiv-würzigen Duft des enthaltenen ätherischen Öls verströmen; vierkantige, weiche Triebe verholzen an dem reich verzweigten Kleinstrauch; blassblaue, kleine Blüten

Vorkommen: Der Rosmarin bevorzugt geschützte Stellen in sonnigen Lagen. Er ist ursprünglich im Mittelmeerraum heimisch, wird heute aber fast auf der ganzen Welt als beliebte Gewürz- und Heilpflanze sowie für eine Vielzahl von kosmetischen Zwecken angebaut.

Heilkundliche Bedeutung: reguliert Qi, beruhigt Yin, beseitigt Blutstagnation, treibt Kälte aus, stärkt den Magen, beruhigt den Geist, schweißtreibend

Klasse: Mittelklasse

Geschmack: scharf

Charakter: warm

Wirkrichtung: aufsteigend

Element: Metall

Qualität: Yin und Yang

Darreichungsformen: Öl (innerlich), getrocknete Blätter (innerlich), Abkochung (innerlich)

Anwendung: Kopfschmerzen, geringe Menstruationsblutung, Nervosität, vorbeugend gegen Haarausfall

Gefahren: In extrem hoher Dosierung kann Rosmarin schwach giftig wirken.

Safran

Crocus sativus

Familie: Schwertliliengewächse

Aussehen: bis zu 15 Zentimeter großes Knollengewächs; grasähnliche, schlanke Blätter und bodenständige violette Blüten in Trichter- oder Becherform; Safran besitzt eine große, fleischige Zwiebel

Vorkommen: Der Safran bevorzugt leichte Humusböden und ist im östlichen Mittelmeerraum heimisch.

Heilkundliche Bedeutung: stärkt Qi und Blut, löst Blockaden, stärkt Herz und Leber, durchblutungsfördernd, schmerzlindernd, abschwellend

Klasse: Mittelklasse

Geschmack: süß und sauer

Charakter: neutral

Wirkrichtung: aufsteigend und absteigend

Element: Holz und Erde

Qualität: Yin und Yang

Darreichungsformen: Tee (innerlich), Abkochung (innerlich), Wein (innerlich)

Anwendung: ausbleibende oder geringe Menstruation, Menstruationsschmerzen, Bauchschmerzen nach einer Entbindung, depressive Verstimmungen

Gefahren: Schwangere sollten auf die Einnahme von Safran verzichten, da er sehr stark anregend auf die Durchblutung der Gebärmutter wirkt und dadurch vorzeitig Wehen und somit eine Frühgeburt auslösen könnte.

Safran ist ein sehr kostbares Gewürz und Heilmittel. Für ein Kilogramm müssen über 10 000 Narben der krokusähnlichen Blume gesammelt werden. Leider ist es oft mit Gelbwurzel oder Ringelblumenblüten gestreckt im Handel.

Schwammgurke

Luffa aegyptiaca, Luffa acutangula

Familie: Kürbisgewächse

Aussehen: Stängel der Kletterpflanze können bis zu zehn Meter Länge erreichen; gelbe und häufig leicht gekrümmte Früchte, die bis zu 60 Zentimeter lang werden

Die getrockneten Fruchtkörper sind bei uns als natürliche Massageschwämme bekannt.

Vorkommen: Sie ist im tropischen Asien heimisch und wird besonders in Südostchina angebaut. Die junge Frucht ist bei den Kantonesen sehr beliebt als Suppengemüse.

Heilkundliche Bedeutung: schleimlösend, unterstützt Qi und Blut, fiebersenkend

Geschmack: leicht süß bis neutral

Charakter: kühl

Wirkrichtung: absteigend

Element: Holz und Wasser

Qualität: Yin

Darreichungsformen: Abkochung (innerlich/äußerlich), Pulver (äußerlich)

Anwendung: Glieder-, Rücken- und Bauchschmerzen, Arthritis, Hodenschmerzen, Hämorrhoiden, ausbleibende Menstruation

Gefahren: Bei Überdosierung drohen Kreislaufprobleme und Schwindel.

Senf

Sinapsis alba syn. Brassica hirta (weißer Senf), Brassica junctea (Sareptasenf)

Familie: Kreuzblütler

Aussehen: aufrechter Stängel und wechselständig angeordnete, grob gezähnte Blätter; trägt gelbe bis gelblich weiße Blüten, die in lockeren Trauben erscheinen; die Schoten stehen waagrecht vom Stängel ab und enthalten gelblich weiße Samenkörner.
Neben dem weißen wird auch der so genannte Sareptasenf in der chinesischen Heilkunde verwendet.

Vorkommen: Der Senf bevorzugt humose, kalkhaltige Sand- und Lehmböden. Weißer Senf stammt vermutlich aus dem Mittelmeerraum. Sareptasenf ist hingegen in Asien heimisch. Beide Arten werden weltweit angebaut.

Heilkundliche Bedeutung: anregend auf den Appetit, verdauungsfördernd

Klasse: Mittelklasse

Geschmack: scharf

Charakter: warm

Wirkrichtung: aufsteigend

Element: Metall

Qualität: Yin und Yang

Dass Senf nicht nur ein vorzügliches Würzmittel in der Küche, sondern auch eine Heilpflanze ist, wussten schon unsere Großeltern. Seine therapeutische Wirkung als Auflage oder Pflaster bei rheumatischen oder neuralgischen Schmerzen ist allerdings mit Vorsicht zu genießen, weil er die Haut dabei auch sehr reizen kann.

Darreichungsformen: Abkochung (innerlich), Pulver (innerlich/äußerlich), Pillen (innerlich)

Anwendung: Magen- und Bauchschmerzen, chronische Bronchitis, Asthma, Husten, Übelkeit, Erbrechen, Senfpflaster bei schmerzenden Kniegelenken, Arthritis und rheumatischen Beschwerden

Gefahren: Senföl ist leicht giftig und kann schwere Reizungen der Haut verursachen.

Sesam, schwarz

Sesamum indicum

Familie: Pedaliengewächse

Aussehen: wird etwa einen Meter hoch; aufrechter Stängel mit Blättern in verschiedenen Formen und Größen, sie können schmal bis länglich oder fingerartig geteilt sein; die Frucht besteht aus einer Kapsel, die zahlreiche Samen birgt
Man verwendet die getrockneten Samen.

Vorkommen: Die Pflanze ist in Südasien heimisch. Sie wird heute in vielen tropischen Ländern angebaut.

Heilkundliche Bedeutung: stärkt Qi und Blut, beeinflusst den Magen, stärkt Nieren und Leber, kühlt Hitze, befeuchtet Trockenheit, neutralisiert Gifte, beruhigt Yang

Klasse: Mittelklasse

Geschmack: süß

Charakter: kühl

Wirkrichtung: absteigend

Element: Erde

Qualität: Yin und Yang

Darreichungsformen: Abkochung (innerlich/äußerlich), Pillen (innerlich), Pulver (innerlich/äußerlich), Brei (äußerlich)

Anwendung: Erschöpfung nach einer Erkrankung, Ohrensausen, rheumatische Arthritis, Schwindel, Zahnschmerzen, Verstopfung und Haarausfall sowie Insektenstiche, Hämorrhoiden und wunde Hautstellen

Gefahren: keine

Es gibt auch weiße Sesamarten, doch werden die schwarzen in China für medizinische Zwecke höher geschätzt. Samenkörner sollen besonders wirksam sein gegen Beschwerden, die durch zu große Trockenheit ausgelöst werden.

Sojabohne

Glycine max

Familie: Hülsenfrüchte

Aussehen: aufrechter Stängel von bis zu einem Meter Höhe; langgestielte, zottig behaarte Blätter; kleine, zart violette bis weißliche Blüten stehen als aufrechte Büschel in den Blattachseln; jede Hülsenfrucht enthält zwei bis vier Samen (die eigentlichen Sojabohnen)

Vorkommen: Die Sojabohne liebt sandige, möglichst kalkhaltige Böden. Man findet sie u. a. in China, Brasilien und in den USA.

Heilkundliche Bedeutung: stärkt Qi und Blut, beruhigt Yang, stärkt die Milz und den Dickdarm, befeuchtet Trockenheit, wirkt entwässernd und antibakteriell

Klasse: Mittelklasse

Geschmack: süß

Temperatur: kühl

Wirkrichtung: absteigend

Element: Erde

Qualität: Yin und Yang

Darreichungsformen: Schale (innerlich), Abkochung (innerlich), Brei (äußerlich)

Anwendung: Verbrennungen, leichte Vergiftungen, Halsschmerzen, trockener Husten, Verstopfung, Kopfschmerzen, rheumatische Arthritis, übermäßiges Schwitzen, Schwindel, schwache oder nachlassende Sehkraft

Gefahren: Bei erhöhter Zufuhr kommt es zu Kreislaufproblemen und Schwindel.

Sternanis

Illicium verum

Familie: Anisgewächse

Aussehen: kleiner immergrüner Baum mit länglich zugespitzten Blättern mit kugeligen Blüten und sternförmigen, holzigen Sammelfrüchten, die die Samen enthalten

Vorkommen: Sternanis braucht gut drainierten, reichen Boden. Er ist in Südostasien heimisch und gedeiht u. a. in China, Indien und Vietnam.

Heilkundliche Bedeutung: stärkt Nieren, Herz, Dünndarm und Blase, schmerzlindernd

Klasse: Mittelklasse

Geschmack: süß und scharf

Charakter: warm

Wirkrichtung: aufsteigend

Element: Holz

Qualität: Yin und Yang

Sternanis ist bei uns hauptsächlich als Gewürz für die Weihnachtsbäckerei bekannt. Auch in China wird er gerne in der Küche verwendet, allerdings weniger für Backwaren, als für vielerlei Fleischgerichte und Saucen.

160

Darreichungsformen: Öl (innerlich), Pulver (innerlich), Tee (innerlich), Abkochung (innerlich)

Anwendung: Erbrechen, durch Nierenleiden bedingten Hexenschuss, Magenbeschwerden, Übelkeit

Gefahren: Hautallergien, Reizungen und Dermatitis können bei Gebrauch von Sternanis auftreten.

Süßholz

Glycyrrhiza uralensis, G. glabra, G. inflata, G. kansuensis

Familie: Schmetterlingsblütler

Aussehen: aufrechte Stängel mit bis zu zwei Meter Höhe; fiedrige Blätter; wächst als Krautpflanze oder Halbstrauch; hellviolette bis lila Blüten, die eine kleine weiße Fahne haben, bilden langgestielte Trauben

Beim Süßholz handelt es sich um die getrockneten unterirdischen Wurzeln verschiedener Pflanzen.

Vorkommen: Das Süßholz bevorzugt sandige oder lehmhaltige Böden und stammt vermutlich aus Eurasien. Es wird heute aber in vielen Teilen der Welt angebaut, besonders in Europa, dem Mittleren Osten und Asien.

Heilkundliche Bedeutung: fiebersenkend, cholesterinsenkend, fördert die Wundheilung, verringert die Magensekretion, steigert die Libido

Klasse: Mittelklasse

Geschmack: süß

Charakter: neutral

Wirkrichtung: aufsteigend

Element: Holz

Qualität: Yin und Yang

Darreichungsformen: Abkochung (innerlich/äußerlich), Pulver (innerlich), Pillen (innerlich)

Anwendung: leichte Vergiftungen, Allergien, Übelkeit, Halsentzündung, Husten, Herzklopfen, Verstopfung, nervöser Magen

Gefahren: Bei übermäßigem Genuss können Gewichtszunahme und hoher Blutdruck auftreten.

Unter dem Namen »Lakritze« ist Süßholz jedem Kind bekannt. Die Pflanze wird nicht nur zur Herstellung der schwarzen Süßigkeit verwendet, sondern auch als Aromastoff bei Medikamenten, die einen eher unangenehmen Geschmack haben.

Tagetes

Tagetes erecta, T. patula

Familie: Korbblütler

Aussehen: an den Rändern der gezackten Blätter sitzen winzige Öldrüsen, die für den strengen Geruch der Pflanzen verantwortlich sind; der Blumenstängel wird bis zu einem Meter hoch; die Blüten der Tagetes erecta sind gelb bis orange; die Blüten der Tagetes patula sind dagegen kleiner, rotgetupft oder goldgelb Als Arznei kommen die Blüten und Blätter der Tagetes erecta und die ganze Pflanze der Tagetes patula zum Einsatz.

Vorkommen: Die Tagetes wächst auf normalen Böden. Vermutlich stammen beide Tagetesarten aus Mexiko. Heute werden sie auf der ganzen Welt angebaut.

Heilkundliche Bedeutung: fiebersenkend, schleimlösend, reizlindernd, vertreibt die Hitze

Klasse: Unterklasse

Geschmack: neutral bis leicht bitter

Charakter: kühl

Wirkrichtung: absteigend

Element: Erde

Qualität: Yin

Darreichungsformen: Abkochung (innerlich/äußerlich), Pulver (innerlich/äußerlich)

Anwendung: Keuchhusten, Husten, Schwindel, Durchfall, Verstopfung bei Kindern, akute Bindehautentzündung, Karbunkel

Gefahren: Durch Tagetes kann es zu Kontaktdermatitis kommen.

Tamarinde

Tamarindus indica

Familie: Schmetterlingsblütler

Aussehen: immergrüner Baum mit paarig gefiederten Blättern; wird bis zu 25 Meter hoch; entwickelt Hülsenfrüchte, die bis zu 15 Zentimeter lang werden; bildet bis zu zwölf große Samen

Vorkommen: Der Baum ist in tropischen Regionen Asiens und Afrikas heimisch.

Heilkundliche Bedeutung: vertreibt Hitze

Klasse: Mittelklasse

Geschmack: süß und sauer

Charakter: kühl

Wirkrichtung: absteigend

Element: Holz und Wasser

Qualität: Yin und Yang

Darreichungsformen: Abkochung (innerlich/äußerlich)

Anwendung: Appetitlosigkeit, Übelkeit während der Schwangerschaft, Verstopfung und Parasiten bei Kindern

Gefahren: Das Fruchtfleisch kann abführende Wirkung haben.

Der säuerliche Tamarindensaft ist einer der Hauptbestandteile der berühmten Worcestersauce. In der chinesischen Medizin ist Tamarinde ein relativ »junges« Heilmittel, es wird in der mehrere Jahrtausende alten Geschichte erst seit etwa 300 Jahren eingesetzt.

162

Walnuss
Juglans regia
Familie: Walnussgewächse
Aussehen: Laubbaum mit bis zu 25 Meter Höhe; aromatisch duftende, gefiederte Blätter; gelbgrüne Blüten, die als dünne, hängende Kätzchen erscheinen; Frucht befindet sich in der harten Nussschale
In der chinesischen Medizin verwendet man neben der Walnuss auch die Schalen und andere Teile des Baums.
Vorkommen: Der Walnussbaum gedeiht gut auf tiefgründigen Böden. Er ist ursprünglich in Westasien heimisch, wird heute aber auch in ganz Europa, in China und in vielen anderen Teilen der Welt angepflanzt.
Heilkundliche Bedeutung: stärkt Lunge und Nieren, stärkt Qi und Blut, treibt Kälte aus, beruhigt Yin, wärmt die Lunge, wirkt beruhigend, festigt den Samen, macht den Darm gleitfähiger
Klasse: Oberklasse
Geschmack: süß
Charakter: warm
Wirkrichtung: aufsteigend
Element: Erde
Qualität: Yang
Darreichungsformen: rohe Nuss (innerlich), Abkochung (innerlich/äußerlich), Öl (innerlich), Brei (innerlich/äußerlich)
Anwendung: Verstopfung, Impotenz, übersäuerter Magen, Nieren- und Blasensteine, Rückenschmerzen, Husten, wunde Haut
Gefahren: keine

Aufsehenerregende Erfolge hatten chinesische Ärzte bei der Behandlung von Nieren- und Blasensteinen mit gemahlenen Walnüssen. In nur wenigen Tagen hatten sich angeblich in zahlreichen Fällen die Steine soweit aufgelöst, dass sie mit dem Urin ausgeschieden werden konnten.

Wassermelone
Citrullus lanatus, C. vulgaris
Familie: Kürbisgewächse
Aussehen: Kletterpflanze mit dicken, grünweiß gemaserten Früchten, die rund bis länglich sind; manchmal gelbliches, meist aber krebsrotes Fruchtfleisch mit schwarzen Kernen
In der chinesischen Medizin verwendet man etwa seit dem 10. Jahrhundert fast die ganze Pflanze.
Vorkommen: Die Melone stammt aus Afrika. Sie wird heute aber in vielen tropischen und warmen Ländern angebaut.
Heilkundliche Bedeutung: stärkt Qi und Blut, beeinflusst Magen, Herz und Blase, kühlt Hitze, lindert depressive Verstimmungen, durststillend, harntreibend, fiebersenkend

163

Klasse: Mittelklasse
Geschmack: süß
Charakter: kalt
Wirkrichtung: absteigend
Element: Erde
Qualität: Yin und Yang
Darreichungsformen: Fruchtfleisch (innerlich), Saft (innerlich/äußerlich), Asche (äußerlich)
Anwendung: Verstopfung, Erkrankungen der Harnwege, Hals- und Nierenentzündungen, Zahnschmerzen, leichte bis schwerere Verbrennungen
Gefahren: Bei erhöhter Zufuhr kann es zu Durchfall kommen.

Weißdorn

Crataegus monogyna Jacq.

Während man früher in Notzeiten die Weißdornfrüchte zu Mus verarbeitete, werden heute bei uns auch die Blüten als Heilmittel verwendet. Sie sollen besonders auf das Herz regulierend wirken und den Blutdruck senken.

Familie: Rosengewächse
Aussehen: mittelgroßer Strauch mit scharfen Dornen an seinen sparrigen Zweigen; angenehm duftende, weiße Blüten in aufrechten Doldenrispen
Vorkommen: Der Weißdorn gedeiht in Laub- und Föhrenwäldern sowie an sonnigen Hängen mit lehmigem und kalkhaltigem Boden in ganz Mitteleuropa.
Heilkundliche Bedeutung: verdauungsfördernd, durchblutungsanregend
Klasse: Mittelklasse
Geschmack: süß und sauer
Charakter: mild
Wirkrichtung: aufsteigend
Element: Holz
Qualität: Yin und Yang
Darreichungsformen: Tee (innerlich), Dragees (innerlich)
Anwendung: Magenbeschwerden, Herzprobleme
Gefahren: Nach einer Entbindung sollte man keinen Weißdorn zu sich nehmen.

Winterzwiebel

Allium fistulosum

Familie: Liliengewächse
Aussehen: Pflanze von bis zu 50 Zentimeter Höhe; hohle, grüne Blätter, die oben spitz zulaufen; die Zwiebel ist in ihrer Form nicht sehr ausgeprägt

164

Vorkommen: Sie bevorzugt nahrhafte Böden. Die Winterzwiebel kommt aus Asien, wird heute aber weltweit kultiviert.

Heilkundliche Bedeutung: schweißtreibend, stärkt und reguliert Qi, beseitigt Blutstagnation, treibt Kälte aus, beruhigt Yin, neutralisiert Gifte, bakterizid

Klasse: Mittelklasse

Geschmack: scharf

Charakter: warm

Wirkrichtung: aufsteigend

Element: Wasser

Qualität: Yin und Yang

Darreichungsformen: Abkochung (innerlich), Brei (innerlich/äußerlich)

Anwendung: Kopfschmerzen, Erkältungen, Nierensteine, Bauchweh, Durchfall, Ohrenschmerzen, Beschwerden beim Wasserlassen, Erfrierungen, Halsentzündungen, Nasenbluten

Gefahren: Hautreizungen und Blähungen können auftreten.

Zimtkassie

Cinnamomum aromaticum syn., C. cassia

Familie: Lorbeergewächse

Aussehen: immergrüner Baum von bis zu 17 Meter Höhe; spitze Blätter und kleine, dicke Früchte

Unter Zimtkassie versteht man die getrocknete Rinde des Stamms. Diese uralte Arzneipflanze nennt man auch Chinazimt.

Vorkommen: Der Baum mit der Heilrinde ist in China und Indochina heimisch.

Heilkundliche Bedeutung: blutdruck- und fiebersenkend

Klasse: Mittelklasse

Geschmack: bitter

Charakter: warm

Wirkrichtung: absteigend

Element: Holz

Qualität: Yin

Darreichungsformen: Abkochung (innerlich), Tee (innerlich), Pulver (innerlich/äußerlich)

Anwendung: Durchfall, Bauchschmerzen, Erkältungen, rheumatische Beschwerden, Bluthochdruck, Durchblutungsstörungen, Nierenleiden, Hexenschuss, Menstruationsbeschwerden, Atemnot und Erbrechen

Gefahren: Die Zimtkassie ist leicht giftig.

Auch bei äußerlicher Anwendung von Zimtkassie sollten empfindliche Menschen zunächst eine vorsichtige Probe machen. Wie der als Gewürz bekannte Ceylonzimt soll auch die Zimtkassie gelegentlich Allergien und Hautreizungen auslösen.

Alltags-beschwerden mit TCM behandeln

Klimatische Faktoren, gefühlsmäßige Verspannungen, Fehlernährung und Bewegungsmangel stören unser inneres Gleichgewicht und verhindern eine harmonische Vereinigung von Yin und Yang. Die Lebensenergie kann nicht mehr ungehindert fließen. Energetische Blockaden und Schwächezustände von Yin und Yang entstehen, die die Funktionen der Organe beeinflussen und auf die der Mensch mit körperlichen oder seelischen Beschwerden reagiert. Um das Prinzip des Fließgleichgewichts und die Ausgeglichenheit von Yin und Yang, den Kräften des Lebens, wiederherzustellen, kennt die chinesische Medizin eine Reihe wirkungsvoller Vorbeuge- und Heilmethoden, die man problemlos zu Hause einsetzen kann.

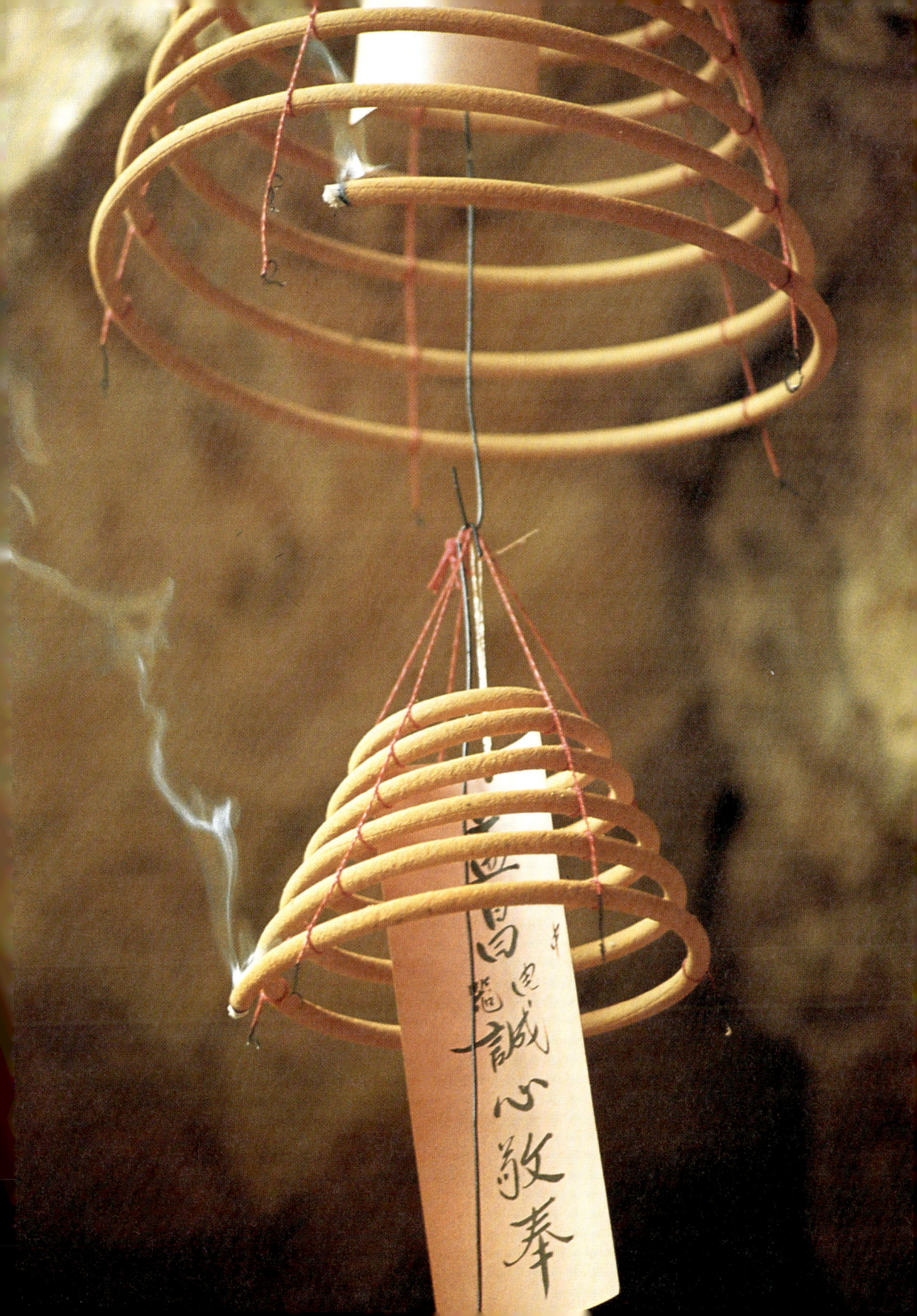

Chinesisch heilen

Die chinesische Medizin ist ein weites Feld. Und nur ein in allen Heildisziplinen ausgebildeter Arzt wird die genaue Diagnose stellen und die individuell passende Behandlung für Ihr Leiden bestimmen können. Bei einer ganzen Reihe häufig auftretender Beschwerden kann jedoch auch der Laie nach genauer Selbstbefragung verschiedene Rezepturen, Anwendungen und Übungen gegen seine Beschwerden einsetzen. Als Faustregel bei jeder Selbstbehandlung muss jedoch gelten: Sollten Sie sich bei der Diagnose nicht ganz sicher sein oder klingen die Beschwerden binnen drei Tagen nicht ab bzw. verschlechtern sie sich sogar, so suchen Sie bitte einen in chinesischer Medizin ausgebildeten Arzt auf. Generell können Sie die genannten Anwendungen jedoch problemlos begleitend zu einer schulmedizinischen oder naturheilkundlichen Therapie einsetzen. Informieren Sie aber in jedem Fall Ihren Arzt.

Ein Besuch bei einem in traditioneller chinesischer Medizin ausgebildetem Arzt lohnt sich: Er kann eine genaue Diagnose erstellen und kennt eine ganze Reihe weiterer wirkungsvoller Anwendungen, die Sie nicht selbst durchführen können. Darüber hinaus kann er Ihnen noch viele wertvolle Tipps zur Selbstbehandlung geben.

Wichtig für die Behandlung

In dem folgenden Beschwerdenteil werden Sie alltägliche Krankheiten, wie etwa Husten oder Schnupfen, genauso finden wie solche, die die westliche Schulmedizin ausschließlich der Behandlung durch einen Arzt überlässt – wie beispielsweise das weit verbreitete Ohrensausen. Die chinesischen Behandlungsweisen sind aber nicht nur sehr sanft, sondern auch sehr vielfältig. So empfiehlt sich bei bestimmten Leiden, deren seelisch-geistige Ursachen, wie etwa Stress oder unterdrückte Gefühle, relativ leicht nachzuvollziehen sind, beispielsweise eher eine Qi-Gong-Übung als eine Arznei.

Jede Beschwerde ist einem Organkomplex zugeordnet. So finden Sie Arthritis z. B. unter Beschwerden des Bewegungsapparats und Übergewicht unter Problemen des Magens und Verdauungssystems. Zudem sind die einzelnen Krankheiten ausführlich gemäß ihrer Symptomatik und ihrer Ursachen aus der Sicht der traditionellen chinesischen Medizin beschrieben. Anschließend sind jeweils Übungen, Anwendungen oder Rezepte aufgeführt, die sich zur Behandlung bewährt haben.

Der ganzheitliche Ansatz

Denken Sie jedoch immer daran: Sinn macht eine Behandlung gemäß der traditionellen chinesischen Medizin erst, wenn wir uns in das gedankliche System und die Weltsicht, die hinter ihr stehen, einzufühlen versuchen. Zu diesem Zweck sei, auch begleitend zur Behandlung, immer wieder die Lektüre des vorderen Teils dieses Buchs empfohlen. Das bedeutet auch, dass wir uns vermehrt um die Vorbeugung von gesundheitlichen Schäden kümmern und versuchen, Ausgeglichenheit in uns und mit unserer Umwelt herzustellen. Dazu bedarf es anderer Bemühungen als bloß der Einnahme einer Arznei. Der Wunsch gesund zu sein, bedeutet immer, ganz zu sein oder zu werden und im Einklang mit sich zu stehen. Glücklicherweise bietet uns die chinesische Heilkunde auch hierfür viele wohltuende Übungen, die nicht anstrengen, jedoch etwas Disziplin und vor allem Regelmäßigkeit erfordern.

Qualität der Zutaten ist entscheidend

Viele Anwendungen zur Selbstbehandlung beziehen sich auf Ernährungsumstellung im Sinn der fünf Elemente, die leicht fallen dürfte, da die chinesische Küche sehr abwechslungsreich und schmackhaft ist. Selbstverständlich können Sie aber auch auf eine eher westlich orientierte vollwertige Ernährung zurückgreifen, um sich etwas Gutes zu tun. Weitere wesentliche Punkte sind Bewegungs- und vor allem Atemübungen, die das Qi und das Blut versorgen und erfrischen. Alle dienen sie der Heilung verschiedener Beschwerden und degenerativer Zustände sowie zur Vorbeugung.

Um die bestmögliche Wirkung zu erzielen, sollten Sie alle Nahrungsmittel, die in den verschiedenen Rezepturen genannt sind, so frisch wie möglich zubereiten und verzehren. Das gilt auch für die genannten Säfte. Für die zum Teil sehr geringen Mengenangaben der Zutaten, die sich im Grammbereich bewegen, empfiehlt sich das Abwiegen mit einer Briefwaage. Alle Behandlungen, die hier vorgestellt werden, können Sie zu Hause durchführen. Die meisten Zutaten erhalten Sie im Asienladen, in gut sortierten Supermärkten, Reformhäusern, Naturkostläden und – was bestimmte Pflanzensamen anbelangt – auch in Geschäften für Gartenbedarf. Ist keine genaue Dauer der Anwendung genannt, können Sie diese so lange durchführen, bis die Beschwerden abklingen.

Achtung: Wenn Sie Pflanzensamen zur medizinischen Verwendung im Gartenfachhandel kaufen, sollten Sie sich fachkundig beraten lassen. Saatgut wird nämlich häufig gebeizt, d. h. mit Chemikalien gegen Pilz- und Insektenbefall geschützt. So behandelte Samen sind nicht mehr für Heilanwendungen geeignet.

169

Beschwerden des Atemsystems

Der gesamte Atemtrakt mit den oberen Luftwegen und der Nase gehört in der chinesischen Pathologie zu dem Zang-Organ Lunge. Diese wird in ihren Funktionen vom Herz, der Milz und den Nieren unterstützt und steht in Wechselwirkung mit ihnen. Die Lunge ist für das Qi und damit auch für die Abwehrfunktionen im Körper zuständig. Wenn das Qi der Lunge durch Überanstrengung oder durch zu viel Stress beansprucht wird, wird die Immunkraft herabgesetzt. Kommen dann noch ungünstige klimatische Bedingungen hinzu, so können krankheitsauslösende Faktoren wie z. B. Wind, Kälte und Wärme/Hitze leicht durch die Schleimhäute von Mund, Rachen und Nase eindringen. Dadurch wird das Qi der Lunge blockiert und es kommt zu Beschwerden der oberen Atemwege.

Diese Erkrankungen manifestieren sich an Nase und Haut, aber auch an den Bronchien, weshalb die chinesische Medizin sie den Erkrankungen der Körperoberfläche zuschreibt. Die Symptome sind je nach Jahreszeit ihres Auftretens sowie der jeweiligen Konstitution des Menschen unterschiedlich.

Die chinesische Medizin hält die Lunge für besonders gefährdet durch schädliche äußere Einflüsse. Deshalb wird sie auch das zarte Organ genannt.

Asthma bronchiale

Asthma kann bereits im Kindesalter auftreten. Bei einem Asthmaanfall kommt es zu einer krampfhaften Verengung der Bronchien. Bronchialasthma ist gekennzeichnet durch Kurzatmigkeit, Hustenanfälle, pfeifendes Atemgeräusch, rasches Atemholen und erschwertes Ausatmen sowie von Atemnot, die anfallsartig auftritt. Asthma ist entweder psychosomatisch oder allergisch bedingt. Der Allergiker reagiert dabei auf einen allergenen Stoff (Tierhaare, Pollen, bestimmte Nahrungsmittel etc.) immer mit einer übermäßigen körperlichen Abwehrreaktion. Diese kann unter Umständen lebensbedrohlich verlaufen.

Ursachen In der Regel liegt einer Veranlagung zu Asthma ein Yin-Mangel zugrunde, der durch geschwächte Lunge und/oder Nieren zustande kommt. Im Körper wird aus angestauter

Flüssigkeit Schleim angesammelt. Ist die Konstitution oder Kondition gestört, kann dieser durch die dadurch entstandene Yin-Yang-Disharmonie nicht abtransportiert werden. Die Ursache kann ebenso eine einseitige Ernährung mit bestimmten Eiweißen sein wie seelische Überbelastung durch Sorgen, Stress und ungelöste Probleme oder ein durch häufige und nicht ausgeheilte Infekte, Wettereinflüsse und Allergene geschwächtes Abwehrsystem. In der chinesischen Heilkunde werden die allergieauslösenden Stoffe dem Wind zugeordnet.

Das Qi der Lunge ist beim Asthmatiker durch den Schleim blockiert. Der chronische Verlauf kann ebenso wie bei der Bronchitis dazu führen, dass nicht nur das Qi der Lunge, sondern auch das der Milz und das der Nieren erschöpft wird.

Da bei Asthmaerkrankungen fast immer auch psychische Faktoren eine wichtige Rolle spielen, können Entspannungs- und Atemtechniken sehr wirkungsvoll helfen. Neben Qi Gong eignen sich auch Yogaübungen oder autogenes Training.

Akupressur

● B 12 – Fengmen oder Das Tor des Windes
Zwischen dem zweiten und dritten Brustwirbel, rechts neben der Wirbelsäule
● B 13 – Feishu oder Transportpunkt zur Lunge
Zwischen dem dritten und vierten Brustwirbel, rechts neben der Wirbelsäule
● KG 21 – Xuanji oder Der Hauptstern
Oberhalb des Brustbeins
● LU 9 – Taiyuan oder Tiefer Abgrund
Am Ende der Speiche im Übergang zur Handgelenksfurche

Wenn nicht anderes angegeben, so wählen Sie für die Akupressur der aufgeführten Punkte eine der angegebenen Techniken von Seite 72ff. Achten Sie darauf, welche Ihnen am meisten entspricht.

Qi Gong

● Konzentrieren Sie sich auf den Punkt Laodong in der Mitte Ihrer Handflächen. Atmen Sie entspannt in tiefen, langen Zügen ein und aus.
● Sie stehen aufrecht. Die Beine sind in Schulterbreite gegrätscht. Ziehen Sie nun Ihre Arme an, und drehen Sie Ihre Handflächen zur Brust hin. Dann strecken Sie Ihre Arme langsam nach außen, die Handflächen drehen sich gleichzeitig mit einem tiefen langen Einatmen nach vorne, damit die Brusthöhle weit gedehnt wird.
● Beide Arme nähern sich vor der Brust parallel zueinander, die Handflächen richten sich zuerst weiter nach vorne, anschließend gegeneinander und dann nach unten. Die Knie beugen sich, und Sie hocken sich ein wenig nieder, indem Sie gleichzeitig tief und langsam ausatmen.

Diese Übung mit einmaligem Öffnen und Schließen sollte täglich nach dem Aufstehen vor dem offenen Fenster oder auf dem Balkon 3- bis 5-mal wiederholt werden.

Info Die Übung hilft auch gut bei Kurzatmigkeit, Gedächtnis- und Konzentrationsschwäche, Herzklopfen und Schlaflosigkeit.

Heilende Nahrungsmittel

Walnuss mit Ingwer

2 Walnüsse und 1 kleines Stück Ingwer morgens und abends 5 Minuten lang gut kauen und dann hinunterschlucken.

Meerrettichpaste

Raspeln Sie etwas frischen Meerrettich, und fügen Sie so viel frisch gepressten Zitronensaft hinzu, dass eine dicke Paste entsteht. Nach Bedarf 2- bis 3-mal täglich 1/2 Teelöffel davon essen.

Knoblauch

Kauen Sie täglich 3 bis 5 Knoblauchzehen. Sie lösen den Schleim in Lunge und Bronchien und wirken antibakteriell.

Preiselbeermus

Gießen Sie 2 Hand voll Preiselbeeren mit so viel Wasser auf, dass sie bedeckt sind. 2 bis 3 Minuten lang kochen lassen, das überschüssige Wasser abgießen und die Beeren pürieren. Die Schalen aussieben und wegwerfen. Von dem Fruchtmus, das Sie im Kühlschrank aufbewahren, bei akuten Anfällen 2 Esslöffel in einer Tasse mit warmem destilliertem Wasser aufgießen und in kleinen Schlucken trinken.

Das Preiselbeermus sollten Sie bei chronischem Asthma immer im Vorrat haben, weil es auch einen akuten Anfall lindern kann. Es lässt sich gut aufbewahren, weil Preiselbeeren einen natürlichen Konservierungsstoff enthalten.

Spargel-Orangen-Tee

20 Gramm Spargel mit 15 Gramm Orangenschale 10 Minuten lang in 1/4 Liter Wasser kochen. Mit 1 Teelöffel Honig süßen und als Tee mehrmals am Tag trinken.

Bronchitis

Zu den häufigsten entzündlichen Atemwegsbeschwerden gehört eine akute oder chronische Entzündung der Bronchien, die Bronchitis. Erste Anzeichen dafür sind ein Brennen und Schmerzen im Brustkorb, ein raues Gefühl im Kehlkopf sowie heftiger Reizhusten. Vor allem bei plötzlichen Temperaturwechseln und schnellen Änderungen der Körperlage kann es zu länger anhaltenden Hustenanfällen kommen. Durch die Entzündung fühlt man sich zudem geschwächt und matt.

Ursachen Eine Bronchitis tritt häufig im Zug von fieberhaften Erkältungen auf. Durch verstopfte Nebenhöhlen kommt es zum Austrocknen der Schleimhäute, was zu Husten führt und bei schwacher Immunabwehr zu einer Entzündung der Bronchien. Auch starke Raucher sind anfällig für eine Bronchitis.

Das Qi der Lunge wird durch den Schleim blockiert. Wenn die äußeren Faktoren, in der Regel Wind-Kälte, massiv sind und der Verlauf chronisch wird, kann dies auch dazu führen, dass das Qi der Milz und das der Nieren erschöpft wird. Wie bei einem normalen Husten auch wandelt sich Wind-Kälte im Körper zu Wind-Hitze und Fülle um.

Akupressur

- DI 4 – Hegu oder Das geschlossene Tal
Am Ende der Daumenfalte zwischen Zeigefinger und Daumen
- DI 11 – Quchi oder Der gebogene Graben
Am Ende der äußeren Beugefalte des Ellenbogens bei rechtwinkliger Beugung des Gelenks
- G 20 – Fengchi oder Windteich
Am Ansatz der Nackenmuskeln, am unteren Hirnhauptrand
- LG 14 – Dazhui oder Großer Wirbel
Im Bereich des Lenkergefäßes zwischen dem siebten Halswirbel und dem ersten Brustwirbel
- LU 7 – Lieque oder Der Fehler in der Reihe
Am daumenseitigen Ende der Handgelenksquerfalten

Qi Gong

→ siehe Übung 2 aus »Atemübungen – Qi Gong«, Seite 96

Heilende Nahrungsmittel

Fenchel-Ginseng-Abkochung

5 Gramm getrockneten Fenchel und 2 Gramm Ginseng 5 Minuten lang in 1/4 Liter Wasser kochen. Dann möglichst heiß in kleinen Schlucken trinken. Anwendung mehrmals über den Tag verteilt wiederholen.

Orangen-Mandel-Ingwer-Tee

Etwas frische Orangenschale zerkleinern und mit gleichen Teilen gehackten Mandeln und 10 Gramm klein geschnittenem Ingwer mit 1/4 Liter kochendem Wasser überbrühen und 10 Minuten lang ziehen lassen. Sehr hilfreich bei chronischer Bronchitis und erkältungsbedingtem Husten.

Steigt während des Krankheitsverlaufs das Fieber und nehmen die Atembeschwerden zu, so können dies die Anzeichen einer beginnenden Lungenentzündung sein. In diesem Fall sollte auf eine Selbstbehandlung verzichtet werden und unbedingt ein Arzt hinzugezogen werden!

173

Birnen-Ingwer-Mischung

3 reife Birnen schälen und klein schneiden. Mit 5 Gramm Lauch und 10 Gramm Ingwerwürfel mischen. In 1/4 Liter 70-prozentigen Alkohol (z. B. Weinbrand) 5 Tage lang einlegen. Jeden Abend vor dem Schlafengehen oder am Morgen nüchtern 1 Schnapsglas davon trinken.

Ingwer-Bohnen-Suppe

120 Gramm frischen Ingwer schälen und klein schnetzeln. Geben Sie ihn zusammen mit 30 Gramm schwarzen Bohnen in eine heiße Pfanne. Lassen Sie alles leicht braun werden, fügen Sie dann 2 Tassen Wasser hinzu und kochen es auf die Hälfte ein. Trinken Sie diese Suppe vor dem Schlafengehen. Sie ist schweißtreibend und löst Hustensekret; sie ist daher sehr wirksam bei Verschleimung.

Möhren-Löwenzahn-Saft

200 Milliliter frisch gepressten Löwenzahnsaft und 1/2 Liter frisch gepressten Möhrensaft mischen und davon täglich 1/2 bis 1 Liter, je nach Belieben, trinken.

Meerrettichpaste

→ Rezept siehe Seite 172

Möhren-Rettich-Saft

5 Teile Rettichsaft mit 11 Teilen Möhrensaft mischen und jeden Tag davon 1/2 Liter trinken.

Fieber als natürliche Abwehrreaktion des Körpers muss nicht gleich unterdrückt werden. Viele Krankheitserreger halten nämlich erhöhte Körpertemperaturen nicht aus und sterben ab oder werden zumindest dezimiert.

Fieber

Bei Fieber erhöht sich unsere Körpertemperatur über den Normalwert (37 bis 38 °C). Typische Anzeichen sind neben der erhöhten Körpertemperatur Schüttelfrost, gerötete Wangen und glasig glänzende Augen. Fieber ist keine Krankheit im eigentlichen Sinn, sondern ein Symptom, das im Verlauf verschiedener Erkrankungen auftritt. Es zeigt, dass unser Immunsystem auf Hochtouren arbeitet, um mit der Krankheit und ihren Erregern fertig zu werden. Ein über mehrere Tage andauerndes Fieber schwächt allerdings den Körper extrem, deshalb sollte man bald mit einer kühlenden und somit fiebersenkenden Behandlung beginnen.

Ursache Fieber beruht auf einer Störung des körpereigenen Systems zur Wärmeregelung. Es zeigt sich das Symptombild von Wind-Hitze.

Akupressur

- DI 4 – Hegu oder Das geschlossene Tal

Am Ende der Daumenfalte zwischen Zeigefinger und Daumen

- DI 11 – Quchi oder Der gebogene Graben

Am Ende der äußeren Beugefalte des Ellenbogens bei recht-winkliger Beugung des Gelenks

- G 20 – Fengchi oder Windteich

Am Ansatz der Nackenmuskeln, am unteren Hirnhauptrand

- LG 14 – Dazhui oder Großer Wirbel

Im Bereich des Lenkergefäßes zwischen dem siebten Halswirbel und dem ersten Brustwirbel

Bei Fieber sollte man reichlich Flüssigkeit in Form von Tees und Säften zu sich nehmen. Das hilft auch dabei, den meist geschwächten Kreislauf zu stabilisieren.

Heilende Nahrungsmittel

Zitrusfrüchte

Frisch gepressten Saft aus Zitronen, Grapefruits und Orangen mit gleichen Teilen Wasser verdünnen und dem Kranken schluckweise zu trinken geben. Der Zitrusfrüchtesaft kühlt den Körper und löst Schleim auf.

Vitamin C

Reichlich Vitamin C benötigt der Körper während eines Fieber-schubs. Essen Sie daher viele Kiwis und andere Zitrusfrüchte.

Chinakohlgemüse

Als Gemüse eignet sich Chinakohl in allen Variationen sehr gut bei Fieber, da er stark wasserhaltig ist.

Löwenzahnsalat

Ein gutes Gericht zur Behandlung von Fieber ist ein Löwen-zahnsalat, angerichtet mit etwas Sesamöl und mehreren Knob-lauchzehen.

Geißblattblütentee

Kochen Sie 6 bis 15 Gramm Geißblattblüten in 1 Liter Wasser, bis es auf 1/3 eingekocht ist. Seihen Sie die Flüssigkeit ab, und trin-ken Sie sie. Bei Kindern wählen Sie eine kleinere Dosis zwischen 1 und 3 Gramm.

Grippaler Infekt

Im Gegensatz zur Grippe (Influenza), einer Virusinfektion, die gelegentlich epidemisch auftritt und einen schweren Krank-heitsverlauf nach sich zieht, ist der grippale Infekt vergleichswei-se harmlos. Seine typischen Anzeichen sind ein allgemeines

Schwächegefühl, das mit Frösteln, Glieder-, Kopf- und Muskelschmerzen sowie Appetitlosigkeit einhergeht. Er beginnt wie eine Erkältung mit Rachenbeschwerden, Heiserkeit, manchmal hohem Fieber, starkem Husten und Schnupfen sowie Frösteln. Neben der erhöhten Körpertemperatur leidet der Betroffene meist unter Schüttelfrost. Seine Wangen sind gerötet, die Augen glänzen glasig und fiebrig.

Ursachen Der grippale Infekt wird häufig bei nasskaltem Wetter übertragen. Ist der Körper unterkühlt und das Abwehrsystem geschwächt, können Viren in die Schleimhautzellen eindringen, wo sie sich vermehren und zu den typischen Anzeichen von Wind-Kälte und Wind-Hitze führen.

Gut hilft bei grippalen Infekten auch heiße Milch mit Birne und Ingwer. Dazu werden 1 Birne und 1 Stück Ingwer mit der Schale fein gerieben und mit 4 Tassen Milch aufgekocht. Über den Tag verteilt trinken.

Akupressur

→ Punkte siehe »Schnupfen«, Seite 190
→ Punkte siehe »Husten«, Seite 179

Qi Gong

→ siehe Übung 2 aus »Atemübungen – Qi Gong«, Seite 96
→ siehe Übung 3 zur Stärkung der Abwehrkräfte aus »Atemübungen – Qi Gong«, Seite 96f.

Heilende Nahrungsmittel

Ingwersud
1 Esslöffel frischen Ingwer in 2 Tassen Wasser 20 Minuten lang vorsichtig kochen lassen. Bei Beginn eines Infekts davon schluckweise trinken.

Ingwer-Essig-Sud
1/4 Liter Obstessig mit 1/2 Liter Wasser aufgießen. Einige Scheiben frische Ingwerwurzel abschneiden und dazugeben. Das Gemisch 10 Minuten lang kochen und dann abkühlen lassen. Mit Honig süßen und über den Tag verteilt trinken. Der Sud ist schleimfördernd und hilft so, den Körper von Bakterien und Viren zu befreien.

Knoblauch mit Honigmelone
4 Knoblauchzehen hobeln und zu 1/2 zerkleinerten Honigmelone geben. Dazu 2 Esslöffel klein geschnittene Hagebutten und einige Apfelscheiben sowie 15 Gramm klein geschnittenen Ingwer. Die Mischung mit etwas Wasser 1/2 Stunde lang dünsten. Danach entfernen Sie die Kerne der Honigmelone und essen die Mischung über den Tag verteilt.

Zitronenpüree

Pürieren Sie 1 unbehandelte Zitrone mit Schale und Kernen mit 1 Tasse Wasser, und trinken Sie davon in kleinen Schlucken. So regenerieren sich die Schleimhäute.

Gemüsesaft

Mischen Sie 4 Teile Möhrensaft, 2 Teile Selleriesaft, 1 Teil Petersiliensaft, 2 Teile Saft aus Spinat (im Entsafter herstellen), und trinken Sie davon 1/2 bis 1 Liter über den Tag verteilt in kleinen Schlucken. Diese Mischung hilft, den Körper zu entgiften.

Geißblatttriebe

Kochen Sie 30 Gramm getrocknete Geißblatttriebe mit Blättern in 1 Liter Wasser, bis die Flüssigkeit auf 1/3 eingekocht ist. Seihen Sie ab, und trinken Sie die Abkochung.

Das japanische Geißblatt lässt sich sehr gut im Garten oder in einem größeren Kübel auf dem Balkon ziehen. Neben dem Nutzen für die Hausapotheke kann das Schlinggewächs eine üppige Laube bilden, die besonders am Abend wunderbaren Duft verströmt.

Halsentzündung

Sprech- und Schluckbeschwerden, Heiserkeit sowie Trockenheit und ein Brennen im Hals- und Rachenbereich sind die untrüglichen Anzeichen einer Entzündung der Rachenschleimhaut. Eine akute Rachenentzündung ist meist mit Schnupfen verbunden. Die Rachenschleimhaut ist gerötet, später entwickelt sich eitriger und zäher Schleim. Sollten sich Atembeschwerden oder gar Atemnot, eine erhöhte Empfindlichkeit am Hals, Ohren- oder Zahnschmerzen und Fieber über 39,5 °C einstellen, suchen Sie rasch einen Arzt auf.

Ursachen Verantwortlich für eine Halsentzündung sind meist Viren, die die Rachenschleimhaut befallen. Diese tauchen oft im Zusammenhang mit einer Grippe oder Erkältung auf, mit einer Überlastung des Sprechorgans, durch kühle Witterung, übermäßiges Rauchen und/oder zu viel Alkohol. Wind-Kälte greift die Lunge an und wandelt sich im Körper zu Wind-Hitze.

Akupressur

● DI 4 – Hegu oder Das geschlossene Tal
Am Ende der Daumenfalte zwischen Zeigefinger und Daumen
● DI 11 – Quchi oder Der gebogene Graben
Am Ende der äußeren Beugefalte des Ellenbogens bei rechtwinkliger Beugung des Gelenks
● G 20 – Fengchi oder Windteich
Am Ansatz der Nackenmuskeln, am unteren Hirnhauptrand

- LG 14 – Dazhui oder Großer Wirbel

Im Bereich des Lenkergefäßes zwischen dem siebten Halswirbel und dem ersten Brustwirbel, zusätzlich auch den Punkt LU 7 massieren

Massage

Wenn man das Gefühl der Enge im Hals hat und unter Schluckbeschwerden leidet, empfiehlt sich die folgende Massage: Massieren Sie 20 Sekunden lang die Gegend am Hals zwischen den Schlüsselbeinen. Zur Verstärkung beziehen Sie auch die Punkte H 7, KG 6 und DI 4 (siehe Seiten 220, 197 und 179) ein.

Bei einem wunden Hals durch zu vieles und angestrengtes Sprechen hilft auch Gurgeln mit einer Abkochung aus 15 Gramm getrockneten Geißblattblüten und 3 Gramm Süßholz. Wer häufig darunter leidet, sollte Atemübungen machen und eventuell einen Logopäden zur Verbesserung der Sprechtechnik zurate ziehen.

Qi Gong

→ siehe Übung 2 aus »Atemübungen – Qi Gong«, Seite 96

Heilende Nahrungsmittel

Fenchel-Ginseng-Abkochung

→ Rezept siehe Seite 173

Orangen-Pfefferminz-Tee

Etwas frische, unbehandelte Orangenschale zu gleichen Teilen mit getrockneter Pfefferminze zerkleinern und gut miteinander mischen. Mit 1/4 Liter kochendem Wasser überbrühen und 10 Minuten lang ziehen lassen. Abgeseiht schluckweise mehrmals am Tag trinken.

Zuckererbsen mit Möhren

1 Hand voll Zuckererbsen mit 2 Möhren fein schneiden und in wenig Olivenöl anbraten, nach 5 Minuten herausnehmen und als Gemüse essen. Dazu essen Sie einen Obstteller aus frischen Litschis und sauren Trauben, die Sie bei Bedarf mit etwas Honig süßen können.

Geißblatt-Chrysanthemen-Abkochung

Mischen Sie 15 Gramm Geißblattblüten mit 9 Gramm getrockneten Chrysanthemenblüten und 6 Gramm Süßholz, und kochen Sie diese Mischung mit 3 Tassen Wasser, bis die Flüssigkeit auf die Hälfte eingekocht ist. Seihen Sie die Pflanzen ab und trinken den Sud.

Süßholz

Lassen Sie 12 Gramm Süßholz in 3 Tassen Wasser 30 Minuten lang kochen, bis die Flüssigkeit auf die Hälfte eingekocht ist. Trinken Sie den warmen Süßholzsud über 1 bis 3 Tage verteilt 1-mal täglich.

Husten

Eine der häufigsten Begleiterscheinungen einer Erkältung ist der Husten. Durch ihn versucht der Körper, Fremdkörper und Schleim aus den Atemwegen zu entfernen. Es gibt verschiedene Ausformungen: den Reizhusten bei großer Empfindlichkeit gegen kalte Luft, den trockenen Husten, der starke Schmerzen verursacht, den krampfartigen Husten, der zu Atemnot führen kann, und den tief sitzenden Husten mit starker Schleimansammlung. Oft besteht ein Engegefühl im Kehlkopf, manchmal entsteht auch Atemnot und Brechreiz – sogar bis hin zu Würganfällen. Und fast immer geht der Husten mit einer vermehrten Schleimabsonderung sowie mit Schnupfen einher. Da er sich lange hinziehen und bei Rückfällen leicht chronisch werden kann, sollte er bereits im Anfangsstadium richtig behandelt werden. Bei Fieber über 39 °C und/oder Husten mit blutigem Auswurf muss ein Arzt konsultiert werden. Dies gilt auch dann, wenn sich die Beschwerden trotz Behandlung nach einer Woche noch nicht gebessert haben.

Ursachen Erkältungsviren verursachen während der kalten Jahreszeit oft Halsschmerzen, die schließlich in Husten oder eine schmerzhafte Bronchitis bzw. einen grippalen Infekt übergehen können. Wind-Kälte, die über die Haut die Lunge beeinträchtigt, verwandelt sich im Körper in Wind-Hitze und löst so den hartnäckigen Husten aus.

Akupressur

● DI 4 – Hegu oder Das geschlossene Tal
Am Ende der Daumenfalte zwischen Zeigefinger und Daumen
● DI 11 – Quchi oder Der gebogene Graben
Am Ende der äußeren Beugefalte des Ellenbogens bei rechtwinkliger Beugung des Gelenks
● G 20 – Fengchi oder Windteich
Am Ansatz der Nackenmuskeln, am unteren Hirnhauptrand
● LG 14 – Dazhui oder Großer Wirbel
Im Bereich des Lenkergefäßes zwischen dem siebten Halswirbel und dem ersten Brustwirbel

Qi Gong

→ siehe Übung 2 zur Vorbeugung einer Halsentzündung aus »Atemübungen – Qi Gong«, Seite 96

Besonders quälend ist Hustenreiz oft abends im Bett, wenn man einschlafen möchte. Ein altes Hausmittel der westlichen Volksmedizin ist ein Sirup aus gleichen Anteilen pulverisiertem Süßholz und Apfelessig sowie der doppelten Menge Honig. Die Zutaten werden verrührt und teelöffelweise bei Hustenanfällen eingenommen – bis zu 6 Teelöffel täglich.

179

Heilende Nahrungsmittel

Fenchel-Ginseng-Abkochung

➜ Rezept siehe Seite 173

Bananenbrei

100 Gramm Honig mit 1 Glas Wasser etwa 2 Minuten lang kochen lassen. 400 Gramm reife Bananen schälen, mit einer Gabel zerdrücken und dazugeben. 1/2 Liter Milch angießen und den Brei insgesamt 10 Minuten lang kochen. Ab und zu umrühren. Bei akutem Husten löffelweise warm essen.

Zitronenpüree

➜ Rezept siehe Seite 177

Ananas

Schneiden Sie 1 reife Ananas in Würfel, und kauen Sie diese langsam und gut durch. Den dabei entstehenden Saft schlucken Sie hinunter. Das ausgelaugte, holzige Fruchtfleisch spucken Sie aus.

Möhren-Rettich-Saft

➜ Rezept siehe Seite 174

Süßholz und Fenchel

Je 1 Teelöffel Süßholz und Fenchelsamen mischen und als Teeaufguss mit 1/4 Liter Wasser über den Tag verteilt trinken.

Huflattich-Lilien-Pillen

Die Mandeln erfüllen im Körper wichtige Aufgaben für die Immunabwehr. Dennoch können häufig wiederkehrende Entzündungen der Mandeln so schädigend für den Organismus sein, dass eine operative Entfernung ratsam ist. Bei kleinen Kindern unter vier Jahren kommt diese Operation nicht infrage, weil ihr Immunsystem noch nicht ausreichend ausgebildet ist.

Mischen Sie getrocknete Huflattichblüten und Lilienzwiebeln zu gleichen Teilen, und pulverisieren Sie alles im Mörser. Mischen Sie dieses Pulver mit Honig, so dass eine dickflüssige Paste entsteht, aus der Sie murmelgroße Pillen drehen. Nehmen Sie davon täglich 1 Pille mit Ingwertee ein. Sehr wirksam bei pfeifendem Atem und Husten mit blutigem Auswurf.

Mandelentzündung

Symptomatisch sind hier ein geröteter Rachen, geschwollene Gaumenmandeln, starke Halsschmerzen sowie Schluckbeschwerden. Oft strahlen die Schmerzen bis zu Ohren und Zähnen aus. Hinzu kommt in vielen Fällen auch Fieber, Schüttelfrost und Gliederschmerzen. Kinder haben bei einer Mandelentzündung sehr häufig keinerlei Schluckbeschwerden. Stattdessen leiden sie unter Bauchschmerzen.

Ursachen Eine Mandelentzündung tritt meist in Verbindung mit anderen Erkältungskrankheiten auf. Der Körper versucht sich mit der Eiterbildung durch die Entzündung der Mandeln von

180

Giftstoffen zu befreien. Ausgelöst wird eine Entzündung der Gaumen- oder Rachenmandeln meist durch Bakterien. Zunächst greifen Wind und Kälte die Lunge an und führen zu Erkältungssymptomen. Wind-Kälte wandelt sich im Körper dann zu Wind-Hitze um. Wenn das Fieber über 39 °C ansteigt und die Mandeln eitrige Beläge aufweisen, suchen Sie unbedingt einen Arzt auf. Mandelentzündungen sollten immer sorgfältig auskuriert werden, um Spätfolgen in anderen Organen auszuschließen.

Akupressur

- DI 4 – Hegu oder Das geschlossene Tal
Am Ende der Daumenfalte zwischen Zeigefinger und Daumen
- DI 11 – Quchi oder Der gebogene Graben
Am Ende der äußeren Beugefalte des Ellenbogens bei rechtwinkliger Beugung des Gelenks
- LU 7 – Lieque oder Der Fehler in der Reihe
Am daumenseitigen Ende der Handgelenksquerfalten
- G 20 – Fengchi oder Windteich
Am Ansatz der Nackenmuskeln, am unteren Hirnhauptrand
- LG 14 – Dazhui oder Großer Wirbel
Im Bereich des Lenkergefäßes zwischen dem siebten Halswirbel und dem ersten Brustwirbel

Heilende Nahrungsmittel

Pfefferminz-Spargel-Tee

5 Stangen Spargel und 2 Teelöffel Pfefferminze in 1/2 Liter Wasser 10 Minuten lang kochen, dann abseihen und abkühlen lassen. Mit Honig süßen und über den Tag verteilt trinken.

Ananas

→ Rezept siehe Seite 180

Grüner Tee mit Oliven

3 Oliven mit 2 Teelöffel grünem Tee mischen und in 1/2 Liter kochendem Wasser 15 Minuten lang ziehen lassen. Ein sauberes Leinen- oder Baumwolltuch in den Sud tauchen, auswringen und dem Patienten um den Hals legen. Wickeln Sie einen warmen Wollschal darüber. Bis zu 1/2 Stunde lang einwirken lassen.

Wassermelone mit Birne

200 Gramm Wassermelone mit etwas Schale klein schneiden und mit dem Fruchtfleisch 1 Birne sowie 5 fein gehackten Kamillenblüten in einen Mixer geben. Den Saft über den Tag verteilt in kleinen Schlucken trinken.

Spinat-Möhren-Saft entgiftet den Dickdarm und entlastet Ihr Atemsystem von Giftstoffen. 5 Teile Möhrensaft mit 3 Teilen Saft aus Spinat mischen und davon 1/2 bis 1 Liter über den Tag verteilt trinken.

Beschwerden der Sinnesorgane

Augen, Nase und Ohren gehören zu den Sonderorganen (Qi-Heng Zhi-Fu) und besitzen auf der Körperoberfläche keine eigenen Meridiane. Sie werden von den Leitbahnen der Zang- und der Fu-Organe versorgt: die Augen über Leber und Gallenblase, die Nase über Lunge und Dickdarm und die Ohren über Nieren und Harnblase. So haben viele Erkrankungen der Sinnesorgane ihre Ursache in den inneren Zang- oder Fu-Organen.

Längere Computerarbeit verursacht häufig Reizungen der Augenbindehaut. Beim Starren auf den Bildschirm verlangsamt sich der Lidschlag und Binde- und Hornhaut trocknen aus. Lassen Sie immer mal wieder den Blick aus dem Fenster in die Ferne schweifen, und schließen Sie bewusst ab und zu die Lider, um wieder Tränenflüssigkeit auf den Augen zu verteilen.

Augenentzündung

Als Augenentzündungen bezeichnet man gemeinhin die Bindehaut- oder die Lidrandentzündung. Charakteristisch für das erste Beschwerdebild ist eine Rötung beider Augen, die müde und überanstrengt wirken. Die Sehstärke ist eingeschränkt, hinzu kommt häufig Tränenfluss, Augenbrennen sowie das Gefühl, einen Fremdkörper im Auge zu haben.

Eine Bindehautentzündung kann bisweilen auch mit Schmerzen, Lichtempfindlichkeit und angeschwollenen Schleimhäuten einhergehen. Kommt es darüber hinaus zu Fieberschüben und einem allgemeinen Schwächegefühl, kann eine infektiöse Bindehautentzündung dahinter stecken. Sie ist bakteriell oder virusbedingt und betrifft meist nur ein Auge. Diese Bindehautentzündung können Sie nicht selbst behandeln. Sie gehört in jedem Fall in die Hand eines Arztes. Ansonsten kann man Augenentzündungen ohne weiteres selbst behandeln.

Sollten jedoch die Symptome nach Beginn der Therapie länger als zwei Tage andauern, sich verstärken oder treten Schmerzen auf, so muss ein Arzt konsultiert werden. Bei allergisch bedingten Augenentzündungen kann der Arzt mittels eines Allergietests feststellen, welcher Stoff der Auslöser ist.

Ursachen Alle zwölf Meridiane führen ihr Qi hinauf in die Augen, und nur so können diese einwandfrei funktionieren. Besonders eng ist die Beziehung der Augen zu Leber (Gan) und Gallenblase (Dan). Ist einer der Meridiane oder gar das Organ selbst beeinträchtigt, kann es zu Beschwerden an den Augen kommen. Verursacht wird die Entzündung durch Hitze und Wind. Sind Lunge und Leber geschwächt, ist die allergische Anfälligkeit z. B. bei Heuschnupfen durch Pollenflug erhöht.

Akupressur

- G 20 – Fengchi oder Windteich
4 Querfinger breit hinter den beiden Ohrläppchen
- Ex. 2 – Taiyang oder Die Schläfe (Extrapunkt)
Außen am Ende der Augenbrauen auf beiden Seiten
- G 14 – Yangbai oder Das weiße Yang
1 Zentimeter über der Mitte beider Augenbrauen

Atemübung

Bedecken Sie beide Augen mit den Handflächen, ohne Druck auszuüben. Die Augen sind dabei geschlossen. Stützen Sie sich jetzt mit den Ellenbogen auf, und atmen Sie 50-mal tief durch.

Heilende Nahrungsmittel

Grüne Bohnen in Reis

1 Hand voll geputzter und klein geschnittener zarter grüner Bohnen in 1 1/2 Liter Wasser zusammen mit 1 Teetasse Reis kochen. Nach etwa 1/2 Stunde vom Herd nehmen und mit 2 Teelöffel Honig mischen. Über den Tag verteilt davon essen.

Sonnenblumenkerne

Bei überanstrengten Augen nehmen Sie 2 Wochen lang jeden Tag 50 Gramm Sonnenblumenkerne zu sich. Meiden Sie gleichzeitig tierisches Eiweiß.

Löwenzahnsaft

Ebenfalls sehr wirksam bei einer Entzündung, die auf Überanstrengung der Augen beruht, ist ein Gemisch aus Löwenzahn- und Möhrensaft zu gleichen Teilen. Trinken Sie täglich 1/2 bis 1 Liter.

Chrysanthementee

10 Gramm getrocknete Chrysanthemen aus der Apotheke mit 3 Gramm grünem Tee mischen. Mit 1 Liter heißem Wasser aufgießen und 5 Minuten ziehen lassen. Danach abseihen und über mehrere Tage täglich 1 Liter trinken.

Pfefferminz-Spargel-Tee

➔ Rezept siehe Seite 181, besonders gut bei chronischer Augenentzündung

Die abgeseihten Chrysanthemenblüten können für eine Auflage bei müden, überanstrengten Augen verwendet werden. Lassen Sie sie abkühlen, bis die Temperatur angenehm auf der Haut ist, und legen Sie die leicht ausgedrückten Blüten für 1/4 Stunde auf die geschlossenen Lider.

Pfefferminz-Chrysanthemen-Tee

Getrocknete Pfefferminze zu gleichen Teilen mit Chrysantheme mischen. 1 Esslöffel davon mit 1 Liter kochendem Wasser aufgießen. Nach 10 Minuten abseihen. Schluckweise über den Tag davon trinken. Hilft gut bei geschwollenen oder roten Augen.

Heuschnupfen

Heuschnupfen ist Begleiterscheinung einer Pollenallergie und taucht jedes Jahr im Frühjahr und im Sommer auf. Er äußert sich durch Nasenjucken und später durch einen starken Fließschnupfen, eine verstopfte Nase und gerötete, tränende Augen. Weitere Anzeichen sind ein ständiger Nies- und Hustenreiz sowie starkes Jucken in Hals, Rachenraum und Augen.

Ursachen Auslöser des Heuschnupfens sind neben Gräserpollen die Pollen von verschiedenen Sträuchern, Bäumen und Kräutern – in der chinesischen Medizin der Wind und die Hitze. In der Regel liegt der allergischen Veranlagung eine Qi-Schwäche der Lunge oder der Leber zugrunde.

Auch Menschen, die unter starkem seelischem Stress stehen, leiden häufiger an Allergien. So gibt es in den Städten mehr Pollenallergiker als auf dem Land.

Akupressur

● DI 20 – Yingxiang oder Den Geruch willkommen heißen
Seitlich beider Nasenflügel, 30-mal den Punkt auf der linken Seite und 3-mal den auf der rechten Seite massieren
● Ex. 1 – Yingtang oder Die Stempelhalle (Extrapunkt)
Zwischen den beiden Augenbrauen direkt in der Mitte, die Falte 20-mal nach vorne ziehen
● Ex. 2 – Taiyang oder Die Schläfe (Extrapunkt)
Am äußeren Rand der Augenbrauen, 30-mal drehen

Massage

➔ siehe »Schnupfen«, Seite 190

Heilende Nahrungsmittel

Zandersuppe

1 Zanderfilet in Öl anbraten. 3 bis 4 Minuten lang von jeder Seite dünsten und leicht salzen. Einige Ingwerwürfel, Schnittlauch, 1 Tomate, 4 Datteln und 5 Maronen klein schneiden und hinzufügen. Mit 1/2 Liter Wasser bei geringer Hitze etwa 1 Stunde lang kochen lassen. In kleinen Schlucken 2-mal am Tag trinken.

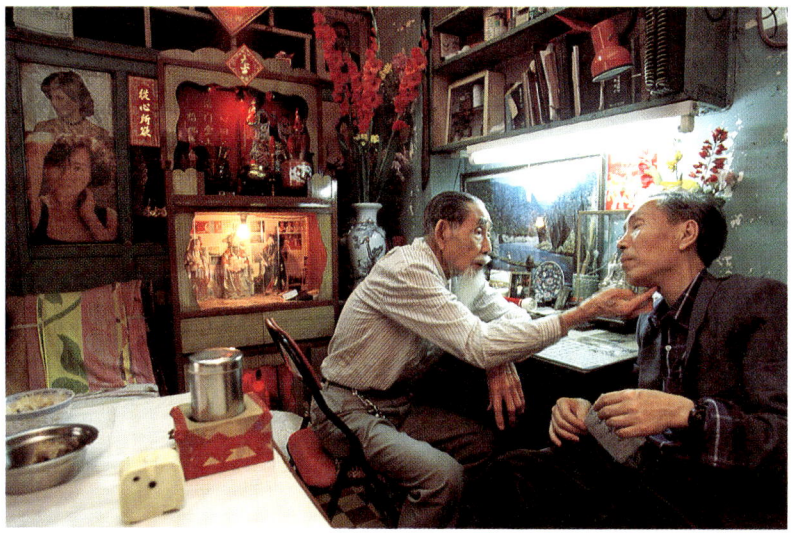

Das Gespräch zwischen Arzt und Patient nimmt in der traditionellen chinesischen Medizin einen hohen Stellenwert ein. Erst nach einer gründlichen Untersuchung und der Berücksichtigung der individuellen Lebens- und Denkweise des Patienten verordnet der Arzt bestimmte Therapien.

Hörsturz, Ohrgeräusche (Tinnitus)

Das so genannte Ohrensausen und die damit verbundenen Ohrgeräusche gehören zum Beschwerdebild des Hörsturzes. Damit bezeichnet man eine plötzliche auftretende Schwerhörigkeit im Innenohr, die schlimmstenfalls zur Taubheit führen kann. Meist tritt die Schwerhörigkeit nur auf einem Ohr auf. In manchen Fällen findet sich auch ein Augenzucken ein, und die Nase ist verstopft. Begleitend zu diesen Symptomen treten auch Schwindelgefühle, Empfindungsschwerhörigkeit, die sich bei Ärger oder Wut verschlimmert und Ohrensausen dazu. Zusätzlich kann es zu Übelkeit, trockenem Mund, Kopfschmerzen und Erbrechen kommen. Liegt eine Nierenschwäche vor, so kommt es auch zu Potenzstörungen beim Mann, Weißfluss bei der Frau und starker Kälteempfindlichkeit. Bei diesen Beschwerden ist eine genaue und möglichst frühzeitige Diagnose durch einen behandelnden Arzt nötig.

Ursachen Die chinesische Medizin benennt als Ursachen für einen Hörsturz Durchblutungsstörungen der Blutgefäße im Innenohr. Bei einem akuten Anfall dringt Flüssigkeit ins Innenohr und schädigt hier den Hörnerv. Das Ohr wird immer in Zusammenhang mit den Nieren gesehen, denn ihr Qi führt zum Ohr. Doch Leber und Herz unterhalten ebenfalls enge Verbindungen mit dem Ohr. Auch chronischer Schlafmangel sowie Arzneimittelvergiftungen können zu den genannten Symptomen

Bei plötzlich auftretenden Hörbeschwerden ist es sehr wichtig, sofort zum Arzt zu gehen. Ein durch eine Art Miniaturinfarkt im Ohr verursachter Hörsturz kann wenige Stunden nach dem Ereignis noch wirksam behandelt werden, später bleiben oft quälende Ohrgeräusche zurück.

führen. In der Regel handelt es sich jedoch um äußere Faktoren wie Wind und Hitze, die das Ohr von außen angreifen. Aber auch unterdrückte Gefühle, Depressionen sowie starker Stress können das Qi blockieren und lassen das Yang der Leber ungezügelt zum Ohr aufsteigen. Bei übermäßigem Genuss von fetten oder stark gewürzten Speisen sowie von Alkohol kann es zur Ansammlung von Nässe kommen. Es entwickeln sich Schleim und Feuer, die beide das Ohr beeinträchtigen. Als weitere Ursache kann Mangel an Essenz (Jing) in den Nieren gelten, die beispielsweise durch eine schwere Krankheit oder durch Überanstrengung geschwächt wurden.

Nach einem chinesischen Rezept soll bei Ohrenschmerzen frisch ausgepresster Ackerminzesaft lindernd wirken, der ins Ohr geträufelt wird. Zuvor sollte aber die Ursache der Beschwerden abgeklärt werden.

Akupressur

● G 20 – Fengchi oder Windteich
Am Hinterkopf befindet sich jeweils in der Nähe des Ohrläppchens ein Knochenvorsprung. Von hier aus tasten Sie sich in die Mitte und finden dort eine kleine Vertiefung. Drücken Sie beide Punkte mit beiden Daumen etwa 1 Minute lang.

Qi Gong

● Drücken Sie zunächst Ihre beiden Ohrmuscheln vor und zurück, und lassen Sie sie dabei beide Gehörgänge völlig zudecken.
● Stecken Sie dann beide Zeigefinger vorsichtig in den Gehörgang, so dass das oberste Fingerglied im Ohr versteckt ist. Atmen Sie nun tief durch die Nase ein. Drehen Sie dann Ihre Finger 10-mal langsam hin und her. Atmen Sie dabei ganz langsam durch die Nase aus.
● Nehmen Sie die Zeigefinger aus den Gehörgängen. Atmen Sie nun 3 bis 4 Minuten lang tief durch die Nase ein und aus.
● Wiederholen Sie diese Übung mindestens 3-mal und wenn es Ihnen angenehm ist auch bis zu 5-mal.

Nebenhöhlenentzündung

Entzündungen der Nasennebenhöhlen, Kiefer- oder Stirnhöhle, zeigen sich in den meisten Fällen zuerst durch starken Schnupfen, Kopfschmerzen und das Gefühl der Taubheit im Kopf. Oft gehen mit diesen Symptomen auch Ohrenschmerzen und Fieber einher. Empfindet man die Schmerzen eher in der Stirn- und

Scheitelgegend, so handelt es sich um eine Stirnhöhlenentzündung. Bei einer Kieferhöhlenentzündung sind sie dagegen im Wangenbereich lokalisiert. Da Nebenhöhlenentzündungen leicht chronischer Natur werden können, sollte man sie gründlich auskurieren. Sollten sich die Beschwerden trotz der unten stehenden Behandlung nicht nach zwei Tagen gebessert haben, fragen Sie einen Arzt um Rat. Dies gilt auch dann, wenn sich hohes Fieber – über 39 °C – einstellt und die Kopfschmerzen immer stärker werden. Hier ist unbedingt eine ärztliche Diagnose erforderlich, um andere Ursachen auszuschalten.

Ursachen Die Lunge übernimmt die Verantwortung für das richtige Funktionieren der Nase. Einige Meridiane haben jedoch ihren Verlauf direkt neben oder über der Nase, weshalb die ihnen zugeordneten Organe bei Erkrankungen der Nase ebenfalls eine wichtige Rolle spielen: Hierzu gehören der Dickdarm- und der Magenmeridian. Sie versorgen neben dem Lungenmeridian die Nase mit Qi und Xue. Nebenhöhlenentzündungen treten häufig als Folge eines Schnupfens oder eines grippalen Infekts auf. Verursacher dafür sind in der Regel klimatische Widrigkeiten wie Wind (Feng), Kälte (Han), Hitze (Re) und Trockenheit (Zao), aber auch chemisch-physikalische Reize wie Staub, Rauch und Gase. Durch letztere kann es zu einer chronischen Hitzestauung (Yu-Re) in der Nase und in den Nebenhöhlen kommen. In erster Linie wird bei einer Entzündung der Nebenhöhlen die Beeinträchtigung des Qi der Lunge (Fei Qi-Xu) verantwortlich gemacht. Diese kann auch die Folge der Funktionsschwäche der Milz (Pi) sein, wie etwa durch Gewichtsabnahme bei chronischen Verdauungsproblemen oder Stoffwechselstörungen, Vitaminmangel oder Blutarmut. Auch heiße, scharfe und fette Speisen können die Entstehung einer Nebenhöhlenentzündung begünstigen.

Sorgen, Ängste oder aufgestaute Emotionen können sich durch eine Entzündung in den Nasennebenhöhlen, die besonders gefühlssensibel reagieren, zeigen. Doch auch Polypen oder Fehlstellungen der Nasenscheidewand, die die Nasenatmung und die Belüftung der Nebenhöhlen beeinträchtigen, können diese Beschwerden hervorrufen. Diese Ursachen kann nur ein Arzt abklären.

Akupressur

● DI 4 – Hegu oder Das geschlossene Tal
Den Daumen an den ausgestreckten Zeigefinger pressen, am höchsten Punkt der entstehenden Muskelwölbung liegt DI 4
● DI 11 – Quchi oder Der gebogene Graben
Am Ende der äußeren Beugefalte des Ellenbogens bei rechtwinkliger Beugung des Gelenks
● DI 20 – Yingxiang oder Den Geruch willkommen heißen
In der Falte zwischen Nasenflügel und Lippe

Qi Gong

- Beide Füße stehen parallel und in Schulterbreite auseinander. Legen Sie Ihre linke Hand auf den Kopf und die rechte 15 Zentimeter vor den Mund. So spüren Sie an der Handinnenfläche Ihr Ein- und Ausatmen. Danach wechseln Sie die Hände.
- Reiben Sie mit beiden Daumen 20-mal entlang der Nase schräg nach oben. Stellen Sie sich dabei vor, dass die Wärme tiefer in die Nasennebenhöhlen hineingeht.
- Atmen Sie tief durch die Nase ein. Beide Hände vom Körper her auf beiden Seiten langsam nach oben strecken. Dabei den Kopf langsam nach hinten beugen. Die Füße werden ebenfalls langsam nach oben gestreckt. Dies alles geschieht während einer langen tiefen Einatmung.
- Die langsame Ausatmung vollziehen Sie, indem die nach oben gestreckten Arme ganz allmählich zum Mund geführt werden. Dabei stellt man sich vor, dass man Energie aus dem Universum durch die Hand aufnimmt und in den Körper hineingibt. Die Füße werden jetzt wieder gerade auf den Boden gestellt.

Massage

Drücken Sie 2 Punkte, die in der Ecke jedes Nasenflügels genau über dem Mundwinkel liegen. Mindestens 1/2 Minute lang gleichmäßig kneten.

Manche Infektionskrankheiten ziehen häufiger eine schmerzhafte Mittelohrentzündung nach sich. Bekannt sind diese Folgeerkrankungen bei Grippe und Masern; eine besonders ernste Form der Mittelohrentzündung kann einer Scharlachinfektion folgen.

Ohrenschmerzen

Häufig sind es Kinder, die im Zug von fieberhaften Erkältungskrankheiten mit einer Halsentzündung und/oder Schnupfen unter Ohrenschmerzen leiden. In manchen Fällen handelt es sich dabei auch um eine Mittelohrentzündung. Die Schleimhäute im Nasen-Rachen-Raum schwellen dabei so stark an, dass die Ohrtrompete verschlossen und das Mittelohr nicht mehr belüftet wird. Typische Anzeichen sind starke Ohrenschmerzen, Ohrgeräusche und Schwerhörigkeit. In den meisten Fällen kommt es zu sehr hohem Fieber. Eine Mittelohrentzündung gehört immer in die Hand eines Facharztes. Die nachstehenden Empfehlungen können seine Therapie unterstützen.

Ursachen Das Ohr wird immer mit den Nieren (Shen) zusammen betrachtet, denn ihr Qi führt hinauf zu den Ohren. In der chinesischen Medizin heißt es: »Das Ohr ist die Öffnung der

Niere.« Doch auch Leber (Gan) und Herz (Xin) stehen in enger Beziehung zum Ohr. Störungen dieser Organe können also auch Ohrerkrankungen hervorrufen. Zu einer Mittelohrentzündung kommt es meist infolge von Infekten im Nasen-Rachen-Raum. Verantwortlich dafür sind in der Regel Wind, Kälte und auch Nässe. Auslöser der Entzündung sind eitererregende Bakterien, meist Streptokokken, oder Grippeviren.

Akupressur

- 3 E 21 – Ermen oder Das Ohrtor
Am Beginn des Ohrs in der Vertiefung
- DÜ 18 – Qiangjian oder Der kräftige Zwischenraum
Am Hinterkopf auf der gedachten Linie zwischen Scheitel und Wirbelsäule oberhalb der Mitte
- LG 20 – Baihui oder Hundert Zusammenkünfte
Oben auf dem Scheitelpunkt in der Mitte der Schädeldecke
- G 2 – Tinghui oder Hören können
Bei geöffnetem Mund in der Mulde oberhalb des Ohrläppchens an der Seite des Wangenknochens
- 3 E 17 – Yifeng oder Der Vorhang im Wind
Hinter dem Ohrläppchen

Auch der Zahnarzt kann manchmal helfen, wenn Ohrenschmerzen quälen. Entzündete oder vereiterte Zahnwurzeln, besonders an den Backenzähnen, können bis zum Ohr ausstrahlen.

Ohrentropfen

2 Süßwasserperlen im Mörser zermahlen und mit 3 Oliven in 1/8 Liter Sesamöl etwa 1 Woche einlegen. Danach erwärmen Sie das Öl und geben es in das betroffene Ohr.

Schnupfen

Zusätzlich zum Husten stellt sich bei Erkältungen meist ein Schnupfen ein. Er kündigt sich in der Regel mit Brennen und Kitzeln in Nase und Rachen an, das über einige Tage anhalten kann. Dann schwillt die Nasenschleimhaut langsam zu und sondert binnen der folgenden 12 bis 36 Stunden mehr und mehr Sekret ab.
Zu diesen Symptomen gesellen sich noch Kopfschmerzen, allgemeines Krankheitsgefühl, Gliederschmerzen und Frösteln. Nach ein paar Tagen lässt der Schnupfen langsam nach, vorausgesetzt, es kommt zu keiner Zweitinfektion. Ein Schnupfen kann auch Vorbote einer schweren fieberhaften Virusgrippe

sein und sollte deshalb gut ausgeheilt werden. Hält sich der Schnupfen über mehr als zehn Tage und treten darüber hinaus Kopfschmerzen und Fieber auf, besteht der Verdacht auf eine eitrige Nebenhöhlenentzündung (siehe dazu auch Seite 186ff.). Bei besonders hartnäckigen Beschwerden kann es sich auch um Heuschnupfen (siehe dazu auch Seite 184) handeln. In diesen Fällen sollten Sie einen Arzt hinzuziehen.

Ursachen Hinter dem an sich harmlosen, jedoch unangenehmen Schnupfen stecken in den meisten Fällen Rhinoviren, Krankheitserreger, die sich bevorzugt an der Nasenschleimhaut festsetzen und diese reizen. Die schädlichen Einflüsse von Wind (Zugluft) und Kälte greifen über die Haut die Lunge an. Da Nase und Nebenhöhlen sich im Krankheitsfall häufig gegenseitig in Mitleidenschaft ziehen, werden sie oft ähnlich behandelt (siehe dazu auch »Nebenhöhlenentzündung«, Seite 186ff.).

Vitamin-C-reiches Obst sollten Sie bei Schnupfen wie bei allen Erkältungskrankheiten in größeren Mengen zu sich nehmen. Dazu gehören Kiwis, Grapefruits, Orangen, Zitronen und Ananas.

Akupressur

● LU 7 – Lieque oder Der Fehler in der Reihe
Zwischen der Furche zwischen Elle und Speiche, 1 1/2 Daumen breit vom Handgelenkspalt entfernt
● DI 20 – Yingxiang oder Den Geruch willkommen heißen
In der Falte zwischen Nasenflügel und Lippe

Massage

Drücken Sie den Punkt, der auf der Mittellinie der Stirn liegt, etwas hinter dem Haaransatz. Wenn Sie mit dem Finger der Verlängerung des Nasenrückens folgen, halten Sie genau diese Linie ein. Den Punkt kräftig 1/2 Minute lang massieren.

Heilbad

1/2 Glas Franzbranntwein mit 1 Hand voll Tannennadeln und 30 Gramm klein geschnittenem Ingwer in das Badewasser geben. So heiß wie möglich 1/2 Stunde darin baden. Danach für 2 bis 3 Minuten die Badewanne verlassen, 1 Glas Wasser trinken und nochmals 10 Minuten lang baden. Anschließend abtrocknen, warm zudecken und schlafen.

Rotlichtbestrahlung

Bestrahlen Sie 10 Minuten lang den Dazhin-Punkt. Er liegt hinten an der Halswirbelsäule auf dem vorspringenden Knochen, wenn man den Kopf nach vorne beugt.

Sehstörungen

Wenn die Buchstaben beim Lesen leicht verschwimmen und sich beim Sehen oder Lesen ein leichtes Schwindelgefühl einstellt, liegen häufig Sehstörungen oder eine Sehschwäche vor. Auch ständige Kopfschmerzen und ein lokales Schmerzgefühl können darauf beruhen. Ermüden die Augen zudem rasch, sieht man häufig doppelt, wird »nachtblind« und hat den Eindruck einer gestörten Nah- oder Fernsicht, so kann man von Störungen der Augen ausgehen.

Ursachen Überanstrengung gekoppelt mit erschlafften Augenmuskeln sind die häufigste Ursache für Sehstörungen. Hinzu kommen können auch eine geschwächte Leber oder Gallenblase als Beschwerdeursachen, das kann jedoch nur ein kundiger Arzt klären. In China tragen relativ wenige Menschen Brillen, was man darauf zurückführt, dass bereits den Schulkindern Übungen beigebracht werden, die die Sehkraft stärken, wiederherstellen oder einer Schwäche vorbeugen können.

Augengymnastik kann bei starker Kurzsichtigkeit zwar nicht die Brille überflüssig machen. Sie kann aber bei regelmäßiger Anwendung die kleinen Muskeln um das Auge so stärken, dass sie weniger schnell ermüden.

Chinesische Augengymnastik

● Halten Sie den Kopf gerade, blicken Sie dann zu Boden und anschließend hinauf in den Himmel.

● Blicken Sie erst ganz weit nach links, dann ebenso weit wie möglich nach rechts, ohne den Kopf zu drehen.

● Blicken Sie zunächst hinauf, dann seitlich über Ihren Augenwinkel hinunter, und dann über den anderen Augenwinkel wieder hinauf.

● Rollen Sie die Augäpfel in beide Richtungen, dabei alle 5 Runden abwechseln.

● Fixieren Sie einen Punkt in kurzer Entfernung (höchstens 2 Meter). Dann blicken Sie hinaus auf einen weit entfernten Punkt. Wiederholen Sie diese Übung 10-mal.

Akupressur

● B 11 – Dashu oder Das große Webschiffchen
In der Vertiefung am Innenwinkel des Auges oberhalb des Tränenkanals

Massage

● Massieren Sie den Bereich unter dem seitlichen Augenbrauenende am knöchernen Rand der Augenhöhle. Kreisen Sie dabei mit dem Daumenballen bis zu 30-mal. Wiederholen Sie dies auch am anderen Auge, und drücken Sie bei der Massage nicht zu fest auf den Punkt.

● Drücken Sie dann mit Daumen und Zeigefinger den Bereich am inneren Knochenrand der Augenhöhle. Drücken Sie zunächst beide Punkte in Richtung des Nasenrückens gegeneinander, dann nach unten, dann nach oben. Wiederholen Sie dies 30-mal.

Heilendes Nahrungsmittel
Hühnerleber

Das volkstümliche Augenrezept, mehrere Möhren täglich zu essen, hält übrigens wissenschaftlicher Überprüfung nicht stand. Die enthaltenen Karotinoide kommen zwar unserer Gesundheit zugute, stärken aber in dieser Form nicht nachweislich die Sehkraft.

Verkochen Sie 2 Hühnerlebern mit 100 Gramm Reis und etwas Salz in 1/4 Liter Wasser zu einem Brei, und essen Sie diesen morgens und abends. Dieses Rezept hilft gegen Kurzsichtigkeit und Nachtblindheit.

Bittentherapie bei grauem oder grünem Star

Beim grauen Star, einer Trübung der Augenlinse, sollten Sie – ebenso wie beim grünen Star, einer Augenerkrankung mit erhöhtem Augeninnendruck – unbedingt einen Augenarzt aufsuchen. Die chinesische Bittentherapie (siehe Seite 83) können Sie begleitend zur Behandlung durchführen.

● Die beiden Füße stehen bequem und parallel in Schulterbreite auseinander.
● Halten Sie beide Hände so, als hielten Sie einen Fußball vor der Brust.
● Die Augen sollten leicht geschlossen sein. In Gedanken sieht man die Umrisse des Balls vor sich. Gleichzeitig sollte man sich vorstellen, dass sich in diesem Ball ein See befindet, in den man hineinblickt.
● Jetzt schweifen ihre Gedanken zum Thema »Jugend und Gesundheit«. Fühlen Sie folgenden Aussagen nach: »Ich habe gerade Energie und Kraft aus der Natur geholt«, und: »Meine Augen sind sehr hell.«
● Nach Abschluss der Übung sollten Sie folgendes Wort vor sich hinsagen: Liang. Es bedeutet im Chinesischen so viel wie heller, freier. Dieses Wort wiederholen Sie einige Male.
● Nach etwa 5 Minuten wäscht man sein Gesicht und besonders die Augen mit klarem, sauberem Wasser.
● Die Therapie wird täglich 1-mal durchgeführt, so lange, bis sich eine Verbesserung der Beschwerden einstellt.

Beschwerden des Herz- und Kreislaufsystems

Das Zang-Organ Herz ist zuständig für den Blutkreislauf und steht gleichzeitig in sehr enger Beziehung zu unserem geistig-seelischen Bewusstsein. Innere Faktoren spielen daher bei den Erkrankungen des Herz- und Kreislaufsystems eine bedeutende Rolle. Wichtig sind bei der Diagnose auch die Untersuchung der Wechselbeziehungen zwischen Herz und Lunge (siehe auch »Beschwerden des Atemsystems«, Seite 170ff.) sowie Herz und Nieren, Leber und Milz.

Sind beispielsweise die Nieren geschwächt, und das Wasser kann nicht ausreichend aus dem Körper ausgeschieden werden, so belastet dies das Herz. Dieses wiederum kann die Nieren nicht mit genügend Blut versorgen, wodurch es zu Beschwerden wie Ödemen, Nervosität oder Schlafstörungen kommen kann. Ist die Leber gestört, so kann die gemeinsame Aufgabe der beiden Zang-Organe Herz und Leber, den Blutkreislauf aufrecht zu erhalten, nicht mehr erfüllt werden. Es kommt zu Bluthochdruck. Ist hingegen die Milz aufgrund von Erkrankungen des Magen- und Darmtrakts beeinträchtigt, so wird das Herz mit zu wenig Blut versorgt. Es kommt zu Schlafstörungen, aber auch zu Appetitlosigkeit und Stressanfälligkeit. Weitere Faktoren, die das Herz- und Kreislaufsystem beeinträchtigen, sind darüber hinaus eine schwache Konstitution, eine geringe Kondition, wenig Bewegung, Fehlernährung, Kälte und Feuchtigkeit.

Arteriosklerose

Eine Verkalkung der Arterien in den Beinen zeigt sich durch Krämpfe und Schmerzen der Beinmuskeln beim Gehen. Sklerotische Veränderungen im Gehirn hingegen zeigen sich durch ein nachlassendes Kurzzeitgedächtnis, eine Verkalkung der Herzkranzgefäße wiederum durch Schmerzen in der Brust. Arteriosklerose kann die Vorstufe zu ernsthaften Herz- und Kreislaufbeschwerden sein, weshalb man sich auf jeden Fall in die Behandlung eines Arztes begeben sollte.

Das Herz wird in der chinesischen Medizin als der Kaiser der Organe bezeichnet. Für die Diagnose ist u. a. das Aussehen der Zunge wichtig: Dicke und Farbe des Belags sowie die Durchblutung des Zungenkörpers geben beispielsweise Aufschluss darüber, ob ein Zustand der Leere oder der Fülle herrscht.

Ursachen Fett- und Kalkablagerungen an den Gefäßinnenwänden begünstigen eine Verkalkung der Blutgefäße. Gründe dafür sind die natürliche Abnutzung sowie dauernder Stress. In erster Linie tragen jedoch erhöhte Cholesterinwerte zur Verfettung der Blutgefäße bei. Cholesterin gehört zu den Bestandteilen unseres Bluts und hat die Eigenschaft, sich zusammen mit Kalk an unseren Blutgefäßen abzulagern. Dadurch kann das Blut nicht mehr ungehindert hindurchfließen. Blut- und Herz-Qi-Schwäche sind die Ursachen aus Sicht der chinesischen Medizin.

Cholesterin ist eine fettähnliche Substanz, die die Fließfähigkeit des Bluts verschlechtert und so Ablagerungen in den Gefäßen begünstigt. Besonders cholesterinreich sind tierische Lebensmittel wie Eigelb, Leber und andere Innereien.

Tai Chi Chuan

Führen Sie regelmäßig den Bewegungszyklus des Tai Chi Chuan durch. Er regt die Durchblutung an, verbessert die Atmung und macht die Gelenke beweglicher.

Heilende Nahrungsmittel

Eine ganze Reihe innerer Organe, allen voran die Leber, sind dazu befähigt, Cholesterin aufzubauen, weshalb wir eigentlich kein zusätzliches Cholesterin aus der Nahrung benötigen. Cholesterinreich sind Nahrungsmittel wie Eigelb, Butter, Sahne und fettes Fleisch. Ansonsten empfiehlt sich eine Ernährung im Sinn der fünf Elemente. Sie ist ausgewogen und versorgt den Körper mit allen notwendigen Nährstoffen.

Gemüsesaft mit Spinat
4 Teile Möhrensaft, 2 Teile Selleriesaft, 1 Teil Petersilien- und 4 Teile Spinatsaft mischen und täglich 1/2 Liter davon trinken. Der Saft hilft, Ablagerungen aus den Gefäßen zu schwemmen.

Gemüsesaft mit Rote Bete
10 Teile Möhrensaft, 3 Teile Rote-Bete-Saft und 3 Teile Gurkensaft mischen und täglich 1/2 bis 1 Liter davon trinken. Alkalisiert die Nieren und hilft dabei, Bluthochdruck vorzubeugen.

Sojabohnensuppe
➔ Rezept siehe »Frühstück«, Seite 113
Das im Soja enthaltene Lezithin stärkt Gehirn und Nerven.

Weizenkeimöl
1 Teelöffel Weizenkeimöl nach dem Frühstück und nach dem Abendessen stärkt das Nervensystem.

Knoblauch
Verwenden Sie beim Kochen möglichst oft frischen Knoblauch. Er reinigt das Blut und entfernt Ablagerungen an den Gefäßinnenwänden. Zudem fördert er die Verdauung.

Schwarzer Mu-err-Pilz

Dieser chinesische Pilz sollte öfter auf Ihrem Speiseplan stehen. Er reinigt die Blutgefäße.

Apfelessig

Trinken Sie jeden Morgen nach dem Aufstehen auf nüchternen Magen 2 Esslöffel Apfelessig gemischt mit 1/2 Glas Mineralwasser. Nach Geschmack mit etwas Honig süßen.

Bluthochdruck

Erhöhte Blutdruckwerte verursachen zeitweilige Kopfschmerzen und Schwindelanfälle (gelegentlich Tinnitus, siehe dazu auch Seite 185). Die Blutgefäße werden durch den hohen Druck ständig überbeansprucht. In der Folge kann es zu Veränderungen an Arterien und Venen kommen, die Beschwerden wie Arteriosklerose, Herzinfarkt, Schlaganfall und Nierenversagen den Weg ebnen. Der Blutdruck eines Menschen gilt als erhöht, wenn der Wert bei wiederholten Messungen zu verschiedenen Zeiten über 165/95 mm Hg liegt. Die Werte für gesunde Erwachsene setzt man zwischen 110/75 und 140/90 mm Hg an. Typische Symptome sind rote Gesichtsfarbe, trockener Mund und Rachen, leichte Reizbarkeit, Schlafstörungen mit vielen Träumen, trockener oder verstopfter Stuhl und erhöhte Wärmeempfindlichkeit. Bei ständigem Bluthochdruck sollte ein Arzt konsultiert werden.

Ursachen Zu Bluthochdruck führen mehrere unterschiedliche Faktoren. Am häufigsten sind Übergewicht, Rauchen, zu viel Alkohol, eine zu kochsalz-, kohlenhydrat- und kalorienreiche Ernährung, seelische Faktoren (Stress), gleichzeitige Diabetesmellitus- und Gichterkrankungen sowie eine ererbte Veranlagung. In der Regel ist das Yin-Yang-Gleichgewicht der Leber und der Nieren gestört, welche dann auch die Funktion des Herzes wesentlich beeinträchtigen.

Der Blutdruck kann je nach Tagesverfassung sehr schwanken. Auch psychische Gründe spielen eine große Rolle: So gibt es nicht wenige Menschen, deren Blutdruck bei Messungen aus innerer Anspannung stark ansteigt, während sie eigentlich normale Werte haben. Nur häufige Kontrollen können aussagefähige Ergebnisse bringen.

Akupressur

● LE 3 – Taichong oder Der große Impuls
An den unmittelbaren Enden der beiden Mittelfußknochen der großen und der zweiten Zehe, direkt unterhalb der Haut zwischen den beiden Zehen
● LE 2 – Xingjiang oder In den Zwischenraum gehen
An der Haut zwischen der großen und der zweiten Zehe

● M 36 – Zusanli oder Drei Meilen am Fuß

Außen am Schienbein, 4 Querfinger unterhalb der Kniescheibe liegt dieser Stärkungspunkt, der bei Yin-Mangel hilft

● LG 20 – Baihui oder Hundert Zusammenkünfte

Oben in der Mitte der Schädeldecke auf der gedachten Mittellinie zwischen den Ohrenachsen

Fußbad

Bereiten Sie sich regelmäßig ein lauwarmes Fußbad (etwa 30 °C mit 10 Minuten Verweildauer), in das Sie einige frische Rettichscheiben geben.

Heilende Nahrungsmittel

Ein chinesisches Rezept empfiehlt zur Behandlung von Bluthochdruck Sesamhonig. Dazu werden Sesamsamen gedämpft und zerdrückt und mit gut derselben Menge Honig vermischt. 2-mal täglich werden je 2 Esslöffel der Mischung in heißem Wasser aufgelöst und eingenommen.

Gemüsesaft mit Spinat

→ Rezept siehe Seite 194

Gemüsesaft mit Rote Bete

→ Rezept siehe Seite 194

Chrysanthementee

10 Gramm getrocknete Chrysanthemen aus der Apotheke mit 3 Gramm grünem Tee mischen. Mit 1 Liter heißem Wasser aufgießen und nach 5 Minuten abseihen. Mehrere Tage hintereinander 1 Liter pro Tag trinken.

Möhren-Rote-Bete-Saft

Möhrensaft und Rote-Bete-Saft zu gleichen Teilen mischen und täglich 1/2 bis 1 Liter davon trinken.

Roher Spinat

Roh hilft das Gemüse dabei, den Säuregehalt im Blut und im Verdauungstrakt wiederherzustellen und so Ablagerungen in den Gefäßen und Bluthochdruck zu reduzieren.

Selleriesaft

Trinken Sie täglich 1 Glas frisch gepressten Selleriesaft.

Blutdruck, niedriger

Ein zu niedriger Blutdruck zeigt sich durch Müdigkeit, geringe Leistungsfähigkeit, Konzentrationsschwäche sowie durch kalte Hände und Durchblutungsstörungen an den Beinen. Bei Blutdruckabfall im Stehen kommt es zu Herzjagen, Schwindelgefühlen, Schwarzwerden vor den Augen und Leeregefühl im Kopf; im schlimmsten Fall auch zu Ohnmachtsanfällen.

Ursachen Zu niedriger Blutdruck ist meist konstitutionell bedingt, oder er kann vererbt sein. Diese Veranlagung, die vor allem bei sehr schlanken Menschen und bei Frauen gehäuft auftritt, stellt an sich keine wirkliche Gefahr für die Gesundheit dar. Für Ihr allgemeines Wohlbefinden sollten Sie aber dennoch etwas dagegen unternehmen. Im Zweifelsfall sind auch die Nieren etwas geschwächt und beeinflussen so die Herzfunktionen. Bei Neigung zu Kreislaufzusammenbrüchen müssen Sie Ihren Blutdruck ärztlich überwachen und behandeln lassen, denn diese Schwächeanfälle sind sehr belastend für den Organismus.

Akupressur

● N 1 – Yongquan oder Die sprudelnde Quelle
In der Mitte der Fußsohle in der Ballenregion, mehrmals am Tag drücken
● M 36 – Zusanli oder Drei Meilen am Fuß
1 Hand breit unter der Kniescheibe und 1 Querfinger seitlich außen, mehrmals am Tag intensiv bearbeiten, gemeinsam mit:
● KG 6 – Qihai oder Meer des Qi
3 Querfinger oberhalb der inneren Handgelenksquerfalte, genau in der Mitte der beiden Unterarmknochen

Qi Gong

Führen Sie regelmäßig Übung 4 der allgemeinen Qi-Gong-Übungen (siehe Seite 97) durch.

Wasseranwendungen

Kalte Waschungen

Die chinesische Medizin empfiehlt Kaltreize. Für Waschungen tauchen Sie morgens noch vor dem Aufstehen einen Waschlappen in kaltes Wasser, das Sie neben dem Bett stehen haben. Waschen Sie damit nacheinander Arme, Brust und Nacken. Mit der Zeit können Sie auch eine Ganzkörperwaschung vornehmen. Anschließend sollten Sie noch 1/4 Stunde lang im warmen Bett ruhen.

Kalte Armgüsse

Gießen Sie morgens nach dem Aufstehen mit dem Duschschlauch (den Brauseteil abschrauben) beginnend an der Außenseite des einen Arms hinauf zur Schulter und wieder hinab, so dass der Guss am Daumen abfließt. Gießen Sie dann noch einmal an der Daumenseite beginnend am Innenarm

Besonders empfehlenswert bei Beschwerden durch niedrigen Blutdruck ist auch Tai Chi Chuan. Regelmäßige Übungen helfen dabei, den Blutdruck zu stabilisieren.

197

hinauf bis zum Oberarm und wieder hinab, so dass der Guss am kleinen Finger abfließt. Wiederholen Sie diesen Guss, bei dem das Wasser sanft fließen und keinesfalls von der Haut wegspritzen sollte, auch am anderen Arm.

Armbad für den Notfall

Sollten Sie während des Tages an Schwindelgefühlen oder ähnlichen Symptomen für niedrigen Blutdruck leiden, kühlen Sie Ihre Handgelenke mit kaltem Wasser.

Wassertreten

Füllen Sie die Badewanne knapp kniehoch mit kaltem Wasser. Steigen Sie etwa 1 Minute lang darin herum, und ziehen Sie bei jedem Schritt Ihr Knie kräftig an die Brust.

Heilende Nahrungsmittel

Ingwer und Ginseng

Ingwer und Ginseng stärken die Nieren; Sie sollten beides möglichst vielen Gerichten zusetzen.

Rosmarin-Weißdorn-Tee

Viele Menschen mit niedrigem Blutdruck sind passionierte Kaffeetrinker, weil sie seine anregende Wirkung schätzen. Leider folgt der kurzfristigen Blutdruckerhöhung bald ein ausgeprägtes Tief, so dass sich langfristig die unangenehmen Begleiterscheinungen eher verschlimmern.

2 Teelöffel eines Gemischs zu gleichen Teilen aus Weißdorn und Rosmarin mit 1/4 Liter kochendem Wasser übergießen, 5 Minuten lang ziehen lassen, abseihen und nach Belieben mit etwas Honig gesüßt morgens nach dem Aufstehen trinken.

Hühnersuppe

Nehmen Sie vormittags 1 Schale Hühnersuppe, die Sie stark salzen, zu sich. So nähren Sie das Nieren-Yang.

Durchblutungsstörungen

Kalte Füße und Hände, ein Kältegefühl in der Bauchregion und im Rücken in der Gegend um das Kreuzbein herum sowie ein Kribbeln in den betroffenen Regionen sind oft untrügliche Zeichen für Durchblutungsstörungen. Die Haut fühlt sich besonders an den Extremitäten kühl und trocken an und ist blass.

Junge wie ältere Menschen leiden an dieser Volkskrankheit, die rechtzeitig behandelt werden sollte, um Folgeschäden wie Schmerzen, Arteriosklerose und einer Mangeldurchblutung des gesamten Körpers vorzubeugen.

Ursachen Bei Durchblutungsstörungen liegen in der Regel Blut- und Qi-Schwäche vor. Letztere ist dafür verantwortlich, dass das Blut nicht ausreichend durch den Körper bewegt werden kann.

Zu wenig Bewegung, Übergewicht und übermäßiges Rauchen führen zu diesen Mangelerscheinungen. Aber auch innere Faktoren, die zu Muskelverspannungen führen, können die Durchblutung behindern.

Akupressur

● M 36 – Zusanli oder Drei Meilen am Fuß
Außen am Schienbein, 4 Querfinger unter der Kniescheibe
● MP 6 – Sanyinjiao oder Kreuzung der drei Yin-Meridiane
An der Unterschenkelinnenseite, 4 Finger breit über dem Knöchel
● MP 9 – Yinlingquan oder Quelle am Yin-Grabhügel
Tasten Sie bei gebeugtem Knie an der Innenseite bis zur Kniekehle. Knapp unter dem runden Knochenvorsprung, den Sie hier fühlen, liegt dieser Punkt
● N 2 – Rangu oder Das natürliche Tal
Auf dem höchsten Punkt des Fußgewölbes, am inneren Rand des Fußes
● KG 6 – Qihai oder Meer des Qi
4 Querfinger über dem Schambein und knapp unter dem Nabel

Eine morgendliche Bürstenmassage des ganzen Körpers mit Naturborsten steigert ebenfalls die Durchblutung und macht die Haut gleichzeitig klar und rosig. Bürsten Sie immer von Beinen und Armen ausgehend in Richtung Herz.

Wasseranwendungen

Ansteigendes Fußbad
Füllen Sie eine Wanne mit warmem Wasser. Stellen Sie Ihre Füße hinein, und gießen Sie nach und nach heißes Wasser hinzu, bis es etwa 40 °C beträgt. Das Wasser sollte nicht über die Knöchel reichen. Sie können dies auch für die Hände anwenden.

Tautreten
Nach dem Aufstehen erwärmen Sie Ihre Füße mit einem warmen Fußbad, reiben dann mit einem Luffahandschuh Ihre Unterschenkel von unten bis zum Knie aufsteigend ab und gehen dann barfuß hinaus und laufen im taunassen Gras.

Heilende Nahrungsmittel

Weißdorntee
2 Teelöffel Weißdornblüten mit 1/4 Liter kochendem Wasser überbrühen und 20 Minuten lang ziehen lassen. Nach Geschmack mit Honig süßen und morgens schluckweise trinken.

Safrantee
Bereiten Sie sich einen Tee aus bis zu 3 Gramm Safran und 1/4 Liter heißem Wasser zu und trinken diesen 1-mal am Tag.

Achten Sie bei Anwendungen mit Safran unbedingt auf die angegebene Dosierung, da er sonst giftig wirken kann.

Herzrhythmusstörungen

Einen Anfall von Herzrhythmusstörungen empfindet der Betroffene als Herzstolpern. Dabei scheint das Herz z. B. einen Schlag auszusetzen, und der darauffolgende Herzschlag wird dafür als besonders stark empfunden. Es kommt zu einem Gefühl innerer Unruhe und Hektik sowie einer vorübergehenden Kreislaufschwäche. Bei »Herzflattern« hingegen kommt es zu einem anfallartigen Ansteigen der Pulsfrequenz auf mehr als 100 Schläge pro Minute. Der Betroffene fühlt ein Flattern in der Brust bei gleichzeitiger Schwäche und Kraftlosigkeit. Der Blutdruck fällt, und es können Schocksymptome eintreten.

Ursachen Nervosität, seelische Überbelastung, Dauerstress und Verunreinigungen der Blutgefäße durch Fehlernährung; zu viel Kaffee, Alkohol oder Nikotin sind äußere Faktoren, die zu den oben genannten Symptomen von Herzrhythmusstörungen führen können. In der chinesischen Medizin legt man dieser Störung meist einen Yin-Mangel oder eine Störung innerer Organe zugrunde, die zu den Hitzesymptomen des Herzes führen. Auch ein verspannter Trapezmuskel kann zu den beschriebenen Symptomen führen.

Herzrhythmusstörungen sind für den Betroffenen meist sehr beängstigend. Oft sind die Beschwerden aber an sich harmlos, und die auslösenden seelischen Ursachen brauchen weit mehr Aufmerksamkeit als die Symptome.

Akupressur

● H 4 – Lingdao oder Der wundertätige Weg
An der Innenseite des Unterarms, 3 Querfinger von der Beugefalte des Handgelenks entfernt

Qi Gong

→ Übungen siehe Seite 171f.

Bewegungstraining

Regelmäßige Bewegung fördert die Durchblutung und entspannt Körper, Geist und Seele. Geeignet sind Tai Chi Chuan (siehe dazu Seite 84ff.) oder auch leichtes Jogging. Laufen Sie jeden Tag etwa 10 Minuten lang, und kontrollieren Sie dabei Ihren Puls. Er sollte zwischen 100 und 120 Schlägen liegen.

Heilende Nahrungsmittel

Stellen Sie Ihren täglichen Speiseplan auf eine ausgewogene und vollwertige Ernährung um, am besten im harmonisierenden Sinn der fünf Elemente.

Möhren-Sellerie-Saft

4 Teile Möhrensaft, 2 Teile Selleriesaft, 1 Teil Petersilien- und 2 Teile Spinatsaft mischen und täglich 1/2 bis 1 Liter davon trinken. Dieser Saft stärkt das Blut und reinigt die Gefäße.

Blaue Trauben

Essen Sie 5 Tage ausschließlich bis zu 1 1/2 Kilogramm blaue Trauben. Dies hilft nicht nur dabei, erfolgreich Übergewicht abzubauen, sondern stärkt auch Herzklappen und -muskeln.

Weizenkeimöl mit Knoblauch

Mischen Sie 2 bis 3 frisch gepresste Knoblauchzehen mit 1 Teelöffel Weizenkeimöl, und nehmen Sie dies 1- bis 2-mal täglich nach den Mahlzeiten ein. So stärken Sie Ihre Blutgefäße.

Sellerie-Birnen-Wasser

Kochen Sie 500 Gramm Sellerie und 60 Gramm Balsambirne 1/4 Stunde lang in 1/2 Liter Wasser. Seihen Sie die festen Bestandteile ab, und trinken Sie mehrmals täglich von dem warmen Sud, der Yin-stärkend wirkt.

Hitzschlag

Ungewohnte Hitze in fremden Ländern, aber auch heiße Sommer zu Hause können manchen Menschen schwer zu schaffen machen. Schlimmstenfalls kommt es zu einem Hitzschlag, der sich mit Schweißausbrüchen, Kurzatmigkeit und Erschöpfung, manchmal auch mit Übelkeit und Erbrechen ankündigt. Bei Kreislaufversagen sollte sofort ein Arzt hinzugezogen werden.

Ursachen Auslöser für einen Hitzschlag oder ähnliche Beschwerden ist die zu große Hitze, der man seinen Körper ausgesetzt hat. Hitzschlag ist eine akute Erkrankung, bei der durch die Hitze der Herzmeridian gestört wird. Es kommt zu einer Schwäche des Herz-Kreislauf-Systems, wodurch alle anderen Organe blockiert oder gestört werden können.

Qi Gong

Diese Übung wirkt vorbeugend an heißen Tagen.

● Setzen Sie sich im Schneidersitz in einem kühlen Raum entspannt auf den Boden.

● Legen Sie nun Ihre Hände auf den Kopf. Die Frau legt ihre rechte Hand auf den Kopf und die linke darüber, der Mann die linke direkt auf den Kopf und die rechte darüber.

Wenn Herzrhythmusstörungen anfallsweise auftreten, ist es schwer, eine Diagnose zu stellen. Ein Langzeit-EKG, bei dem der Betroffene mindestens 24 Stunden lang Aufzeichnungsgeräte mit sich herumträgt, ist eine übliche Methode der westlichen Medizin, die Art der Störung näher zu bestimmen.

- Atmen Sie nun folgendermaßen: Beim tiefen und langsamen Einatmen drücken Sie Ihre Hände auf den Kopf, beim tiefen und langsamen Ausatmen lockern Sie sie. Stellen Sie sich dabei vor, wie die kühle und angenehme Energie des Universums beim Einatmen tief in Ihren Körper dringt und wie beim Ausatmen störende Hitze entweicht.

- Bilden Sie dann mit Daumen und Mittelfinger ein »O« (die Frau benutzt dazu ihre rechte, der Mann seine linke Hand). Legen Sie Ihre Hand nun in Höhe Ihres Brustkorbs direkt auf den Körper. Die andere Hand ruht wie ein flacher Teller in Höhe des Bauchnabels direkt darunter. Stellen Sie sich jetzt vor, dass sich in Ihrer Hand vor dem Bauchnabel viel Wasser befindet. Atmen Sie tief ein und aus. Fühlen Sie dabei, wie die Hitze durch das »O« über Ihrem Brustbein durch den Körper nach unten in die andere Hand und somit in das »Wasser« fließt.

- Nach mehrmaligem Ein- und Ausatmen massieren Sie die Jinf-Tan-Punkte, die am äußeren Ende der Augenbrauen liegen. Massieren Sie sie 30-mal gegen den und 30-mal im Uhrzeigersinn.

- Mit dem Zeigefinger massieren Sie nun den Reng-Zhong-Punkt, der genau in der Mitte unterhalb der Nase und oberhalb des Munds liegt. Massieren Sie ihn 1 Minute lang.

- Jetzt decken Sie mit beiden Händen Ihre Ohren ab. Ihren Mund lassen Sie dabei offen. Stellen Sie sich vor, dass Ihr Mund wie ein Kamin ist, der mit dem Inneren Ihres Körpers in Verbindung steht. Atmen Sie die frische, kühle Luft ein. Spüren Sie beim Ausatmen, wie die Hitze aus Ihrem Körper entweicht.

Vorbeugend sollten Sie die heißesten Stunden im Schatten oder in kühlen Räumen verbringen. Damit folgen Sie dem Vorbild der Bewohner heißer Länder, die nach elf Uhr vormittags und vor vier Uhr nachmittags anstrengende Tätigkeiten draußen vermeiden und nur gut geschützt an die Sonne gehen. Besonders für Kinder, deren Immunsystem noch nicht ganz ausgebildet ist und deren Kreislauffunktionen auch schwächer sind, sollte man diese Schutzzeiten berücksichtigen.

Heilende Nahrungsmittel

Verzichten Sie in der heißen Jahreszeit auf eiskalte Getränke. Günstiger ist warmer Tee. Grüner Tee z. B. ist erfrischend.

Melonen

Als sommerliche Ernährung und zur Vorbeugung gegen Hitzschlag bieten sich alle Sorten von Melonen an. Durch sie wird der Körper auch mit viel Flüssigkeit versorgt.

Info Kühlen Sie bei großer Hitze Ihre Stirn mit Schalen der Wassermelone. Sie wirken der Hitze des Körpers entgegen.

Tamarindenabkochung

Kochen Sie 15 bis 30 Gramm Tamarinde mit 2 Liter Wasser so lange, bis dieses auf 1/3 seiner ursprünglichen Menge eingekocht ist. Seihen Sie die pflanzlichen Reste ab, und trinken Sie den Sud, der der Übelkeit, bedingt durch die Hitze, vorbeugt.

202

Thymiantee
Überbrühen Sie 1 Teelöffel getrockneten Thymian mit 1/4 Liter Wasser und lassen ihn 10 Minuten lang ziehen. Anschließend abseihen und warm trinken. Zur Vorbeugung sind 3 Tassen täglich empfohlen.

Krampfadern

Krampfadern, wegen ihres typisch schlängelnden Verlaufs auch Krummvenen genannt, sind erweiterte oberflächliche Beinvenen, die deutlich sichtbar unter der Haut verlaufen. Ursache ist ein Stau des zum Herz zurückfließenden Bluts, weil die Venenklappen innerhalb der Venen nicht mehr richtig schließen. In der Folge sind die Beine prall gefüllt, sie fühlen sich müde und schwer an.
Ursachen Krampfadern können durch eine genetische Veranlagung zu Bindegewebsschwäche verursacht sein, die durch jahrelange Fehlhaltungen und zu wenig Bewegung begünstigt wird. Auch die Einnahme der Antibabypille kann ihre Bildung fördern. Qi und Blut sind geschwächt. Bei blutenden oder entzündeten Krampfadern sollte dringend ein Arzt konsultiert werden.

Berufe, in denen man viel stehen muss, aber auch Leistungssportarten, die besonders die Beine beanspruchen, fördern die Entstehung von Krampfadern.

Akupressur
● G 34 – Yanglingquan oder Quelle am Yang-Grabhügel
Am Schnittpunkt der Linien von der unteren und der oberen Begrenzung des Wadenbeinköpfchens
● G 39 – Xuanzhong oder Aufhängung der Glocke
4 Querfinger über dem Fußknochen an der Außenseite des Beins

Heilende Nahrungsmittel
Spinat-Möhren-Saft
3 Teile Spinat mit 5 Teilen Möhren in den Entsafter geben und täglich 1/2 bis 1 Liter davon trinken. Dieser Saft entgiftet und harmonisiert das Blut.
Möhren-Petersilien-Saft
1 Teil rohe Petersilie mit 3 Teilen Möhren in den Entsafter geben und mischen. Davon täglich 1/2 Liter schluckweise trinken. Dieser Saft verbessert das Qi, reinigt das Blut und stärkt die Gefäßwände.

Knoblauch

Essen Sie jeden Tag 3 bis 5 rohe Knoblauchzehen, z. B. etwas zerkleinert auf einem Butterbrot.

Rote-Bete-Saft

Trinken Sie über den Tag verteilt 1/4 Liter des blutstärkenden Safts in kleinen Mengen.

Basilikumtee

Trinken Sie 3-mal täglich 1 Tasse frisch aufgebrühten Basilikumtee. Dazu nimmt man 1 Teelöffel getrocknete Blätter auf 1/4 Liter Wasser und kocht das Ganze kurz auf. Einige Minuten lang ziehen lassen und abseihen.

Info Sie können Basilikumtee auch äußerlich anwenden. Lassen Sie dazu die Blätter noch länger einkochen, dann abseihen und die Abkochung mehrmals täglich auf die betroffenen Stellen auftragen.

Bei einer Venenschwäche der Beine können sich bereits sichtbare Krampfadern leider nicht zurückbilden. In schweren Fällen kann eine operative Entfernung erwogen werden. Durch zahlreiche Selbsthilfemaßnahmen kann man aber eine Verschlechterung und Neubildung weiterer Venenverdickungen verhindern.

Nasenbluten

Nasenbluten macht sich durch mehr oder weniger starkes Bluten aus einem oder beiden Nasenlöchern bemerkbar. Manchmal kommt es dabei auch zu Kopfschmerzen. Wenn die Blutungen nicht nach spätestens 20 Minuten zum Stillstand gekommen sind und womöglich sogar noch stärker werden, sollten Sie einen Arzt rufen. Das gilt auch für Nasenbluten nach Kopf- oder Nackenverletzungen.

Ursachen Zu Nasenbluten kann es durch heftiges Schnäuzen oder Niesen, durch eine Verletzung der Nasenschleimhäute oder durch einen Stoß auf die Nase kommen. Auch Luftdruckveränderungen, beispielsweise beim Fliegen, Bergsteigen oder Tauchen, können dazu führen.

Bluthochdruck, Stress, die Antibabypille und blutverdünnende Medikamente sind weitere Auslöser für Nasenbluten. Bei Frauen kann es auch im Zusammenhang mit der Menstruation zu dieser Erscheinung kommen und bei Kindern in Zusammenhang mit einer Scharlacherkrankung.

Nasenbluten bedeutet aus chinesischer Sicht, dass zu viel Feuer in der Leber brennt. Dieses Feuer zeigt sich beispielsweise in Fahrigkeit, Ungeduld und Hektik. Davon betroffen sind meist diejenigen Blutgefäße, die direkt an der Oberfläche der Nasenscheidewand liegen.

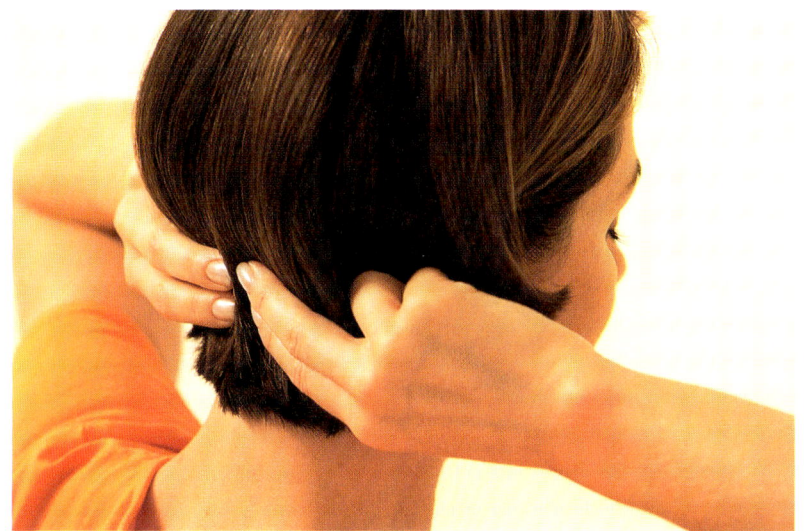

Durch die Akupressur-technik lässt sich Nasen-bluten schnell und ohne Nebenwirkungen beheben. Auch bei Kindern kann man diese Technik sehr gut anwenden.

Sofortmaßnahmen

● Wickeln Sie Eiswürfel in einen Waschlappen oder in ein Baum-wolltuch, und legen Sie diese Kompresse fest auf die Nasenwurzel.

● Schälen Sie 1 Knoblauchzehe, und zerdrücken Sie diese zu einem Brei. Formen Sie diesen anschließend zu einem flachen Fladen in der Größe eines Zweimarkstücks. Blutet das rechte Nasenloch, so kleben Sie den Fladen in die Mitte der rechten Fußsohle; blutet das linke, so kleben Sie ihn in die Mitte der lin-ken Fußsohle.

Akupressur

● DÜ 23 – Shangxing oder Der obere Stern
Im Nacken an der Stelle, wo die Wirbelsäule beginnt

Qi Gong

● Legen Sie sich auf den Rücken. Ihre Augen sind nach oben gerichtet in Richtung des Baihui, des höchsten Punkts auf dem Kopf.

● Atmen Sie langsam tief ein, und denken Sie dabei, dass Ihr Körper kühl wird. Gleichzeitig haken Sie Ihren rechten und lin-ken Mittelfinger ineinander.

● Halten Sie nun die Luft an, und versuchen Sie mit aller Kraft, etwa 5 Sekunden lang die Mittelfinger auseinander zu ziehen.

● Danach atmen Sie tief aus.
Wiederholen Sie diese Übung 5- bis 10-mal.

Falsch ist der oft emp-fohlene Rat, bei Nasen-bluten den Kopf in den Nacken zu legen. Das Blut rinnt dann in den Rachen und verursacht leicht heftige Übelkeit. Halten Sie besser den Kopf gerade oder leicht nach vorne geneigt, und kühlen Sie den Nacken mit einem nassen Waschlappen.

Ödeme (Wasseransammlungen im Gewebe)

Frauen leiden häufiger unter Wasseransammlungen im Gewebe, da die Biologie diese als Vorratshaltung des Körpers für die werdende Mutter vorsieht. Betroffen davon sind in der Regel die unteren Körperpartien, wie etwa die Unterschenkel oder die Fußknöchel, die anschwellen. Feststellen lassen sich Wasseransammlungen, wenn sich das Gewebe bei leichtem Druck kurz weiß färbt oder – in einem fortgeschrittenen Stadium – kurz eingedrückt bleibt.

In der Schwangerschaft kann es ebenfalls zu Wassereinlagerungen kommen. Häufig treten sie dann auch im Gesicht und an den Armen auf. Kleinere Ödeme können durch Insektenstiche entstehen. Durch Venenverschluss bei einer Thrombose kann ebenfalls ein Ödem entstehen ebenso wie bei schweren Nieren- oder Stoffwechselerkrankungen.

Ursachen Verursacht werden die Wassereinlagerungen durch ungesunde Ernährung, Erschöpfung und Überarbeitung. Grundsätzlich trägt eine verschlechterte Stoffwechselsituation zu vermehrter Speicherung von Wasser im Körper bei. Auslöser ist ein Mangel an Jing-Energie, der das Yang der Nieren schwächt. So werden die Verdauungsfunktionen der Milz beeinträchtigt. Auch das Qi der Lunge ist in der Regel gestört oder blockiert. In der Folge können Ödeme zu Herz- und Kreislaufproblemen führen.

Auch eine chronische Herzschwäche kann, besonders in fortgeschrittenem Alter, zu größeren Wasseransammlungen im Gewebe führen. Hier können herzstärkende Arzneien oft eine verblüffende Verbesserung der vermeintlichen Fettsucht herbeiführen.

Akupressur

- G 41 – Zulinqui oder Am Fuß dem Weinen nahe
Zwischen den beiden oberen Enden der Mittelfußknochen der vierten und der kleinen Zehe
- M 36 – Zusanli oder Drei Meilen am Fuß
Außen am Schienbeinknochen, 4 Querfinger unterhalb der Kniescheibe
- LU 7 – Lieque oder Der Fehler in der Reihe
Zwischen Elle und Speiche, etwa 1 1/2 Daumen breit vom Handgelenksspalt entfernt
- B 21 – Weishu oder Transportpunkt zum Magen
Zwischen dem zwölften Brustwirbel und dem ersten Lendenwirbel auf dem Rücken
- B 23 – Shenshu oder Transportpunkt zu den Nieren
Zwischen dem zweiten und dem dritten Lendenwirbel

206

Heilende Nahrungsmittel

Erdnusstee

1 Hand voll Erdnüsse mit schwarzem Tee, 200 Gramm Erdnuss-schalen und 100 Gramm Kandis in 1 Liter Wasser aufkochen und nach 10 Minuten abseihen. Trinken Sie den Tee über den Tag verteilt. Diese Mischung ist sehr gut bei geschwollenen Beinen.

Brennnessel- und Hagebuttentee

Trinken Sie abwechselnd je 1 Tasse Brennnessel- und Hagebut-tentee über den Tag verteilt.

Weißdornkapseln

Nehmen Sie täglich 1 bis 2 Weißdornkapseln aus der Apotheke ein. Diese stärken das Herz, was für eine bessere Durchblutung sorgt und die Nierenausscheidung fördert.

Info Legen Sie mehrmals am Tag Ihre Beine hoch, und laufen Sie barfuß durch die Wohnung oder im Freien, wenn es die Temperaturen erlauben.

Ohnmachtsanfall

Während eines Ohnmachtsanfalls kommt es für kurze Zeit zur Bewusstlosigkeit; in der Regel handelt es sich nur um einige Minuten, selten mehr als eine Viertelstunde. Obwohl sich ein Ohnmachtsanfall ganz plötzlich ereignet, gibt es ein paar charakteristische Vorboten, die es einem ermöglichen, noch vorbeugend tätig zu werden.

Man beginnt am ganzen Körper stark zu schwitzen, das Gesicht wird blass, kalter Schweiß tritt auf die Stirn, man fühlt sich schwindelig und flau im Magen, in den Ohren rauscht es, vor den Augen erscheinen Punkte oder es flimmert. Bei häufigerem Auftreten von Ohnmachtsanfällen ist unbedingt ein Arzt zurate zu ziehen, um ernstere Erkrankungen auszuschließen.

Ursachen Der Grund für einen vorübergehenden Verlust des Bewusstseins ist eine zeitweilige Unterversorgung des Gehirns mit Blut, die viele Ursachen haben kann: Schreck, Schmerzen, Hunger, bestimmte Gerüche, enge und überfüllte Räume, größerer Blutverlust, Durchfall oder starke Gefühle. Aus chinesischer Sicht sind Ren- und Du-Meridiane gestört. Dadurch kommt es zu Irritationen der Energiekreise bzw. zu Richtungswechseln des Energiekreislaufs, welche wiederum zur Disharmonie in allen Bereichen führt.

Dass man bei einem Ohnmachtsanfall hinfällt, hat eine sehr sinnvolle biologische Funktion: Durch die jähe Flachlage kann das Blut aus der Bein- und Beckenregion wieder ins Gehirn strömen und damit die Bewusstlosigkeit rasch aufheben.

207

Sofortmaßnahmen

Zur Vorbeugung bei einem drohenden Ohnmachtsanfall:

● Wenn Sie die oben genannten Anzeichen bei sich bemerken, sollten Sie sich sofort hinsetzen, besser noch hinlegen und die Beine dabei etwas höher lagern als den Kopf.

Bei einem akuten Ohnmachtsanfall:

● Legen Sie den Ohnmächtigen auf den Rücken, und lagern Sie seine Beine etwas höher als den Kopf. Sein Gesicht drehen Sie leicht zur Seite, damit eventuell Erbrochenes nicht die Atemwege oder den Mund verstopfen kann. Lockern Sie die Kleidung, vor allem enge Gürtel oder Krawatten, und machen Sie, falls Sie sich drinnen befinden, sofort die Fenster auf, um viel frische Luft hereinzulassen.

● Besprengen Sie das Gesicht des Ohnmächtigen mit kaltem Wasser, und wischen Sie ihm mit einem feuchtkalten Lappen über Stirn und Schläfen. Auch ein Eisbeutel (kann auch ein Waschlappen, gefüllt mit Eiswürfeln, sein) eignet sich sehr gut.

Akupressur

● DÜ 26 – Renzhong oder Die Mitte der Oberlippe
Genau in der Mitte zwischen Oberlippe und Nase, drücken Sie diesen Punkt kräftig mit dem Daumennagel

Zu Unterkühlungen kommt es meist nicht bei strengem Frost, sondern viel häufiger bei nasskaltem Wetter mit Temperaturen dicht über dem Gefrierpunkt. Nässe entzieht der Körperoberfläche über die Verdunstungskälte beträchtlich mehr Wärme, als trockene Kälte.

Unterkühlung

Eine Unterkühlung macht sich zunächst durch kalte Hände und Füße bemerkbar. Die Kälte breitet sich dann schleichend im ganzen Körper aus, was sich durch Zittern und Zähneklappern äußert sowie durch eine blasse bis bläuliche Gesichtsfarbe, Gliederschwere, sinkenden Blutdruck und niedrigen Puls. Wenn die Unterkühlung fortschreitet, macht sich ein Schläfrigkeitsgefühl breit. Bei einer Körpertemperatur von etwa 33 °C hört das Zittern dann auf und der Betroffene verliert allmählich die Orientierung. Sinkt die Körpertemperatur auf 30 °C ab, wird er bewusstlos und stirbt, wenn nicht sofort Erste-Hilfe-Maßnahmen eingeleitet werden.

Ursachen Zu langes Aussetzen des Körpers bei Unter-Null-Temperaturen kühlen ihn nach und nach aus. Blut und Qi können den Körper nicht mehr mit ausreichend Wärme und Energie versorgen, um die Körpertemperatur zu halten. Der Körper schaltet auf Sparflamme. Normalerweise sorgt der Körper dafür, dass er eine Temperatur von etwa 37 °C hält. Notfalls erzeugt er die notwendige Wärme durch Zittern und Zähneklappern. Ist man über längere Zeit Kälte und/oder Nässe ausgesetzt, sinkt die Körpertemperatur weiter unter diesen Wert und eine Unterkühlung tritt ein. Gefährlich wird es bereits, wenn die Temperatur unter 35 °C abfällt und sich der Stoffwechsel verlangsamt. Man spricht jedoch auch von Unterkühlung bei Menschen, deren Kreislauf mit zunehmendem Alter schwächer wird. Bei einer Unterkühlung sollte sofort der Arzt gerufen werden.

Vorbeugende Maßnahmen

● Am besten hält man seinen Kreislauf durch regelmäßige Bewegung in Schwung.
● Vorbeugend wirken auch heiße Suppen und Getränke, die von innen aufwärmen.
● Bei kaltem Wetter sollte man zudem für ausreichend warme Kleidung sorgen. Besonders wichtig ist dabei eine Kopfbedeckung.

Sofortmaßnahmen

● Bis der Arzt eintrifft, sollte der Betroffene in warme Decken eingehüllt werden.
● Ist er bewusstlos, sollte er in die stabile Seitenlage gebracht werden.
● Ist er noch bei Bewusstsein, verabreichen Sie ihm eine süßes, heißes Getränk (auf keinen Fall Alkohol!).

Einen unterkühlten Menschen darf man nur langsam in mäßig temperierten Räumen wieder erwärmen. Heiße Bäder oder heftiges Reiben und Massieren können durch das jäh ins Gewebe einfließende Blut großen Schaden anrichten.

Venenentzündung

Charakteristisch für eine Entzündung der Venen sind angeschwollene Beine, die von Schmerzen entlang des Venenverlaufs begleitet werden. Die Haut fühlt sich dabei warm an und ist bei oberflächlichen Venen gerötet. In anderen Fällen kann es auch zu ständiger Müdigkeit, Muskelkrämpfen, Ekzemen oberhalb des Knies und Brennen in den Beinen nach anstrengendem Stehen oder zu viel Bewegung kommen. Die Innenseite der Fußknöchel ist häufig verfärbt. Im weiteren Verlauf der Venenentzündung kann es zu Komplikationen wie offenen Füßen und offenen Beinen kommen. Bei der Diagnose sollte sichergestellt werden, dass es sich um eine oberflächliche Venenentzündung handelt. Eine tiefe Venenentzündung gehört umgehend in die Hände eines Arztes und erfordert meist strenge Bettruhe.

Ursachen Besonders häufig betroffen von Venenentzündungen sind Menschen mit Bindegewebsschwäche, die bereits an Krampfadern leiden.

Doch auch die hormonelle Umstellung während einer Schwangerschaft, Übergewicht und Bluthochdruck fördern die Entstehung dieser Durchblutungsstörung ebenso wie Rauchen sowie eine zu cholesterin- und fetthaltige Nahrung. Während oberflächliche Venenentzündungen relativ harmlos und gut selbst zu behandeln sind, gehört die tiefe Venenentzündung unbedingt in die Obhut eines Arztes.

Ein schwaches Bindegewebe ist meist erblich bedingt. Damit es nicht zu Venenentzündungen kommt, sollte man bei dieser Veranlagung schon in jungen Jahren vorbeugende Maßnahmen ergreifen.

Gewicht reduzieren

Wenn Übergewicht (siehe dazu auch Seite 219ff.) eine der Ursachen für die Venenentzündung ist, so sollten Sie etwas dafür tun, Ihr Gewicht zu reduzieren. Ernähren Sie sich daher regelmäßig und ausgewogen im Sinn der fünf Elemente, und sorgen Sie für ausreichend Bewegung, ohne sich zu überfordern.

● Essen Sie morgens einen Obstteller, bestehend aus 1/2 Apfel, 1 Banane, 5 süßen Trauben und 1 Kiwi.

● Mittags gibt es 1 Schüssel Reis mit 1 Teller Salat und 1 Glas Orangensaft.

● Abends essen Sie ein Nudelgericht. Dazu kochen Sie 100 Gramm Nudeln und schrecken diese kalt ab. Waschen Sie dann 100 Gramm Sojasprossen und braten sie zusammen mit den Nudeln und 2 Esslöffeln Öl. Dazu gibt es 1 Glas Apfelsaft. Essen Sie vor 19 Uhr zu Abend. Gehen Sie nach dem Essen 1/2 bis 1 Stunde lang spazieren oder schwimmen.

Weitere Maßnahmen

Beine hoch legen

Legen Sie nachts die Beine hoch, so dass sich die Strömungsgeschwindigkeit des Bluts in den Venen verbessern kann.

Sonne und frische Luft

Tagsüber sollten Sie sich ohne Strümpfe viel an der Sonne und an der frischen Luft bewegen.

Umschläge

Tränken Sie ein sauberes Baumwolltuch in einer Lösung aus Wasser und Kamillen-, Arnika- und Echinacealösung.

Beschwerden des Verdauungssystems

Innerhalb des Verdauungssystems dominiert das Zang-Organ Milz. Dieses ist für die Verstoffwechselung von Nahrung und Flüssigkeit sowie für das Blut und die Blutgerinnung zuständig. Zusammen mit der Milz bildet das Fu-Organ Magen ein Yin-Yang-Paar. Unterstützt wird die Milz bei ihren Verdauungs- und Transportfunktionen – insbesondere des Gallensafts – durch die Leber.

Leber und Milz stehen in einer Wechselbeziehung zueinander, denn die Milz sorgt gleichzeitig dafür, dass die Leber mit genügend Blut (Xue) versorgt wird. Außerdem ist die Milz auf das antreibende und wärmende Yang der Nieren angewiesen, um ausreichende Verdauungsarbeit zu leisten. Auch hier besteht eine Wechselwirkung zwischen den Organen, denn die Nieren brauchen die Nährstoffe, die durch die Arbeit der Milz erzeugt werden. Kann die Milz dies nicht leisten, wird das Yang der Nieren durch Mangel an Jing-Essenz beeinträchtigt.

Des Weiteren spielen bei der Entstehung von Krankheiten im Verdauungstrakt die Konstitution und Kondition, der Seelenzustand, falsche Ernährung, scharfe Gewürze, Alkohol, Nikotin sowie klimatische Faktoren wie Kälte, Feuchtigkeit, Hitze und Wind eine wesentliche Rolle. Bei chronischen Beschwerden des Verdauungstrakts empfiehlt sich eine Umstellung der Lebensweise, Entspannungsübungen und Psychotherapie.

Blähungen

Blähungen äußern sich in einem schmerzhaft aufgetriebenen Bauch in unterschiedlichen Schweregraden.

Ursachen Zu hastiges und schlecht gekautes Essen, wenig Bewegung, blähende Nahrungsmittel, zu fette und zu süße Speisen, der übermäßige Genuss von Milchprodukten und zu wenig Ballaststoffe sorgen dafür, dass die Nahrung nur unvollständig verdaut wird. Die Milz wird entweder durch diese Faktoren oder durch solche seelischer Natur, wie »unverdaute« Probleme,

Viele Menschen leiden nach dem Genuss von Milch unter Blähungen und anderen Verdauungsbeschwerden. Schuld ist in vielen Fällen das so genannte Laktasemangelsyndrom – es fehlt ein Enzym, dass den Milchzucker aufspaltet. Bis zu 15 Prozent der erwachsenen Europäer und sogar die Mehrheit der Afrikaner und Asiaten können aus diesem Grund Kuhmilch nur sehr schlecht vertragen.

211

geschwächt. Auch eine Beeinträchtigung des Qi der Leber führt zu den genannten Symptomen. Hier können ebenfalls seelische Ursachen die Auslöser sein: Unausgelebte Gefühle, Frustrationen oder unterdrückte Wut stören das Leber-Qi oder blockieren es sogar. Wenn der Bauch ballonartig aufgetrieben ist, ist ein Gang zum Arzt anzuraten.

Akupressur

● MP 6 – Sanyinjiao oder Kreuzung der drei Yin-Meridiane
An der Unterschenkelinnenseite, 4 Finger breit über dem Fußknöchel, hinter dem Schienbein
● M 36 – Zusanli oder Drei Meilen am Fuß
Außen am Schienbein, 4 Querfinger unterhalb der Kniescheibe
● DI 4 – Hegu oder Das geschlossene Tal
Am Ende der Daumenfalte zwischen Zeigefinger und Daumen
● PE 6 – Neiguan oder Der innere Pass
Am Ende der Handfalte, 4 Querfinger oberhalb in der Mitte der Sehnen
● LE 3 – Taichong oder Der große Impuls
Zwischen den Enden der Mittelfußknochen der großen und der zweiten Zehe
● B 20 – Pishu oder Transportpunkt zur Milz
Am Rücken zwischen dem elften und dem zwölften Brustwirbel

Auch ein übermäßiger Pilzbefall des Darms kann zu Blähungen führen. Die Diagnose kann nur ein Arzt treffen, der auch Medikamente und Diätmaßnahmen empfehlen kann.

Heilende Nahrungsmittel

Lotos-Reis-Brei

Mischen Sie 1 Tasse Milchreis mit 1 Esslöffel Lotoskernen und 2 Esslöffeln geriebener Yamswurzel. Kochen Sie die Mischung in 2 Tassen Wasser auf, und essen Sie täglich ein paar Esslöffel des warmen Breis.

Bananen mit Sesam

2 Bananen klein schneiden, mit je 1/2 Esslöffel Sesamkörnern und Fenchelsamen sowie mit Honig bedecken und darin ziehen lassen. Danach über den Tag verteilt löffelweise essen.

Bananenbrei

➜ Rezept siehe Seite 180

Walnuss-Dattel-Aufguss

Kombiniert mit 5 Gramm klein gehackten Walnüssen, helfen 2 klein geschnittene Datteln und 1 Gramm frische Ginsengwurzel als Aufguss mit 1/4 Liter Wasser gegen vollen Magen oder Luft im Bauch.

Möhren-Gurken-Saft
Mischen Sie 10 Teile Möhrensaft mit 3 Teilen Rote-Bete-Saft und 3 Teilen Gurkensaft. Trinken Sie davon täglich 1 Liter.

Roher Spinat
Roher Spinat wirkt als Salat entgiftend und fördert die Darmbewegungen.

Roher Apfel
Essen Sie auf leeren Magen 1 Apfel, und kauen Sie jeden Bissen gut durch.

Info Verzichten Sie auf scharf Gewürztes und heiße Speisen, bis die Beschwerden abgeklungen sind.

Heftiger Durchfall kann schon in zwei Tagen, bei Kindern noch schneller, zu einer ernsten Austrocknung des Körpers bis hin zum Nierenversagen führen. Es ist deshalb sehr wichtig, verlorene Flüssigkeit und Mineralien durch Getränke und Brühen zu ersetzen und bei anhaltenden Beschwerden einen Arzt hinzuzuziehen.

Durchfall

Bei akutem Durchfall kommt es mehrmals am Tag zu wässrigen oder schleimigen Stuhlentleerungen.

Ist der Durchfall infektiös durch Krankheitserreger bedingt, treten meist Darmkrämpfe bei zusätzlichem Erbrechen und Fieber auf. Fiebrige Durchfallerkrankungen wie die häufig epidemieartig auftretende Sommergrippe können auch mit starken Bauchschmerzen einhergehen. In diesem Fall sollten Sie unbedingt einen Arzt aufsuchen.

Ursachen Ist die Milz geschwächt, kann die Nahrung nicht mehr richtig verstoffwechselt werden. Auslöser dafür sind Kälte oder übermäßige Hitze, unverträgliche, zu heiße oder zu kalte Speisen und Getränke, unregelmäßige Nahrungsaufnahme, Erschöpfung durch Überbelastung oder große Aufregung, anhaltende Sorgen und Probleme und unterdrückter Ärger. In der Regel ist bei Durchfall auch das Qi der Leber gestört oder blockiert, weshalb der Gallensaft nicht mehr gut abtransportiert werden kann. Chronischer Durchfall kann auch durch eine Dünn- oder Dickdarmentzündung ausgelöst sein und über einen längeren Zeitraum anhalten. Hat sich der Stuhlgang nach zwei bis drei Tagen nicht normalisiert oder verschlechtert sich der Allgemeinzustand, sollte ein Arzt aufgesucht werden.

Akupressur

● MP 6 – Sanyinjiao oder Kreuzung der drei Yin-Meridiane
An der Unterschenkelinnenseite, 4 Finger breit über dem Knöchel

- M 36 – Zusanli oder Drei Meilen am Fuß

Außen am Schienbein, 4 Querfinger unter der Kniescheibe

- M 25 – Tianshu oder Himmlischer Drehpunkt

Beide Punkte liegen 2 Querfinger seitlich des Nabels

- M 27 – Daju oder Sehr groß

Beide Punkte liegen 2 Daumen breit unter M 25; drücken Sie M 25 und M 27 jeweils 30 Sekunden lang, und pressen Sie sie dabei zwischen Daumen und Zeigefinger; behandeln Sie beide Punkte gleichzeitig mit beiden Händen

- KG 4 – Guanyuan oder Die umschlossene Ursprungsenergie

Auf der Linie zwischen Schambein und Nabel nach etwa 2/5 der Entfernung vom Schambein aus gesehen

- B 22 – Sanjiaoshu oder Transportpunkt zum Dreifachen Erwärmer

Zwischen dem ersten und dem zweiten Lendenwirbel am Rücken

Qi Gong

Legen Sie regelmäßige Entspannungsphasen ein, und führen Sie währenddessen die Qi-Gong-Übungen, siehe Seite 94ff., durch.

Wärmebehandlung

Alternativ zu Muskatnuss können Sie auch die etwas mildere Muskatblüte einnehmen, ebenfalls pulverisiert und in gleicher Dosierung. Die orangebraunen Fasern sind übrigens nicht die Blüten des Muskatbaums, sondern die getrocknete Umhüllung, die die Nuss unter der eigentlichen Schale umgibt.

Essen Sie etwas medizinische Kohle, und legen Sie sich dann mit einer in ein Handtuch gewickelten Wärmflasche auf dem Bauch ins Bett. Lassen Sie diese 1/2 Stunde wirken, erneuern Sie dann das heiße Wasser, und legen Sie sie noch 1/2 Stunde lang unter den Rücken.

Heilende Nahrungsmittel

Um einen chronischen Verlauf der Erkrankung zu vermeiden, empfiehlt sich eine Ernährung im Sinn der fünf Elemente.

Brombeerblättertee

Übergießen Sie 2 Teelöffel getrocknete Brombeerblätter mit 1/4 Liter kochend heißem Wasser. Seihen Sie den Brombeerblättertee nach 1/4 Stunde ab, und trinken Sie ihn dann in kleinen Schlucken.

Muskatnuss

Nehmen Sie 1/3 Teelöffel Muskatnusspulver direkt vor dem Schlafengehen ein.

Rosenblättertee

Überbrühen Sie 3 Gramm getrocknete Rosenblätter mit 1 Tasse kochendem Wasser, und lassen Sie den Tee 10 Minuten lang ziehen. Trinken Sie ihn so heiß wie möglich in kleinen Schlucken. Dieser Tee ist sehr wirksam bei Durchfällen, die auf chronischer Gastritis beruhen.

Hämorrhoidalbeschwerden

Die knotenförmigen Erweiterungen des Gefäßpolsters im Mastdarm- und Afterbereich entstehen durch Blutstau und Verengungen der Kapillaren, die Gesäß und Unterleib mit Blut versorgen. Meist bereiten sie keine Schmerzen. Manchmal machen sie sich erst dadurch bemerkbar, dass sich im Stuhl helles Blut zeigt. Dann kann es zu Afterjucken und Brennen kommen. Bei stärker ausgebildeten Hämorrhoiden können auch krampfartige Schmerzen und Blutungen zwischen den Stuhlentleerungen auftreten.

Ursachen Ausgelöst wird die Entstehung der erweiterten Gefäße durch Konstitution oder Veranlagung, aber auch durch einen lokalen Blutstau oder zu harten Stuhl, verbunden mit häufiger Verstopfung, und Bewegungsmangel. Auch während einer Schwangerschaft kann es durch die verstärkte Durchblutung des Unterleibs zur Stauung von Hämorrhoiden kommen.

Waschen Sie den Afterbereich nach dem Stuhlgang mit einem kalten Waschlappen ab, das lindert den stechenden Schmerz und verhindert weitere Hautreizungen. Übertrieben häufige Seifenwaschungen hingegen bilden einen Nährboden für Bakterien und können ein zusätzliches Ekzem verursachen.

Heilende Nahrungsmittel

Sorgen Sie für eine leichte, nicht stopfende Kost, wie etwa die Fünf-Elemente-Ernährung, und eine ausreichende Flüssigkeitszufuhr, am besten in Form von warmen Getränken.

Bananen
Kochen Sie 2 Bananen mit 2 Esslöffeln Honig 20 Minuten lang in 1/2 Liter Wasser. Essen Sie die Bananen auf 2 Portionen verteilt morgens und abends.

Selleriesaft
Trinken Sie täglich 1/2 Liter reinen Selleriesaft.

Ingwer-Alaun-Pulver
Schneiden Sie etwas Ingwer mit Schale in grobe Stücke, bedecken Sie ihn mit Alaun und rösten ihn in der Pfanne. Mahlen Sie ihn dann in Mörser zu einem feinen Pulver, und tragen Sie dieses mehrmals täglich auf die betroffenen Stellen auf.

Sesamsamen
Mischen Sie 1 Teil Sesamsamen mit 2 Teilen Wasser, und kochen Sie dieses auf die Hälfte ein. Seihen Sie die Samen ab, und tupfen Sie die Flüssigkeit auf die betroffenen Stellen.

Apfelessig

Trinken Sie 2- bis 3-mal täglich 2 Teelöffel Apfelessig auf 1 Glas Wasser. So gleichen Sie Ihren Blutkreislauf aus.

Lebensmittelvergiftung

Die typischen Symptome für eine Lebensmittelvergiftung sind Übelkeit, Kreislaufschwäche und niedriger Blutdruck bis zu zwei Stunden nach der letzten Mahlzeit.

Je nach Schwere des Krankheitsbilds kommt es zu Brechdurchfall, Abgeschlagenheit, Kopf- und Gliederschmerzen, Frösteln und allmählichem Fieberanstieg. Der Bauch ist oft gebläht und die Milz spürbar. Der Kranke wird schläfrig und leidet unter Fieberhalluzinationen. Bei Verdacht auf eine Lebensmittelvergiftung sollte sofort ein Arzt hinzugezogen werden. Bei mehrmaligem Brechdurchfall ist besonders bei Kindern baldige ärztliche Behandlung nötig. Die folgenden Anwendungen sind als begleitende Maßnahmen anzusehen.

Bei den berüchtigten Salmonellenvergiftungen kommt es sehr auf die Anzahl der Erreger und die Abwehrlage des Betroffenen an. Besonders häufig brechen deshalb Salmonellenepidemien in Alten- und Pflegeheimen aus. Auch für Kinder kann eine Salmonellenvergiftung lebensgefährlich werden.

Ursachen Die Auslöser für eine Vergiftung durch Nahrungsmittel sind vielfältig. Man kann sich durch verdorbenes Fleisch und alten Fisch sowie durch Pilze, bakteriell verseuchte oder durch Blei und Zink verunreinigte Nahrungsmittel vergiften. Am häufigsten sind Lebensmittelvergiftungen durch verdorbene Konserven, Salate und ungekochte Milch sowie ungenügend erhitzte Enten- oder Hühnereier (Salmonellen).

Heilende Nahrungsmittel

Geißblatt

Waschen Sie frische Geißblatttriebe und -blätter in abgekochtem Wasser, und kauen Sie sie anschließend gut durch. Dieses Mittel ist besonders wirksam bei einer Pilzvergiftung.

Knoblauch

In leichten Fällen kann man versuchen, die Infektion mit 3 bis 4 Knoblauchzehen oder -kapseln (aus der Apotheke) pro Tag zu lindern.

Kamillentee

3-mal täglich 1 Tasse Kamillentee lässt die Entzündung ebenfalls rascher abklingen.

Info In tropischen Ländern können scharfe Gewürze wie etwa Cayennepfeffer vor Lebensmittelvergiftungen schützen.

Magenschmerzen

Mit Magenschmerzen gehen leichte Erkrankungen des Magens wie eine entzündete Magenschleimhaut (Gastritis) und allgemeine Magenbeschwerden unterschiedlicher Ursache einher. Gastritis ist die am häufigsten auftretende Magenerkrankung. Typische Anzeichen im akuten Stadium sind Völlegefühl, Sodbrennen, Aufstoßen und Schmerzen im Oberbauch. Häufig treten auch Magenkrämpfe, Durchfall (siehe auch Seite 213), Blähungen (siehe auch Seite 211ff.) oder Verstopfung (siehe auch Seite 222ff.) auf.

Ursachen Eine falsche Ernährung ist die Hauptursache für Schmerzen in der Bauch- und Magengegend: Dazu gehören unmäßiges sowie zu schnelles und zu heißes Essen, zu viel Rohkost und kalte Speisen, eine vorwiegend eiweiß- und fettreiche, zu scharf gewürzte oder kalte Ernährung. Auch ein Übermaß an Nervengiften durch zu viel Kaffee, Alkohol und Zigaretten kann Magenschmerzen verursachen. Oft liegt eine Yang-Schwäche des Magens und der Milz vor. Dadurch entsteht im Magen Kälte. Verstärkt sich dies noch durch äußere Kälteeinflüsse und die Aufnahme von roher und kalter Nahrung, kann die vermehrte Kälte das Qi erfrieren und so blockieren. In der Regel führt eine Qi-Störung oder -Blockade der Leber zu Bauchschmerzen. Hier sind oft seelische Auslöser am Werk wie Stress, unbewältigte Probleme, die Neigung zu Sorgen und zum Grübeln, aber auch Zorn und gestaute Aggressionen. Das blockierte Leber-Qi stört seinerseits den Magen und die Milz. Wenn Magenstörungen und Magenschmerzen nach drei Tagen der Selbstbehandlung keine Besserung zeigen, sollte umgehend ein Arzt konsultiert werden.

Neuere Forschungen deuten darauf hin, dass unter Umständen auch bestimmte Bakterien und ein schwaches Immunsystem für die Entstehung einer chronischen Magenentzündung, der Gastritis, verantwortlich sind.

Akupressur

- M 25 – Tianshu oder Himmlischer Drehpunkt
3 Daumen breit seitlich vom Bauchnabel gelegen
- M 27 – Daju oder Sehr groß
3 Daumen breit seitlich zwischen Nabel und Schambein
- M 37 – Shangjuxu oder Oberhalb des großen Erdhügels
8 Querfinger unterhalb der Kniescheibe, außen an jedem Schienbein
- KG 6 – Qihai oder Meer des Qi
4 Finger breit oberhalb des Schambeins, knapp unterhalb des Nabels

217

● KG 10 – Xiawan oder Untere Magengrube

Auf der gedachten Linie zwischen Brustbein und Nabel, 3 Finger breit oberhalb des Nabels gelegen

Massage

Massieren Sie mit einem Luffahandschuh den Magen- und den Milz-Pankreas-Meridian von den Zehen bis hinauf zum Knie. Streichen Sie dabei kräftig von der großen Zehe zum Innenknöchel und von dort an der Schienbeininnenkante weiter nach oben. Dann massieren Sie den Magenmeridian, der an den Zehen beginnt und an der vorderen Seite des Unterschenkels aufwärts läuft. (Verlauf der Meridiane siehe Seite 40f.)

Info Braten Sie etwas Lauch in Öl an. Lassen Sie ihn abkühlen und verreiben ihn dann um den Bauchnabel herum.

Heilende Nahrungsmittel

Ingwer-Reis-Brei

Die chinesische Medizin empfiehlt bei nervösen Magenschmerzen auch Abkochungen aus den sich gerade öffnenden Blütenknospen der Kartoffelrose (Rosa rugosa), die als Tee getrunken werden. Die Kartoffelrose hat meist ungefüllte, einfache Blüten in Weiß oder leuchtendem Rosa und wird häufig in öffentlichen Grünanlagen gepflanzt.

15 Gramm frischen Ingwer klein hacken und in 2 Liter Wasser ansetzen. Bis auf 1 1/2 Liter einkochen lassen und den Ingwer herausnehmen. In das restliche Wasser 750 Gramm Reis geben und zu Brei verkochen. 1 Tasse davon im Wasserbad aufgewärmt täglich zu sich nehmen.

Mandarinen-Reis-Brei

Schälen Sie 1 unbehandelte Mandarine, und kochen Sie die Schale mit 1 Tasse Reis und 2 Tassen Wasser auf. Essen Sie den Brei langsam zur Mittags- oder Abendmahlzeit.

Kartoffelsaft

Mehrere rohe Kartoffeln waschen, klein schneiden und mit Schale in den Entsafter geben. Vor jeder Mahlzeit sollten Sie 1 Esslöffel des Safts einnehmen.

Blaue Trauben

Essen Sie täglich bis zu 1 Kilogramm blaue Trauben neben Ihren normalen Mahlzeiten, oder trinken Sie dieselbe Menge frisch gepressten Traubensafts. Sie entgiften damit den Körper.

Apfelessig

2 Teelöffel Apfelessig auf 1 Glas Wasser geben und 2- bis 3-mal täglich trinken. Diese Mischung kann das Säuregleichgewicht im Magen wiederherstellen.

Papayasaft

Täglich 1/2 bis zu 1 Liter Papayasaft hilft Entzündungen zu lindern und Magengeschwüre zu behandeln.

Kohlsaft

Möhren- und Weißkohlsaft zu gleichen Teilen mischen und täglich 1/2 bis 1 Liter trinken. Wirkt reinigend und entzündungshemmend. Wahlweise können Sie auch nur Weißkohl entsaften, leicht salzen und 2-mal täglich vor den Mahlzeiten 2 Esslöffel davon einnehmen. Kurmäßig 10 Tage lang durchführen.

Weißdorntee

Hilfreich gegen Übelkeit bei Kindern ist Weißdorntee, leicht mit Honig gesüßt. Übergießen Sie dazu 1 Teelöffel Weißdornblüten mit 1 Tasse kochendem Wasser, lassen alles 3 Minuten lang ziehen und geben den Tee dann schluckweise zu trinken.

Sodbrennen

Durch ein brennendes Gefühl im Hals macht sich die aufsteigende Magensäure bemerkbar.

Ursachen Bei einem überlasteten Verdauungsystem durch zu vieles, zu schnelles oder zu fettes Essen, kann es passieren, dass die Magensäure in den unteren Teil der Speiseröhre aufsteigt.

Wer zu Sodbrennen neigt, sollte insbesondere Speisen meiden, in denen reichlich Fett und Zucker enthalten ist, wie Schmalzgebackenes, süße Pfannkuchen oder üppige Mehlspeisen.

Akupressur

● PE 6 – Neiguan oder Der inner Pass
Am Ende der Handfalte, 4 Querfinger oberhalb in der Mitte der Sehnen
● M 36 – Zusanli oder Drei Meilen am Fuß
Außen am Schienbein, 4 Querfinger unter der Kniescheibe

Heilendes Nahrungsmittel

Ente mit Ingwer

Braten Sie etwas Entenfleisch in Öl leicht an, und würzen Sie es mit Ingwerwürfeln, Lauchscheiben und Fenchelsamen. Essen Sie davon 2- bis 3-mal am Tag.

Übergewicht

Übergewicht ist keine Krankheit im eigentlichen Sinn, begünstigt jedoch Magen- und Darmstörungen, Herz- und Kreislaufbeschwerden wie Arteriosklerose, Herzinfarkt und Bluthochdruck, Leberschäden sowie Venen- und Gelenkerkrankungen.

Die Verdauungsorgane sind überfordert mit einem Überangebot an schwer verdaulichem Eiweiß, Fett und Kohlenhydraten. Als Faustregel für das Normalgewicht gilt die Körpergröße in Zentimeter minus 100, minus 10 Prozent. Natürlich muss man dabei auch den individuellen Körper- und Knochenbau sowie die persönliche Konstitution und die Erbanlagen in Betracht ziehen.

Erfahrungsgemäß fühlen sich stark übergewichtige Menschen in ihrem allgemeinen Wohlbefinden eingeschränkt. Hinzu kommen Müdigkeit, übermäßige Schweißbildung sowie Potenzstörungen bei Männern.

Ursachen Mangelnde Bewegung in Kombination mit Fehlernährung durch zu zuckerreiche oder zu fetthaltige Lebensmittel führen bei Kindern wie bei Erwachsenen zu Übergewicht. Hinzu kommt eine fehlende Wertschätzung des Essens als familiäres und sinnliches Ereignis. Hetze und Unregelmäßigkeit regieren stattdessen die Mahlzeiten. Dies ist besonders bei zu dicken Kindern der häufigste Grund, denn kein Kind kommt dick auf die Welt. Und erfahrungsgemäß werden aus dicken Kindern in der Regel dicke Erwachsene.

Auch der unbewusste Wunsch, in der Welt eine bedeutende Persönlichkeit darzustellen, kann dazu führen, an Masse zuzulegen. Man macht sich dann buchstäblich zur »gewichtigen Person«.

Manchmal ist auch eine Schilddrüsenunterfunktion die Ursache für Übergewicht, bei den meisten Erwachsenen jedoch ist das Zuviel an Gewicht seelisch bedingt. Mangel an Geborgenheit, Selbstwertgefühl und innerer Ausgeglichenheit führt bei empfindsamen Menschen schnell zu frustriertem Essen und somit zu Gewichtszunahmen. Zwanghaftes Essen sollte psychotherapeutisch behandelt werden; auch wenn man sich über die unterbewussten Ursachen für sein Übergewicht klar werden möchte, empfiehlt sich eine psychotherapeutische Beratung. Auch die Akupunktur kann appetitzügelnde Wirkung haben.

Akupressur

● LG 20 – Baihui oder Hundert Zusammenkünfte
Oben auf dem Scheitelpunkt in der Mitte der Schädeldecke
● H 7 – Shenmen oder Tor des Geistes
An der Handgelenkinnenseite des inneren Unterarms, 2 Finger breit nach innen, direkt an der Sehne
● PE 6 – Neiguan oder Der innere Pass
Am Ende der Handfalte, 4 Querfinger über der Sehnenmitte
● Magenpunkt (trägt keine Nummer)
Drücken Sie diesen Punkt (am Ende des oberen Ohrrands über dem Ohreingang auf dem Knorpel, der leicht erhöht ist) und H 7

Tai Chi Chuan

Die Tai-Chi-Chuan-Übungen eignen sich ebenfalls sehr gut für Menschen, die schon länger nichts mehr für ihren Körper getan haben. Wichtig ist die Regelmäßigkeit, mit der man sie in den Tagesablauf einbaut. Sie helfen auch über vorübergehende Hungergefühle hinweg und lenken die Gedanken auf Ihr inneres Gleichgewicht und Ihr persönliches Wohlbefinden.

Massage

● Führen Sie jeden Morgen eine Massage durch. Nehmen Sie dazu erst ein warmes Bad, und streichen Sie dann mit einem Luffahandschuh oder einer Massagebürste vom Nacken den Rücken entlang bis zum Steißbein.

● Legen Sie sich dann auf den Rücken, nehmen Sie eine Hand flach auf den Bauch und massieren Sie 100-mal im Uhrzeigersinn rund um den Nabel; dann dasselbe 100-mal entgegen dem Uhrzeigersinn.

● Dann massieren Sie die Schultern sowie die linke und die rechte Fußsohle jeweils 36-mal kreisförmig.

Qi Gong

● Nehmen Sie mit überkreuzten Beinen bequem im Schneidersitz Platz, und legen Sie Ihre rechte Hand auf das rechte Knie, Ihre linke auf das linke Knie.

● Beugen Sie Ihren Kopf so weit vor, wie es Ihnen möglich ist, ohne dass dabei Beschwerden entstehen.

● Atmen Sie tief durch die Nase ein.

● Drehen Sie jetzt, beginnend mit dem Kopf und dem Hals, den ganzen Körper einmal im Uhrzeigersinn. Atmen Sie bei der Drehung tief aus.

● Verharren Sie kurz, und atmen Sie tief ein.

● Drehen Sie jetzt, beginnend mit dem Kopf und dem Hals, den ganzen Körper entgegen dem Uhrzeigersinn.

● Diese Übung sollten Sie 20-mal im Uhrzeigersinn und 20-mal entgegengesetzt durchführen, immer abwechselnd einmal nach rechts, einmal nach links.

Info Durch diese sehr effektive Energiearbeit wirken Sie langfristig auf Ihr vegetatives Nervensystem ein. Schädliche Ess- und Trinkgewohnheiten verlieren von selbst langsam ihren Reiz, und Sie spüren, wie sich Fettpolster langsam, aber dauerhaft verringern und schließlich verschwinden. Gewöhnen Sie sich an die

Viele Übergewichtige haben in jahrelangem Kampf mit den Pfunden ihren Körper zum Gegner erklärt, lehnen ihn ab und wollen ihn durch Nahrungsentzug strafen. Diese Haltung macht das Abnehmen doppelt schwer, weil sie das Selbstwertgefühl beschädigt und starke Trostbedürfnisse weckt – die dann wieder durch Essen gestillt werden.

Übungen, und führen Sie sie möglichst regelmäßig morgens nach dem Aufstehen und abends vor dem Schlafengehen komplett durch.

Heilende Nahrungsmittel

Am leichtesten und gesündesten nimmt man ab durch eine rigorose und dauerhafte Umstellung der Ernährungsgewohnheiten sowie durch das Einhalten von regelmäßigen Essenszeiten ohne extra Zwischenmahlzeiten und mit viel körperlicher Bewegung. Wenn Sie sich an die chinesischen Vorgaben dazu halten, reduzieren Sie ganz allmählich Ihr Gewicht, ohne zu hungern oder womöglich Mangelerscheinungen zu erleiden, und Sie halten Ihr Gewicht dann auch (siehe dazu Seite 100ff.).

Wenn Sie ganz konkret Diät halten möchten, führen Sie einmal pro Woche einen Diättag ein (siehe dazu auch »Venenentzündung«, Seite 209ff.). Wenn Sie ein ausführliches Ernährungsprogramm wünschen, wenden Sie sich an einen chinesischen Arzt, der Sie diesbezüglich beraten kann.

Kohlsaft

Mischen Sie Kohlsaft zu gleichen Teilen mit Möhrensaft, und trinken Sie davon täglich 1/2 Liter. Er entgiftet den Magen, verbessert die Verdauungsfunktionen und beschleunigt die Ausscheidung.

Spinat-Möhren-Saft

Mischen Sie 3 Teile frischen Spinatsaft mit 5 Teilen Möhrensaft, und trinken Sie davon täglich 1/2 bis zu 1 Liter. Er wirkt verdauungsanregend und harntreibend.

Rigorose Diäten können Übergewicht nie dauerhaft abbauen. Nach altem biologischem Instinkt meldet das Gehirn bei drastischer Nahrungsreduzierung »Hungersnot!« an den Körper, der daraufhin den Stoffwechsel auf Sparflamme stellt. Sobald wieder normal gegessen wird, versucht der Organismus, seine Vorräte wieder aufzufüllen und sich nach dieser Erfahrung durch noch mehr Fettzellen abzusichern.

Verstopfung

Unter einer Verstopfung versteht man die vorübergehende Unfähigkeit, den Darm zu entleeren. Zusätzlich kann es zu Völlegefühl, vorgewölbter Bauchmuskulatur, Blähungen und leichter Übelkeit kommen.

Im Fall einer chronischen Verstopfung kann der Darm über einen längeren Zeitraum nicht mehr regelmäßig entleert werden. Appetitlosigkeit und Bauchschmerzen bilden die Begleitsymptome ebenso wie Rücken- und Kopfschmerzen, zu denen es aufgrund der Stoffwechselschlacken im Körper kommt. Oft treten auch Hämorrhoidalleiden als Folgeerscheinung auf.

Ursachen Falsche Ernährungsgewohnheiten führen häufig zu trägen Darmfunktionen: Zu wenig frisches Obst und Gemüse und damit zu wenig Ballaststoffe, zu viel Zucker, Fett und Eiweiße, zu heiße und zu kalte Speisen sowie zu wenig Flüssigkeit schränken die Darmtätigkeit ein. Auch mangelnde körperliche Bewegung durch vorwiegend sitzende Tätigkeit im Berufsalltag, für die in der Freizeit kein Ausgleich geschaffen wird, führt zu Verstopfung. Diese Faktoren schwächen die Milz, die ihren Verdauungstätigkeiten nicht mehr nachgehen kann.

Wie bei allen anderen Magen- und Darmproblemen auch, spielt die seelische Situation eine wichtige Rolle bei der Entstehung der Verstopfung. Bestimmte Probleme, Ängste oder Aggressionen werden nicht verarbeitet, und man will sich nicht von ihnen verabschieden, da sie, obwohl unangenehm, einen Teil des bisher gelebten Lebens darstellen. Die Verstopfung ist hier sinngemäßer Ausdruck des Körpers für die zugrunde liegende seelische Ursache. In diesen Fällen ist ein gestörtes Leber-Qi die Ursache für die Symptome.

Treten Schmerzen am Darmausgang, kolikartige Bauchschmerzen sowie heftiges Erbrechen und Kreislaufbeschwerden auf, kann ein akuter Darmverschluss vorliegen. In diesem Fall muss sofort ein Notarzt gerufen werden.

Akupressur

- LE 2 – Xingjiang oder In den Zwischenraum gehen
Zwischen dem Ansatz der großen und der zweiten Zehe
- N 3 – Taixi oder Großer Bach
An der Fußinnenseite, zwischen dem höchsten Punkt des Fußknöchels und der Achillessehne
- LE 3 – Taichong oder Der große Impuls
Zwischen den Enden der Mittelfußknochen der großen und der zweiten Zehe
- DI 4 – Hegu oder Das geschlossene Tal
Am Ende der Daumenfalte zwischen Zeigefinger und Daumen
- M 25 – Tianshu oder Himmlischer Drehpunkt
Beide Punkte liegen 2 Querfinger seitlich des Nabels
- M 27 – Daju oder Sehr groß
Beide Punkte liegen 2 Daumen breit unter M 25; drücken Sie M 25 und M 27 jeweils 30 Sekunden lang, und pressen Sie sie dabei zwischen Daumen und Zeigefinger; behandeln Sie beide Punkte gleichzeitig mit beiden Händen

Bekanntlich verschlimmert auch jahrelanger Abführmittelmissbrauch das Problem, weil der Darm dadurch immer noch träger wird. Knabbern Sie lieber reichlich frisches Obst und Gemüse, und nehmen Sie viel Flüssigkeit zu sich.

Heilende Nahrungsmittel

Süße Bananen

2 Kochbananen schälen, klein schneiden und im Wasserbad mit etwas braunem Kandiszucker erhitzen. Essen Sie 1- bis 2-mal täglich 2 bis 3 Esslöffel von dem zuvor im Wasserbad erwärmten Bananenbrei.

Walnüsse

Zerkleinern Sie 5 Walnüsse, und mischen Sie sie mit 30 Gramm Honig und 1 Schnapsglas 70-prozentigem Cognac. Bringen Sie die Mischung mit etwas Wasser zum Kochen. Nach 5 Minuten nehmen Sie sie vom Herd, lassen sie abkühlen und trinken sie vor dem Schlafengehen.

Baldriantee

2 Teelöffel zerkleinerte Baldrianwurzel mit 1/4 Liter kaltem Wasser übergießen und 6 Stunden lang ziehen lassen. Dann erwärmen und ungesüßt trinken. Wirkt sehr gut bei chronischer Verstopfung mit seelischem Ursprung.

Roher Apfel

2 rohe Äpfel, 1 morgens auf nüchternen Magen, 1 abends vor dem Schlafengehen, sind ein altes Hausmittel, um die Verdauung wirksam anzukurbeln.

Spinat

250 Gramm Spinat 3 Minuten lang in kochendem Wasser blanchieren. Die Blätter herausnehmen und mit 2 Esslöffeln Sesamöl beträufelt auf nüchternen Magen 2-mal täglich zu sich nehmen. Auch roher Spinat hilft als Saft gemischt aus 3 Teilen Spinat- und 5 Teilen Möhrensaft. Davon täglich 1 Liter über den Tag verteilt in kleinen Schlucken trinken.

Feigenmus

3 frische oder getrocknete Feigen und 1 reife Banane mit einem Pürierstab zerkleinern. 2 Esslöffel Melasse hinzugeben und mit Wasser soweit verdünnen, dass daraus ein cremiger Schaum entsteht. 2-mal täglich zu sich nehmen.

Melasse

2 Esslöffel Melasse in 1 Glas warmem Wasser auflösen. Diesen Trunk 2-mal täglich zu sich nehmen.

Grüner Tee in Zwiebelwasser

Grüne Teeblätter zu kleinen Pillen drehen und in Zwiebelwasser aufkochen. 1 Tasse davon morgens nach dem Aufstehen trinken.

Info Achten Sie bei chronischer Verstopfung auf reichhaltige Flüssigkeitszufuhr durch Wasser, Obst- und Gemüsesäfte.

Oft reagiert der Darm auch auf Orts- oder Klimawechsel mit Verstopfung. Sie helfen dem Verdauungssystem bei der Umstellung, wenn Sie im Urlaub in den ersten Tagen eher wenig und Leichtverdauliches essen und Kostproben von ungewohnten und exotischen Genüssen etwas vertagen.

Beschwerden des Urogenitalsystems

In der chinesischen Medizin sind die Nieren für den Wasserhaushalt im Körper zuständig. Außerdem kontrollieren sie die unteren Körperöffnungen, also auch die Harnblase als Sammelbecken des Urins, ihr Aufnahmevermögen und ihre Entleerung. Die Funktionen der Nieren können beeinträchtigt sein durch körperliche Schwäche, die entweder angeboren oder im Lauf der Zeit erworben wurde, durch Abnutzung und durch fehlende Nährstoffe. Die Nieren stehen in engen Wechselbeziehungen zu Herz, Lunge, Milz und Leber: das Herz durch seine Durchblutungsfunktion der Nieren, die Lunge durch die Regulation der Schweißausscheidung auch über den Atem, die Milz durch die Absorption des Wassers aus der aufgenommenen Nahrung und die Leber als seelisch-nervliche Funktionseinheit.

Störungen der Nieren entstehen also meistens durch Yang-Schwäche, durch gefühlsmäßige Faktoren wie Unsicherheit, Abhängigkeit, Angst oder Schreckerlebnisse sowie durch äußere Faktoren wie Nässe und Kälte.

Nach Auffassung der chinesischen Medizin sind Herz und Nieren verbunden durch Chong-Mo, dem Kanal des Vertrauens. So bestehen zahlreiche Wechselbeziehungen: Das Nierenfeuer ist die Quelle des Herzfeuers, das aber auch durch das Nierenwasser kontrolliert wird.

Blasenentzündung

Am plötzlich zunehmenden Harndrang, obwohl man eigentlich nur wenig Urin abzugeben hat, und am beißenden Schmerz während des Wasserlassens, der erst einige Zeit danach wieder abklingt, erkennt man die Blasenentzündung. Vor allem Frauen sind von dieser schmerzhaften Unterleibsbeschwerde betroffen, da ihr Harnleiter kürzer ist als beim Mann. Ein weiteres Symptom ist eine trübe Verfärbung des Urins, der auch blutig sein kann. Oft kommt es auch zu hohem Fieber mit Schüttelfrost, Kopf- und Gliederschmerzen, Unterbauchschmerzen, trockenem Mund und Durstgefühlen sowie Klopfschmerzen in der Nierengegend.

Ursachen Äußere Faktoren, die für die Entzündung verantwortlich sind, können Bakterien, die aus dem Darm ins Scheidenmilieu eindringen und sich bis zur Harnblase ausbreiten, genauso wie klimatische Faktoren wie Nässe, Kälte und Hitze sowie geschwächte Nierenfunktionen, Ernährungsfehler und die individuelle Disposition des Patienten sein. Die äußeren Faktoren blockieren den unteren Erwärmer, der dann nicht mehr seiner Funktion nachgehen kann. Die Bereitschaft zur Blasenentzündung wird allerdings auch durch seelische Komponenten wie Überbelastung, unverarbeitete innere Konflikte und ständige Anspannung gefördert. Bei einer Blasenentzündung sollten Sie einen Arzt aufsuchen, wenn sie sich nicht binnen drei Tagen bessert oder die Schmerzen gar stärker werden.

Immer noch etwas mehr trinken, als man gerade noch für möglich hält, lindert die brennenden Schmerzen bei einer Blasenentzündung am besten. Allerdings sollte es sich dabei um Wasser oder milde Kräutertees handeln; Kaffee oder auch Fruchtsäfte verschlimmern die Beschwerden dagegen nur noch.

Akupressur

- MP 6 – Sanyinjiao oder Kreuzung der drei Yin-Meridiane
An der Unterschenkelinnenseite, 4 Finger breit über dem Knöchel
- N 3 – Taixi oder Großer Bach
An der Fußinnenseite zwischen dem höchsten Punkt des Knöchels und der Achillessehne
- B 60 – Kunlun oder Kunlun-Gebirge
An der Außenseite des Fußes zwischen Knöchel und Achillessehne, an der oberen Kante des Fersengebirges
- B 23 – Shenshu oder Transportpunkt zu den Nieren
Zwischen dem zweiten und dem dritten Lendenwirbel auf dem Rücken
- KG 3 – Zhongji oder In der Mitte zwischen den Polen
Auf der Verbindungslinie zwischen Schambein und Nabel, knapp über dem Schambeinrand

Heilende Nahrungsmittel

Möhren-Rote-Bete-Gurken-Saft
10 Teile Möhrensaft, 3 Teile Rote-Bete-Saft und 3 Teile Gurkensaft mischen und täglich 1 Liter davon trinken. Diese Mischung neutralisiert übermäßige Harnsäure.

Wassermelonen
Essen Sie 1 Tag lang ausschließlich alle 10 Minuten ein paar dünne Scheiben frische Wassermelone. Dies wirkt stark harntreibend und durchspült Nieren und Harnblase.

Birnen
Wahlweise können Sie auch zu Birnen greifen. Essen Sie alle 10 Minuten 1 bis 2 Bissen von 1 reifen Birne. Dies wirkt ebenfalls stark harntreibend.

Gurken

Essen Sie rohe Gurken, oder mischen Sie 1 Teil Gurkensaft mit 2 Teilen Möhrensaft, und trinken Sie davon täglich 1 Liter.

Lauch

Braten Sie etwas frischen, klein geschnittenen Lauch in Sesamöl an. Lassen Sie ihn abkühlen, und verreiben Sie ihn dann um den Bauchnabel herum in langsamen Kreisbewegungen.

Brennnessel- und Hagebuttentee

Trinken Sie jeden Tag 2 Tassen Brennnessel- und Hagebuttentee im Wechsel. Sie wirken der Entzündung entgegen und fördern die Harnausscheidung.

Info Meiden Sie Salziges, Sojasauce, aber auch Kaffee, Tee und gegartes Fleisch, bis die Beschwerden abgeklungen sind.

Ejakulation, vorzeitige

Im Zusammenhang mit der Ejakulation spricht man im Chinesischen davon, dass der Mann »seine Essenz verloren, sie vergeudet« und »sich ergeben« hat. Wenn er ejakuliert, bevor seine Partnerin den Orgasmus, bei der Frau »der höchste Punkt der Flut«, erreicht hat, so heißt es auch, dass sie ihn »getötet« habe. Der Unterschied zwischen Mann und Frau im Hinblick auf ihre Sexualität liegt demnach in der Natur ihres Orgasmuses. Wenn ein Mann ejakuliert, verlässt wertvolles Samen-Jing seinen Körper, die Sexualsekrete der Frau bleiben im Körper. Die sexuelle Energie beinhaltet wichtige Lebensenergie, die der Mensch für seine Gesundheit und seine Abwehrkräfte benötigt. Während sich der Mann mit jeder Ejakulation schwächt und so allmählich seine Lebens- und Immunkräfte verliert, wird die Frau immer stärker, da sie das Jing des Mannes aufnimmt. Vorzeitige und häufige Ejakulationen schwächen den Körper des Mannes extrem, die Folge sind allgemeine Müdigkeit und Schwäche, kalte und blass aussehende Extremitäten, Konzentrations-, Gedächtnis- und Schlafstörungen.

Ursachen Da die Sexualorgane den Nieren zugeordnet sind, liegt bei der Neigung zu Ejaculatio praecox in der Regel eine Nieren-Yang- und Qi-Schwäche vor. Denn die Nieren kontrollieren die Ejakulation. Außerdem verliert der Mann mit jedem Samenerguss nicht nur Essenz, sondern auch Yang. Dieses ist im Gegensatz zum Yin begrenzt und verletzlich und muss

In einer alten Quelle des Su-nü-jing heißt es zur vorzeitigen Ejakulation auch: »Wenn die Vital-essenzen infolge exzessiver Verausgabung oder völliger Vernachlässigung versiegt sind, können sie niemals wieder belebt werden.«

227

kontinuierlich genährt werden. Ein seelisches Ungleichgewicht spielt ebenfalls eine wichtige Rolle bei der Entstehung dieser Beschwerde. Durch starken Stress, Depressionen oder Leistungsdruck kann das Yang geschwächt werden und entzieht so den Nieren Energie. Ejaculatio praecox kann sehr wirkungsvoll mittels Akupunktur behandelt werden.

Aus chinesischer Sicht ist für Erschöpfung und mangelndes sexuelles Interesse der Frau häufig ein Energiemangel der Nieren verantwortlich. Abkühlende Lebensmittel, die oft von Frauen bevorzugt werden, wie Salate, Obst oder Milchprodukte sollen das Übel noch verschlimmern.

Frigidität

Frigidität ist eine Sexualstörung, von der Frauen betroffen sein können. Man könnte sie auch als das weibliche Gegenstück zur Impotenz bezeichnen. Sie äußert sich in dem mangelnden Wunsch nach sexueller Begegnung und Erregung. Die Frauen reagieren empfindungslos auf sexuelle Annäherung. Da in der chinesischen Gesundheitspflege sexuelle Enthaltsamkeit genauso schädlich für das Wohlbefinden ist wie ein Übermaß an sexueller Aktivität, gehört Frigidität auch zu den Beschwerden, die unbedingt behandelt werden sollten.

Ursachen In den meisten Fällen liegt die Entstehung von Frigidität in der Kindheit der betroffenen Frauen, etwa in einer die Sexualität verneinenden Erziehung, in Gefühlskälte vonseiten der Bezugspersonen, aber auch in traumatischen Erlebnissen wie sexuellem Missbrauch und/oder einer Vergewaltigung begründet. Auch körperlicher oder seelischer Dauerstress kann zu Frigidität führen.

Das Dao der Sexualität

● Wenn wir lernen, im Sinn des Dao von Yin und Yang zu denken und die Vereinigung der Gegensätze auf unsere Sexualität zu übertragen, so kann jede sexuelle Begegnung zu einer Quelle der Energie werden, die nie erschöpfend wirkt.

● Dazu heißt es im Su-nü-jing: »Wer zu lieben vermag und dabei weiß, wie der Erguss zu steuern ist, kann großen Nutzen daraus ziehen. Und das nennen wir die Rückleitung des Jing. Die Rückleitung des Jing ist eine Wohltat für die Gesundheit des Menschen.«

● In der daoistischen Liebeskunst liegt die Betonung daher nicht auf der Leidenschaft und der Romantik, sondern vielmehr auf der richtigen Technik, die Mann und Frau stärken, gesund erhalten und ihre Liebesfähigkeit erhöhen kann.

228

Akupressur

● MP 6 – Sanyinjiao oder Kreuzung der drei Yin-Meridiane
Dieser Punkt des Milz-Pankreas-Meridians liegt 4 Querfinger oberhalb des Innenknöchels; üben Sie mindestens 30 Sekunden lang Druck auf diesen Punkt aus
● PE 8 – Laogong oder Der Arbeitspalast
Krümmen Sie den Ringfinger so weit, dass er Ihre Lebenslinie auf der Handfläche berührt. Massieren Sie diesen Punkt mit dem Daumen der anderen Hand.

Tai Chi Chuan

Die Tai-Chi-Chuan-Übungen stärken die allgemeine Kreislaufsituation und verbessern somit auch Körperbewusstsein sowie Selbstwertgefühl.

Heilende Nahrungsmittel

Rosmarintee

Stimmungsaufhellend wirkt ein Tee aus 1 Esslöffel Rosmarinnadeln, aufgegossen mit 1 großen Tasse heißem Wasser. 10 Minuten lang ziehen lassen und abseihen. 1- bis 3-mal täglich 1 Tasse warmen Tee trinken.

Huhn mit Maronen

15 Gramm geschälte Walnüsse mit 250 Gramm Hühnerfleisch und 100 Gramm Maronen zusammen bei geringer Hitze leise kochen lassen. Nach etwa 1 Stunde geben Sie 30 Gramm Seetang, 1 klein geschnittene Frühlingszwiebel, 3 Scheiben frischen Ingwer und 1 Teelöffel Salz hinzu.

Erwärmende Nahrungsmittel wie Lamm- oder Rindfleisch, Hühnerbrühe, Wild, Lachs sowie Gerichte mit Frühlingszwiebeln, Knoblauch und Ingwer sollen helfen, gähnende Langeweile im Bett wieder in erotische Spannung zu verwandeln.

Nierenentzündung

Eine Entzündung des Nierengewebes oder des Nierenbeckens zeigt sich in schwerer Mattigkeit, manchmal in Koliken, Rückenschmerzen und sehr hohem Fieber. Kinder neigen überdies zum Bettnässen, obwohl sie eigentlich schon trocken sind. Weitere Symptome sind Brechreiz und Erbrechen, rasender Puls, Verstopfung, klopfende Schmerzen in der Nierengegend und häufiger Harndrang, verbunden mit Schmerzen. Frauen sind häufiger davon betroffen als Männer. Bei einem Großteil der Kinder, bei denen Bakterien im Urin festgestellt werden, liegt eine Nierenbeckenentzündung vor. Es kann passieren, dass aus der akuten Erkrankung eine chronische Beschwerde wird, die die Funktionen des Herzes und des Bluts beeinträchtigt. Es kann zu Bluthochdruck und Blutarmut kommen. Diese Erkrankungen sind daher immer ernst zu nehmen und gehören in die Hände eines Arztes. Unten stehende Empfehlungen sind daher als begleitende Therapie zu verstehen.

Ursachen Als äußere Faktoren sind in der Regel Kälte und Nässe wirksam, die die Abwehr schwächen. Hervorgerufen wird die Entzündung dann durch Bakterien, die über die Harnwege aufsteigen. Auch Harnsteine können eine mögliche Ursache für Nierenentzündung sein, da sie den Urin stauen, der eine Brutstätte für Bakterien bilden kann. Insgesamt liegt ein Schwäche des Qi der Nieren vor, derzufolge die Harnentleerung nicht mehr gezielt gesteuert werden kann. Durch seelische Blockaden und Dauerstress kann eine Abwehrschwäche entstehen. In diesem Moment ist der Körper bereits stark geschwächt. Kommen nun Kälte oder Feuchtigkeit hinzu, kann es zu einer Entzündung der Nieren kommen.

Eine Blasenentzündung kann bei falscher oder vernachlässigter Behandlung bis zu den Nieren aufsteigen. Deshalb müssen auch kleinere Infekte oder Reizungen gründlich ausgeheilt und bei längerer Dauer vom Arzt untersucht werden.

Heilende Nahrungsmittel

Spargel
500 Gramm Spargel 3 Minuten in etwas Wasser dünsten. Essen Sie ihn sofort. 1-mal täglich 1 Portion Spargel hilft dabei, überschüssige Harnsäure auszuscheiden.

Wassermelone
Ergänzend zum Spargel essen Sie kleine Scheiben Wassermelone. Nehmen Sie bis zu 2 Tage nichts anderes zu sich, und trinken Sie ausreichend Wasser.

Rote-Bete-Saft
Jeweils 2 Teelöffel von 1/4 Liter Rote-Bete-Saft über 1 Tag verteilt trinken. Ansonsten nüchtern bleiben und Wasser zu sich nehmen. Der Rote-Bete-Saft hilft dabei, die Nieren zu reinigen und entfernt Harngrieß. Es kann in der Folge zu einer harmlosen Rotfärbung des Urins kommen.

Gurke
Als Rohkostsalat oder als Saft, gemischt mit gleichen Teilen Möhren- und Rote-Bete-Saft. Davon 1 Liter täglich trinken.

Maisfäden
Kochen Sie 1-mal täglich 30 Gramm getrocknete Maisfäden in 2 Tassen Wasser langsam ein, bis die Flüssigkeit auf 1/2 Tasse reduziert ist. Abseihen und warm trinken.

Potenzstörungen

Impotenz ist eine sexuelle Dysfunktion des Mannes. Sie äußert sich darin, dass es zu keiner Erektion mehr kommt oder dass diese nicht lange genug aufrecht erhalten werden kann, um den Liebesakt zum Abschluss zu bringen. Hinzu kommen Müdigkeit und Schwäche, Kältegefühle (auch innerlich als Gefühlskälte) und/oder Angst, kalte, blass aussehende Haut, Schwindelgefühle, schmerzhafte Müdigkeit in den Lenden und Knien. Ist überdies das Herz in seinen Funktionen gestört, kommt es zu Herzklopfen, Kurzatmigkeit und Schlafstörungen.

Ursachen Begründet sein kann die Impotenz durch nervöse Erschöpfungszustände, mangelhafte Versorgung der Genitalien mit Yang-Energie oder Erschöpfung aufgrund exzessiver Ejakulation. Insgesamt spricht man bei Impotenz von einer Nieren-Yang-Schwäche. Ihr kann allerdings auch eine Leberschwäche zugrunde liegen. Auch ein bis dahin nicht erkannter Diabetes mellitus mag eine Ursache für Impotenz sein.

Die allermeisten Potenzstörungen haben seelische Ursachen, die oft gar nicht im Privatbereich wurzeln müssen. Bei uns bestimmt der Beruf in hohem Maß den Stellenwert des Menschen in der Gesellschaft. Ohnmachtsgefühle gegenüber Vorgesetzten und Versagensängste in Anbetracht neuer Aufgaben oder gegenüber jüngeren Kollegen finden manchmal bei Männern so ihren körperlichen Ausdruck.

Akupressur

● B 31, 32, 33, 34 – Shangliao oder Der obere Knochenspalt, Ciliao oder Der zweite Knochenspalt, Zhongliao oder Der mittlere Knochenspalt, Xialiao oder Der untere Knochenspalt
Im Kreuzbeinbereich liegen, beidseitig der Mittellinie, 4 Dellen, die so genannten Sakrallöcher. Das oberste Loch entspricht dem Punkt B 31, das zweite B 32, das dritte B 33 und das vierte B 34; kräftig massieren und mit Wärme behandeln
● B 23 – Shenshu oder Transportpunkt zu den Nieren
In der Höhe des zweiten Lendenwirbelfortsatzes, etwas über dem Beckenrand und 2 Querfinger seitlich der hinteren Mittellinie
● LG 4 – Mingmen oder Tor zum Leben
Unterhalb von B 23 in der Mittellinie
● LE 5 – Ligou oder Muschelrinne
Am Sprunggelenk, 6 Querfinger oberhalb des inneren Knöchels, am hinteren Schienbeinrand; kräftig massieren
● N 3 – Taixi oder Großer Bach
Dieser Punkt liegt zwischen Innenknöchel und Achillessehne und gehört zum Nierenmeridian. Massieren Sie am besten von der Fersenkante in Richtung des Innenknöchels und zurück. Zum Schluss streichen Sie mit der Handfläche den Innenrand des Unterschenkels bis zum Knie mehrmals auf und ab.

Heilende Nahrungsmittel

Bananen

Rohe, reife Bananen sind reich an Nährstoffen, die das Nervensystem regenerieren und so dabei helfen können, die Impotenz von körperlicher Seite zu überwinden.

Austern

2 bis 3 rohe Austern täglich stärken das Fortpflanzungssystem.

Weizenkeimöl

1 bis 2 Teelöffel täglich nach den Mahlzeiten führen dem Körper Vitamin E zu. Dieses spielt bei der Produktion von Sexualhormonen eine wichtige Rolle und hilft dabei, nervöse Erschöpfungszustände zu überwinden.

Rindfleisch mit Datteln und Ingwer

Lassen Sie 10 Datteln, 10 Gramm klein geschnittenen Ingwer und 300 Gramm Rindfleisch bei geringer Hitze 1 Stunde lang kochen. Danach fügen Sie 50 Milliliter Obstessig und 3 Esslöffel Honig hinzu. Essen Sie 10 Tage lang täglich von diesem Gericht 1 kleine Schüssel.

Zwiebeln in konzentrierter Form empfiehlt ein chinesischer Arzt des 3. Jahrhunderts n. Chr. gegen Impotenz: Der Betroffene soll eine Auflage aus angebratenen Zwiebeln auf den Bauch legen und zusätzlich in Wein gekochte und pürierte Zwiebeln essen.

Prostatabeschwerden

Entzündungen der Vorsteherdrüse betreffen vor allem jüngere Männer bis zum 40. Lebensjahr. Sie äußern sich meist in starkem Harndrang, vor allem bei Kälte und während Stresssituationen, Harnnachträufeln, einem unbestimmten Schmerzempfinden in der Damm- und Aftergegend, einem Kältegefühl an der Penisspitze, im Hoden und an der Innenseite der Oberschenkel. Hinzu kommen krampfartig-schmerzender Stuhldrang, Schmerzen in der Lenden- und Kreuzbeinregion sowie vorzeitige Ejakulation oder Ejakulationsstörungen. Eine chronische Prostataentzündung kann entstehen, wenn eine akute Entzündung nicht völlig ausgeheilt wird. Sie sollte daher nicht auf die leichte Schulter genommen werden.

Eine häufige Prostatabeschwerde ist das Prostataadenom, genannt Altersprostata, da es vermehrt bei Männern ab 60 Jahren auftritt. Hier vergrößert sich die Prostata zu einem gutartigen Tumor in der Vorsteherdrüse. Zunächst äußert sich dies in erschwertem, dann häufigem nächtlichem Wasserlassen, Nachträufeln bis hin zum kompletten Harnverhalt und Versagen der Blasenfunktion. Hinzu kommen Abmagerung und Müdigkeit.

232

Ursachen Stresssituationen im Alltag, private und berufliche Überbelastung, Konflikte familiärer und/oder beruflicher Art sind seelische Faktoren, die die Entstehung einer Prostataentzündung fördern können. Weitere Ursachen können fehlende, übersteigerte oder nicht zufriedenstellende sexuelle Betätigung sowie der Einfluss von Nässe und Kälte auf die untere Körperhälfte sein.

In anderen Fällen können aber auch Bakterien eine akute oder chronische Prostataentzündung hervorrufen. Während bei einer Prostataentzündung eine Nieren-Yang-Schwäche vorliegt, handelt es sich bei einem Adenom um eine Nieren-Yin-Yang-Schwäche.

Heilende Nahrungsmittel

Kürbiskerne
Täglich 60 bis 90 Gramm Kürbiskerne stärken die Prostata. Man kann sie so knabbern, unters Müsli mischen oder zum Kochen verwenden.

Brennnesseltee
1 Teelöffel Brennnesselblätter mit 1 Tasse Wasser 5 Minuten lang kochen lassen und abseihen. Täglich 3 Tassen davon trinken. Wirkt entwässernd und blutreinigend.

Weizenkeimöl
Je 1 Teelöffel kaltgepresstes Weizenkeimöl regelmäßig nach dem Frühstück und dem Abendessen einnehmen. Weizenkeimöl führt dem Körper Vitamin E zu, das sehr wichtig zur Gesunderhaltung der Prostata ist.

Hefe
2-mal täglich 1 Päckchen Aktivhefe in 1 Tasse warmem Wasser auflösen und auf nüchternen Magen trinken. Das hilft dabei, die Prostata zu regenerieren.

Zitronensaft
2 Zitronen auspressen und den Saft mit 200 Milliliter warmem Wasser mischen. Das Zitronenwasser in Abständen von 4 Stunden über den Tag verteilt trinken. Die Mischung reinigt den Urogenitaltrakt.

Salat mit Möhren und Spargel
Den Spargel 3 Minuten lang in kochendem Wasser blanchieren und in kleine Stücke schneiden. Gemeinsam mit 2 klein gehackten Möhren auf grünem Salat anrichten. Hilft bei Mangelzuständen der Nieren.

Sehr wirkungsvoll bei Prostatabeschwerden ist auch Kürbiskernöl, das man gut für Salate verwenden kann. In besonders guter Qualität wird es in der Steiermark produziert und ist bei uns in gut sortierten Supermärkten und Reformhäusern erhältlich.

233

Reizblase

Unter einer Reizblase versteht man eine Blasenschwäche durch Reizung des Schließmuskels und ohne Entzündungszeichen an der Blase. Dabei kommt es zu Harninkontinenz, Schwindel, kalten Händen und Füßen sowie eher dünnflüssigem Stuhl. Bei einer Störung der Lunge kommt es zu nächtlichem Bettnässen, Schweißausbrüchen, Antriebsarmut, Blässe und Kurzatmigkeit.

Ursachen In der Regel liegt bei einer Reizblase eine Nieren-Qi- und Yang-Schwäche vor. Dabei kann das schwache Qi der Nieren die Harnblase nicht ausreichend erwärmen, es entsteht innere Kälte und Leere der Harnblase. Die Folge: Der Schließmuskel kann nicht mehr richtig arbeiten. In anderen Fällen kann auch die Lunge geschwächt sein, mit der die Nieren eng zusammenarbeiten, und es kommt zu ähnlichen Symptomen. Liegt eine Hitzestauung in Leber und Gallenblase vor, die durch emotionale Blockaden hervorgerufen wird, kommt es besonders bei Kindern zu Bettnässen. Bei Kindern spielt bei dieser Symptomatik die psychische Situation eine große Rolle, weshalb psychotherapeutische Behandlung ratsam sein kann.

Kaffee kann die Symptome der Reizblase sehr verschlimmern, weshalb Sie eine Zeit lang auf ihn verzichten sollten. Bei Kindern entwickelt sich manchmal eine Reizblase, weil der Schließmuskel durch häufiges »Anhalten« irritiert wird, wenn die Kinder ihr Spiel nicht unterbrechen möchten.

Akupressur

● KG 2 – Qugu oder Der gebogene Knochen
Auf der Mitte des Schambeins
● MP 13 – Fushe oder Das Speicherhaus
In der Mitte der Leiste rechts und links
● M 28 – Suidao oder Der Wasserweg
In der Mitte zwischen Schambein und Bauchnabel auf der linken und der rechten Seite, jeweils 2 Querfinger seitlich
● LG 1 – Changqiang oder Beständig und kraftvoll
Auf der Mitte des Steißbeins

Heilendes Nahrungsmittel

Ei mit Pfeffer

Geben Sie 1 Ei in kochendes Wasser und lassen es 1 Minute lang kochen. Öffnen Sie es anschließend oben, indem Sie mit einer Nadel ein kleines Loch hineinbohren, und füllen Sie 1/2 Teelöffel schwarzen Pfeffer hinein. Kochen Sie das Ei anschließend weitere 5 Minuten. Essen Sie 10 Tage lang täglich 2 dieser Eier vor dem Schlafengehen. Dieses Rezept hilft auch Kindern, die unter Bettnässen leiden.

Gynäkologische Beschwerden

Die weiblichen Geschlechtsorgane besitzen die Funktionen der Empfänglichkeit, des Austragens eines Kindes, der Geburt, des Stillens und der Menstruation. All diese Vorgänge sind abhängig vom Blut und von der Aktivität des Qi. Die Quelle von Qi und Blut sind die Zang-Organe Nieren, Leber, Milz und Herz sowie das Fu-Organ Magen, außerdem die Sondermeridiane Vitalgefäß (Chong Mai) und Konzeptionsgefäß (Ren Mai).

Damit die weiblichen Geschlechtsorgane, besonders der Uterus (Zi Gong oder Palast des Kindes), angelegt werden und reifen können, benötigen sie die Essenz (Jing), die in den Nieren gespeichert ist.

Bei gynäkologischen Beschwerden liegen daher in der Regel Fehlregulationen von Qi und Blut vor oder das Vital- bzw. das Konzeptionsgefäß sind in ihren Funktionen beeinträchtigt. Ursachen dafür sind Hitze, Kälte und Nässe sowie Ernährungsfehler, extreme Gefühlsschwankungen und seelische Unausgeglichenheit, Überanstrengung oder mehrere Geburten.

Die chinesische Medizin kennt eine ganze Reihe von sanften Kräutermedizinen, Akupressurverfahren und Wasseranwendungen, die bei Menstruationsstörungen helfen sollen. Sie sind den Hormonbehandlungen der westlichen Medizin oft überlegen, die in der Regel erhebliche unerwünschte Nebenwirkungen verursachen.

Ausbleibende Menstruation (Amenorrhö)

Störungen des Menstruationszyklus zeigen sich darin, dass die Periode stets zu lange auf sich warten lässt und dann sehr stark oder so schwach ist, dass man sie kaum mehr als solche bezeichnen kann. Von einer ausbleibenden Periode, einer Amenorrhö, spricht man, wenn nach 26 bis 30 Tagen (je nach individuellem Zyklus) seit der letzten Menstruation keine Blutung mehr erfolgt ist. Natürlich muss dabei auch ausgeschlossen sein, dass Sie schwanger sind.

Ursachen Neben seelischen Gründen wie Stress, unterdrückten Gefühlen, Kummer und Sorgen kommen organische Erkrankungen oder eine gestörte Hormonproduktion der Eierstöcke infrage. Es kommt zu einer Qi-Schwäche der Nieren, einer Qi-Blockade der Leber oder einem Blutmangel in diesem Organ. Auch Blutarmut infolge einer gestörten Milz kann zur Amenorrhö führen. Extremes Untergewicht (Magersucht) und eine schlechte allgemeine Ernährungssituation können ebenso ein möglicher Grund dafür sein, dass die Periode ausbleibt; als Folgeerscheinung von schweren und langen Krankheiten kann die Menstruation ebenfalls ausbleiben.

Akupressur

- MP 10 – Xuehai oder Meer des Blutes
2 1/2 Daumen breit über dem Kniegelenk an der Stelle, wo der innere Oberschenkel eine leichte Erhöhung bildet
- KG 6 – Qihai oder Meer des Qi
4 Finger breit über dem Schambein, etwas unterhalb des Nabels

Moorbäder bekommen Sie als Pulver in der Apotheke oder im Reformhaus. Diese können recht anstrengend für den Kreislauf sein, weshalb man anschließend – warm zugedeckt – noch etwas ruhen sollte.

Wasseranwendungen

Heilbad

Nehmen Sie ein bis zu 40 °C heißes Bad, und geben Sie dem Badewasser entweder 1 Hand voll Rosmarin, Thymian oder Moor hinzu. Bleiben Sie etwa 10 Minuten lang in der Badewanne, und legen Sie sich dann warm zugedeckt ins Bett. Sorgen Sie zusätzlich auch für warme Füße, entweder mit einer Wärmflasche oder mit warmen Strümpfen.

Ansteigendes Fußbad

→ Anleitung siehe Seite 199

Sitzbad

1 Hand voll Tannennadeln und 3 bis 5 Gramm Rosenblüten in 5 Liter kaltem Wasser 12 Stunden lang ziehen lassen. Danach den Kaltansatz erwärmen, die Kräuterrückstände absehen und dem Badewasser zugeben. Das Badewasser sollte die Nieren bedecken, die Badedauer ca. 20 Minuten betragen. Anschließend zu Bett gehen und entspannen. Sie können auch zusätzlich eine Wärmflasche anwenden.

Erdnussölumschlag

Dieses Rezept können Sie bei Zyklusstörungen 2-mal täglich äußerlich anwenden:
- 2 gemahlene Erdnüsse mit 1 Teelöffel Sesamöl und 10 Gramm chinesischem Schnittlauch mischen.
- Reiben Sie diese Mischung auf Ihren Unterleib, und legen Sie einen Wickel sowie eine warme Decke darüber.
- Mindestens 1/4 Stunde lang einwirken lassen.

Heilende Nahrungsmittel

Ingwer mit Datteln

Kochen Sie 15 Gramm frischen Ingwer mit 100 Gramm roten Datteln und 100 Gramm braunem Zucker in 1/2 Liter Wasser so lange, bis sich der Zucker aufgelöst hat. Seihen Sie die festen Bestandteile ab, und trinken Sie den Sud über den Tag verteilt, bis sich die Blutung eingestellt hat.

Meerrettich

Kochen Sie 2 Teelöffel geriebenen Meerrettich mit 1/4 Liter Rotwein kurz auf, und trinken Sie die Mischung heiß.

Basilikumtee

Brühen Sie 1 Esslöffel getrocknetes Basilikum mit 1 Tasse kochendem Wasser auf, und trinken Sie den Tee heiß.

Info Essen Sie viel Fisch und Soja, und sorgen Sie zusätzlich für viel Vitamin C in Ihrer Ernährung durch Äpfel, Mandarinen, Kiwis oder Grapefruits.

Prämenstruelles Syndrom

Die Tage vor der Menstruation sind oft mit sehr unangenehmen Begleiterscheinungen verbunden, von denen vor allem Mädchen und junge Frauen betroffen sind. Als körperliche Symptome treten schmerzhaft spannende Brüste, Bauchkrämpfe, Kopfschmerzen, vermehrte oder verminderte Blutungsmenge, Verschiebung des Zyklus, ziehende und stechende Schmerzen im Unterleib, Wassereinlagerungen in den Beinen, Rückenschmerzen, Appetitlosigkeit, Übelkeit und Durchfall auf. Hinzu kommen oft seelische Probleme wie starke innere Unruhe und Gereiztheit sowie heftige Stimmungsschwankungen.

Ursachen Die Symptome können durch eine Qi-Blockade der Leber verursacht sein, die durch seelisches Ungleichgewicht, unterdrückte oder starke Gefühle und Depressionen bedingt sein kann.

Andere Gründe sind Mangel- oder Dysfunktionen der Milz und der Nieren. Auch eine schwache Konstitution fördert das Auftreten von prämenstruellen Symptomen. Die traditionelle chinesische Medizin sieht als weitere Ursache einen sehr festen Muttermund (der Muskel am Ausgang der Gebärmutter). Dieser wird nach der ersten Geburt weicher, womit die Beschwerden meist verschwinden.

Bei schmerzhaften Unterleibskrämpfen und spannenden Brüsten vor der Menstruation hilft oft gemäßigtes Schwimmen in warmem Wasser, weil es Spannungen löst und entkrampft.

237

Akupressur

- G 41 – Zulinqui oder Am Fuß dem Weinen nahe
Bei Spannungsgefühl in den Brüsten hilft die Stimulation dieses Punkts: zwischen den oberen Enden der beiden Mittelfußknochen der kleinen und der vierten Zehe
- B 23 – Shenshu oder Transportpunkt zu den Nieren
Am Rücken zwischen dem zweiten und dem dritten Lendenwirbel
- B 30, 31 und 32 – Baihuanshu oder Transportpunkt am weißen Ring, Shangliao oder Der obere Knochenspalt und Ciliao oder Der zweite Knochenspalt

→ siehe unter »Hexenschuss«, Seite 253

Nehmen Sie an den Tagen vor Ihrer Menstruation entspannende Bäder, oder legen Sie sich hin und wieder eine warme Wärmflasche auf den Unterleib.

Bewegung und ausgewogene Ernährung

Sorgen Sie für ausreichend Bewegung. Chinesische Übungen sowie andere Sportarten erweisen sich dabei als sinnvoll. Auch auf eine ausgewogene Ernährung sollten Sie achten, um so einer Verstopfung vorzubeugen, die die Symptome verschlimmert.

Heilende Nahrungsmittel

Entwässern

Verzichten Sie an den Tagen vor den Tagen auf Salz, und entwässern Sie durch entsprechende Ernährung (siehe dazu Seite 100ff.). Entwässernd wirken vor allem frischer Ananas- oder Petersiliensaft. Davon 1/2 Liter täglich trinken.

Kräutertee

Von diesen Kräutertees können Sie täglich mehrere Tassen – immer frisch aufgebrüht – trinken.

Brennnessel, Petersilie oder Löwenzahn lindern prämenstruelle Symptome. Gießen Sie jeweils 1 Esslöffel eines der getrockneten Kräuter mit kochendem Wasser auf, lassen Sie alles 10 Minuten lang ziehen, dann abseihen. Trinken Sie den Tee heiß.

Vitaminreiche Ernährung

Nehmen Sie ausreichend Möhren (Vitamin A), Vollkornprodukte (Vitamin B1) und Obst (Vitamin C) zu sich.

Schmerzhafte Menstruation (Dysmenorrhö)

Bei der schmerzhaften Periode gehen die Tage nicht nur gelegentlich, sondern immer mit starken, krampfartigen Schmerzen im mittleren Unterbauch und mit Kreuzschmerzen einher. Weitere Anzeichen sind Übelkeit, Schwindelanfälle und Kreislaufschwäche sowie Völlegefühl und ziehende Schmerzen vor und während der Menstruation, Schmerzverstärkung durch Druck, geringe Blutmenge, dunkles Blut mit meist klumpiger Konsistenz, Spannungsgefühl in den Brüsten, Kopfschmerzen und Reizbarkeit.

Ursachen Die chinesische Medizin sieht als Ursachen einen Mangel an Blut oder Qi sowie eine Qi-Blockade in der Leber durch Depressionen oder starke Gefühle. Durch die seelischen Probleme verkrampfen sich die inneren Geschlechtsorgane, vor allem die Gebärmutter. Doch auch chronische Einwirkung von Kälte und/oder Nässe durch einen feuchtkalten Lebensraum oder/und zu viel Rohkost oder kalte Ernährung verursachen eine Dysmenorrhö. In anderen Fällen können gutartige Wucherungen der Gebärmuttermuskulatur für die Beschwerden verantwortlich sein, die den Fluss von Qi oder Blut stören.

Auch bei schmerzhaften Periodenblutungen im Verbund mit anderen Menstruationsstörungen wie unregelmäßiger Periode sollten Sie Ihren Frauenarzt zurate ziehen.

Akupressur

● B 23 – Shenshu oder Transportpunkt zu den Nieren
Gegenüber dem Bauchnabel auf dem Rücken, neben der Wirbelsäule; drücken Sie diesen Punkt mit dem Daumen
● B 31 – Shangliao oder Der obere Knochenspalt
Auf beiden Seiten der Wirbelsäule unterhalb der Taille; drücken Sie diesen Punkt so lange, bis Sie ein Wärmegefühl verspüren oder Schmerzlinderung eintritt.
● MP 8 – Diji oder Kraft der Erde
4 Daumen breit unterhalb der Vertiefung, in der das Schienbein in das Kniegelenk übergeht, und zwischen Wadenmuskel und Wadenbein

Chinesische Ärzte behandeln die schmerzhafte Menstruation u. a. auch mit Heiltees aus Grüner Minze oder aus den Knospen der Kartoffelrose.

Heilende Nahrungsmittel

Entwässern
Nehmen Sie 1 oder 2 Tage vor der Periodenblutung nur frisches Obst, Petersiliensaft oder gedünsteten Reis zu sich. Diese Produkte helfen dabei, den Körper zu entwässern, so dass eine geringere Blutfülle entsteht.

Bohnenbrei
Kochen Sie 100 Gramm schwarze Bohnen mit 1/4 Liter Wasser, bis die Bohnen weich sind. Süßen Sie die Bohnen mit etwas braunem Zucker, und essen Sie den Brei warm.

Gartenbalsamienpillen

Sie mischen 100 Gramm Samen der Gartenbalsamie mit einigen Esslöffeln heißem Honig, teilen die Masse in 30 gleich große Portionen und drehen diese zu Pillen. Nehmen Sie 3-mal täglich 1 davon mit etwas Angelikatee (9 Gramm auf 1 Liter Wasser) ein.

Heilbad

Geben Sie 1 Hand voll Schafgarbe gemischt mit Kamillenblüten in ein heißes Bad (bis zu 40 °C). 10 Minuten lang darin baden, danach warm zugedeckt im Bett 1 Stunde ausruhen.

Rosmarin soll nach chinesischer Tradition die Monatsblutung fördern. Diese Wirkung konnte auch von westlichen Wissenschaftlern inzwischen bestätigt werden.

Schwache Menstruation (Hypo- und Oligomenorrhö)

Anzeichen der zu schwachen Periode sind ihre geringe Dauer – zwischen einem und zwei Tagen – dünnes und helles Blut, Schmerzen im Unterleib, die sich bei Druck bessern, blasses Gesicht, trockene Haut, Schwindelgefühle. Ist Kälte die Ursache, so sind Hände und Füße kalt, das Menstruationsblut fließt dunkel und in Klumpen, und die Schmerzen lassen sich durch Wärme lindern. Bei einer Qi-Blockade der Leber ist das Blut normal bis dunkel. Spannungsgefühl in den Brüsten und Depressionen gesellen sich zu diesen Symptomen hinzu.

Ursachen Mangel an Blut und eine schwache Konstitution sind die Hauptgründe für eine zu schwache Menstruation. Eine weitere Ursache ist eine Qi-Blockade in der Leber durch unterdrückte Gefühle oder Depressionen. Das Blut kann so nicht mehr ungestört fließen, und Gebärmutter, Vital- und Konzeptionsgefäß werden nur unzureichend durchblutet. Kälte im Blut durch ein Übermaß an kalten und rohen Nahrungsmitteln sowie äußere Faktoren wie Kälte und Nässe führen zu einer Ansammlung von Kälte in der Gebärmutter und im Vitalgefäß, was ebenfalls eine schwache Periodenblutung nach sich zieht.

Akupressur

● MP 6 – Sanyinjiao oder Kreuzung der drei Yin-Meridiane
An der Unterschenkelinnenseite, 4 Querfinger über dem Knöchel
● MP 8 – Diji oder Kraft der Erde
→ siehe unter »Schmerzhafte Menstruation«, Seite 239

- MP 10 – Xuehai oder Meer des Blutes
2 1/2 Daumen breit über dem Kniegelenk an der Stelle, wo der innere Oberschenkel eine leichte Erhöhung bildet
- LE 3 – Taichong oder Der große Impuls
Zwischen den Enden der Mittelfußknochen der großen und der zweiten Zehe

Zusätzliche Maßnahmen

Qi Gong
Führen Sie regelmäßig die Qi-Gong-Übungen (siehe dazu Seite 94ff.) durch. Sie helfen Ihnen dabei, zu entspannen.

Ansteigendes Fußbad
Führen Sie 1 Woche vor der erwarteten Blutung täglich 1 ansteigendes Fußbad (siehe dazu Seite 199) durch.

Fenchel-Möhren-Saft
Fenchel- und Möhrensaft zu gleichen Teilen mischen und täglich 1/2 bis 1 Liter trinken. Regeneriert das Blut.

Starke Menstruation (Hyper- und Polymenorrhö)

Was eine zu starke und zu häufige Periodenblutung ist, wird subjektiv unterschiedlich empfunden. Meist gleichen sich jedoch die Symptome beider Beschwerdebilder. Die Medizin spricht davon, wenn nach fünf Tagen immer noch eine deutlich tiefrote Blutung besteht, das Blut in Klumpen abgeht oder wie Wasser aus der Scheide läuft. Häufig kommt es parallel dazu zu innerer Unruhe, Durstgefühlen und trockenem Mund. Ist eine Qi-Schwäche die Ursache, so ist das Blut hell und dünn, die Frau fühlt sich müde und ihr Gesicht ist meist blass.

Ursachen Hitze im Blut durch äußere Faktoren, ein zu starkes Yang bzw. eine Yin-Schwäche oder eine Qi-Blockade in der Leber durch starke seelische Erregung oder zu stark gewürzte Gerichte erhitzen das Blut, und es strömt ungezügelt. Eine weitere Ursache ist auch eine Qi-Schwäche durch Fehlernährung oder körperliche Überanstrengung. Beide beeinträchtigen Milz und Magen, so dass die Milz das Blut nicht behalten kann. Auch Veränderungen der Gebärmuttermuskulatur und der -schleimhaut führen zu starker und häufiger Menstruation. Die genaue Ursache sollten Sie immer von einem Arzt abklären lassen.

Die westliche Medizin kennt das Krankheitsbild der Endometriose, bei der Gebärmutterschleimhaut auch außerhalb der Gebärmutter vorkommt und genauso dem weiblichen Zyklus unterworfen ist. Die Endometriose verursacht schmerzhafte Beschwerden und wird hierzulande häufig hormonell behandelt.

241

Schwarze Melasse ist sehr vitamin- und nährstoffreich. Durch die regelmäßige Einnahme des Zuckerrohrsirups lässt sich die Blutqualität verbessern und der starke Mineralstoffverlust bei Menstruationsproblemen ausgleichen.

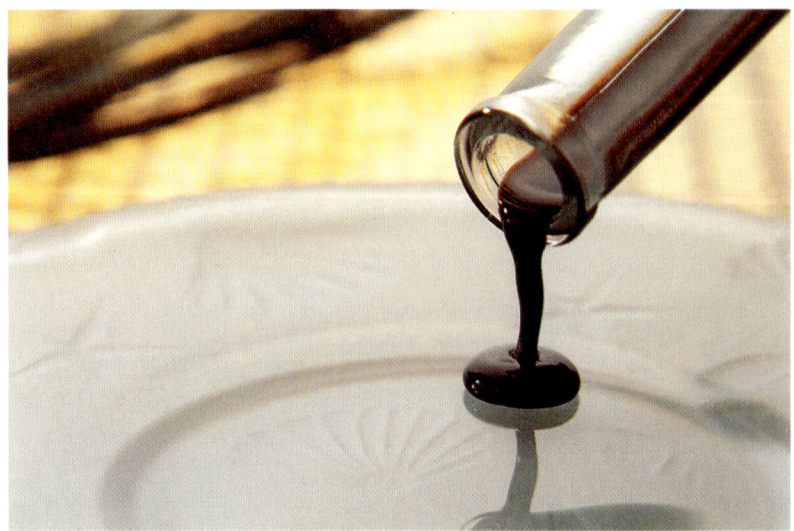

Akupressur

● KG 2 – Qugu oder Der gebogene Knochen
Dieser Punkt befindet sich in den Hautlappen zwischen Daumen und Zeigefingern. Etwa 5 Minuten lang fest mit dem Daumen und Zeigefinger der anderen Hand rücken. Der Druck sollte dabei gegen den Zeigefinger gerichtet sein
● M 36 – Zusanli oder Drei Meilen am Fuß
Außen am Schienbein, 4 Querfinger unter der Kniescheibe
● B 40 – Weizhong oder Mitten in der Biegung
Auf der Mitte der hinteren Beugefalte des Kniegelenks

Heilende Nahrungsmittel

Bei stärkeren Blutverlusten kann es leicht zu Eisenmangel kommen. Rote Fleischsorten, aber auch Datteln enthalten viel von dem wichtigen Mineralstoff. Spinat dagegen trägt seinen Ruf in dieser Hinsicht zu Unrecht. Sein Eisengehalt ist an Oxalsäure gebunden und kann vom Körper nicht verwertet werden.

Aufgrund des hohen Blutverlusts sollten Sie auf ausreichend Vitamin C, B und K in Ihrer Ernährung achten und für Ruhe und Entspannung sorgen.

Schafgarbentee
Überbrühen Sie 1 Teelöffel getrocknetes Schafgarbenkraut mit 1/4 Liter kochendem Wasser, lassen Sie den Tee 3 Minuten lang ziehen, seihen Sie anschließend ab, und trinken Sie morgens 1 Tasse davon auf nüchternen Magen.

Möhren-Rote-Bete-Gurken-Saft
10 Teile Möhrensaft mit 3 Teilen Rote-Bete-Saft und 3 Teilen Gurkensaft mischen und täglich 1/2 bis zu 1 Liter davon trinken. Reinigt die Sexualorgane und hilft das Gleichgewicht wiederherzustellen.

Zitronenpüree
Pürieren Sie 1 unbehandelte Zitrone mit Schale, 1 Tasse Wasser und 1 Esslöffel Melasse, und essen Sie davon 1- bis 2-mal täglich.
Melasse
Lösen Sie 2 Esslöffel Melasse in 1 Tasse warmem Wasser auf, und trinken Sie die Mischung 2-mal täglich. Wirkt ausgleichend und verbessert die Blutqualität.
Möhren-Spinat-Saft
5 Teile Möhrensaft mit 3 Teilen Spinatsaft mischen und täglich 1/2 bis 1 Liter trinken. Wirkt gut auf Blut und Dickdarm.

Wechseljahrebeschwerden

Die Symptome der Wechseljahre der Frau sind sehr vielseitig. Sie treten um das 50. Lebensjahr auf, die Eierstöcke beenden in diesem Zeitraum ihre Arbeit. Das wichtigste Anzeichen für das Klimakterium ist daher auch das Ende der Periodenblutung. Die Jahre davor sind, sofern eine Yin-Leere in Leber und Nieren vorherrscht, durch unregelmäßige Periodenblutung bei oft verminderter Blutungsmenge gekennzeichnet. Das Blut ist hellrot bis blaurot, es kommt zu Hitzewallungen, innerer Unruhe, Gereiztheit, Depressionen, Schwindelzuständen, labilem Blutdruck, Kopfschmerzen, Ohrensausen, Schlaflosigkeit und Konzentrationsstörungen, Schwitzen, Hitzegefühlen an den Extremitäten, Zittern der Hände, trockenem Mund, Appetitlosigkeit, trockenem Stuhl und Verstopfung.

Herrscht hingegen eine Yang-Leere der Milz und Nieren vor, kommt es zu starken unregelmäßigen Blutungen mit hellem Blut. Das Gesicht der hiervon betroffenen Frauen ist in der Regel blass. Sie fühlen sich müde und antriebslos. Schweregefühle in den Beinen und im Unterleib stellen sich ein, gelegentlich auch Wassereinlagerungen in den Beinen, dünnflüssiger Stuhl und Appetitlosigkeit. Durch die Schwäche der Nieren kann es auch zur Verminderung von Knochengewebe – der so genannten Osteoporose – kommen.

Ursachen Die sehr komplexen Beschwerden der Phase vor und nach der Menopause werden durch das nachlassende Yang-Qi der Nieren hervorgerufen, die auch für den Hormonhaushalt des Körpers zuständig sind. Infolgedessen kann es zu einem Yin-Mangel der Nieren kommen, in dessen Folge Blut und Essenz

Viele Beschwerden der Wechseljahre werden durch seelische Faktoren verschlimmert. In einer Gesellschaft, die Jugendlichkeit preist und das Alter abwertet, kommt es leicht zu Krisen des Selbstwertgefühls. In China dagegen genießt bis heute das Alter hohe Verehrung und wird als der Lebensabschnitt der höchsten geistigen Reifung betrachtet.

geschwächt werden. So kann verbrauchtes Yin nicht ersetzt werden, und es kommt zu einem Yin-Yang-Ungleichgewicht in den inneren Organen. Besonders das Yin der Leber wird dadurch in Mitleidenschaft gezogen. Es kommt zu aufsteigendem Yang. Des Weiteren erleidet die Milz eine Yang-Schwäche, was Verdauungs- und andere Beschwerden hervorruft. Das geschwächte Yang-Qi und das knappe Blut schwächen wiederum das Vital- und das Konzeptionsgefäß, die bei der Arbeit der weiblichen Geschlechtsorgane eine wesentliche Rolle spielen.

Akupressur

● MP 6 – Sanyinjiao oder Kreuzung der drei Yin-Meridiane
4 Finger breit über dem Fußknöchel an der Unterschenkelinnenseite liegt dieser Harmonisierungspunkt
● MP 9 – Yinlingquan oder Quelle am Yin-Grabhügel
An der Innenseite des Knies, knapp unterhalb des Schienbeinvorsprungs
● LE 3 – Taichong oder Der große Impuls
Zwischen den Enden der Mittelfußknochen der großen und der zweiten Zehe
● B 23 – Shenshu oder Transportpunkt zu den Nieren
Zwischen dem zweiten und dem dritten Lendenwirbel
● G 34 – Yanglingquan oder Quelle am Yang-Grabhügel
Bei erhöhter Reizbarkeit hilft dieser Punkt, der seitlich unterhalb des Knies in der Vertiefung des Wadenbeinköpfchens liegt
● N 1 – Yongquan oder Die sprudelnde Quelle
Auf der Fußsohle in der Senke zwischen dem Ballen der kleinen und der großen Zehe
● N 3 – Taixi oder Großer Bach
An der Fußinnenseite zwischen der Achillessehne und dem höchsten Punkt des Fußknöchels

Genießen Sie, dass Sie vielleicht etwas mehr Zeit für sich selbst haben, und setzen Sie sich nicht »aufs Altenteil«. Körperliche Beweglichkeit durch maßvoll betriebene Sportarten hilft, viele Beschwerden zu verhüten oder zu lindern.

Tai Chi Chuan

Die täglichen Tai-Chi-Chuan-Übungen (siehe dazu Seite 87ff.) helfen Ihnen dabei, ein gutes Körpergefühl zu gewinnen und Ihre körperlich-geistige Beweglichkeit zu erhalten.

Bürstenmassage

Bürsten Sie mit einem Luffahandschuh täglich morgens an der Innenseite Ihrer Beine von unten nach oben bis zum Bauch. Danach massieren Sie die Rückseite Ihrer Beine und das Kreuz.

Heilende Nahrungsmittel

Meiden Sie Reizstoffe wie Alkohol, Nikotin und Koffein, und ernähren Sie sich vollwertig und im Sinn der fünf Elemente. So versorgen Sie Ihren Körper mit allen notwendigen Nährstoffen. Reduzieren Sie Ihren Fleischkonsum, und nehmen Sie nur wenig Salz oder Meersalz zu sich. Sorgen Sie insgesamt dafür, dass Sie Übergewicht reduzieren.

Süßholz-Dattel-Brei

10 Gramm Süßholz mit 15 Gramm roten Datteln und 30 Gramm Wasser in 1/4 Liter Wasser aufkochen. Essen Sie davon über den Tag verteilt einige Löffel. Diesen Brei sollten Sie 4 Wochen lang täglich zu sich nehmen.

Sesam-Reis-Brei

Rösten Sie 15 Gramm Sesamkörner, zermörsern Sie sie, und kochen Sie sie dann mit 100 Gramm Reis in 1/4 Liter Wasser zu einem Brei. Essen Sie den Brei täglich zum Frühstück.

Info Bei Hitzewallungen lassen Sie kaltes Wasser über Ihre Handgelenke laufen.

Weißfluss

An Ausfluss und ständiger Flüssigkeitsabsonderung der Scheide ist eine Scheidenentzündung erkennbar. Weißfluss ist in der Regel weiß, dünnflüssig und geruchlos. Andere Formen von Ausfluss können dagegen von dickflüssiger Konsistenz, gelber Farbe, verbunden mit Juckreiz und Brennen geprägt sein. Die Schleimhäute sind dabei druckempfindlich und die Scheide angeschwollen. Eine weitere Begleiterscheinung ist der ziehende Schmerz, der sich besonders nach Bewegungen verstärkt.

Ursachen Der Infektion liegt eine Veränderung des Scheidenmilieus zugrunde. Dabei sind die Säurewerte und die Besiedelung durch Milchsäurebakterien aus dem Gleichgewicht geraten. Ursachen für eine Entzündung sind Kälte und Feuchtigkeit sowie Hitze und Feuchtigkeit. So können Pilze, mit denen man im Schwimmbad oder in der Sauna in Kontakt gekommen ist oder Bakterien, die sich durch mangelnde oder falsche Hygiene oder durch zu häufige Seifenwaschungen vermehrt haben, mit der Scheidenflora in Berührung kommen. Andere Auslöser sind Gonokokken, Viren oder Trichomonaden, die man sich durch Geschlechtsverkehr zuziehen kann. Auch seelische Gründe wie

Der häufigste Auslöser für Weißfluss, eine Pilzinfektion, ist oftmals mit einer allgemein geschwächten Abwehrlage verbunden. Pilze befinden sich in unserer Umgebung und in unserem Körper nämlich immer, aber nur bei ungünstigen Umständen können sie sich so vermehren, dass sie Beschwerden verursachen.

ständige Belastungen und Überforderung begünstigen eine Scheideninfektion. Sind die Ursachen der Unterleibsbeschwerden durch einen Arzt abgeklärt und handelt es sich nicht um eine schwer wiegendere Erkrankung, kann man sich problemlos selbst behandeln. Ansonsten können Sie die unten stehenden Empfehlungen begleitend zur ärztlichen Therapie anwenden.

Wasseranwendungen

Schafgarbensitzbad

100 Gramm Schafgarbenkraut 12 Stunden lang in 5 Liter kaltem Wasser ziehen lassen. Danach erwärmen Sie den Kaltansatz, seihen das Kraut ab und geben es dem Badewasser zu. Die Nieren sollten während des Sitzbads bedeckt sein, die Badedauer beträgt 20 Minuten. Anschließend nicht abtrocknen, einen Bademantel überziehen und gut zugedeckt im Bett noch 1 Stunde nachschwitzen. Das Bad täglich durchführen, bis die Beschwerden endgültig abgeklungen sind.

Scheidenspülung mit Joghurt

Innerlich wie äußerlich angewendet zeigt Joghurt bei Scheideninfektionen gute Erfolge, denn es hilft dabei, den normalen Säuregehalt und pH-Wert in der Vagina wiederherzustellen. Verrühren Sie Joghurt zu gleichen Teilen mit Wasser, und wenden Sie die Mischung mehrmals am Tag, am besten nach der Darm- und/oder Blasenentleerung als Scheidenspülung an. Verwenden Sie während der Behandlungsdauer keine Seifen oder Duschgels im Intimbereich.

Auch innerlich angewendet helfen Sauermilchprodukte wie Joghurt, Dickmilch oder Kefir dabei, das Säuregleichgewicht im Körper und an den Schleimhäuten des Intimbereichs wiederherzustellen.

Heilende Nahrungsmittel

Meerrettich mit Zitronensaft

→ Rezept siehe Seite 172

Möhren-Rote-Bete-Gurken-Saft

10 Teile Möhrensaft mit 3 Teilen Rote-Bete-Saft und 3 Teilen Gurkensaft mischen und täglich bis zu 1 Liter davon trinken. Alkalisiert die Nieren und beseitigt dadurch den säurehaltigen Schleim.

Zitronenpüree

→ Rezept siehe Seite 243

Schafgarbentee

1 gehäuften Teelöffel Schafgarbenkraut mit 1/4 Liter heißem Wasser überbrühen und 1/2 Minute ziehen lassen. Seihen Sie ab, und trinken Sie den Tee 2-mal täglich schluckweise.

Beschwerden des Bewegungsapparats

Neben Verletzungen durch Verrenken, Bruch oder Zerrung von Gliedmaßen sowie durch Unfälle oder durch Gewaltanwendung sorgen in der traditionellen chinesischen Medizin auch folgende Ursachen für Beschwerden des Bewegungsapparats. Zunächst sind die klimatischen Faktoren Wind, Kälte und Nässe zu nennen. Bei lang anhaltender Einwirkung stören sie den ungehinderten Fluss von Qi und Blut. Ist das Qi auf einem Meridian blockiert, so äußert sich dies in aller Regel in Schmerzen, Verspannungen und anderen Beschwerden. So werden gerade die rheumatischen Erkrankungen im Chinesischen unter den so genannten Krankheiten durch Wind und Nässe zusammengefasst. Doch auch seelische Gründe führen zu Erkrankungen des Bewegungsapparats.

Überbelastung, Stress, bestimmte Verhaltensweisen und Stimmungslagen wirken über die Organe und ihre Meridiane, so dass sie an bestimmten Körperregionen, die unter Umständen weit vom ursprünglich betroffenen Funktionskreis liegen, spür- und bemerkbar werden. Gerade bei eindeutig psychischen Ursachen seiner Beschwerden sollte der Betroffene neben Massagen und den unten angegebenen Behandlungsweisen eventuell eine Psychotherapie in Betracht ziehen.

Die Chinesen glauben an eine äußere Abwehrenergie, die den Menschen vor schädlichen Einflüssen von außen und vor Unfällen schützt. So ist ein Beinbruch kein unglücklicher Zufall, sondern durch eine Schwäche der Abwehrenergie verursacht.

Arthritis

Typisch für eine Arthritis sind Verdickungen, Knoten und schließlich Deformierungen der Gelenke. Sie gehört zu den rheumatoiden Erkrankungen und äußert sich in Gelenkschmerzen und -schwellungen. Betroffen davon sind häufig die Knie-, Sprung- und Zehengrundgelenke sowie die Fingermittel- und Grundgelenke und die Handgelenke.

Ursachen Infektionen, erbliche Veranlagung, Übergewicht und seelische Komponenten wie ein starker Hang zur Selbstaufopferung für andere können die Gründe für eine Arthritis sein. Die chinesische Medizin sieht außerdem eine Überbeanspruchung der Gelenke, eine schwache Kondition, einhergehend mit zunehmendem Alter, jahrelange Fehlernährung, die zu Ablagerungen von Giftstoffen in den Gelenkknorpeln führt, und massive bzw. chronische Einwirkung von Nässe, Wind und Kälte als Beschwerdeursachen an. Es kommt zu Zirkulationsstörungen von Qi und Blut innerhalb der betroffenen Meridiane, was starke Schmerzen und Bewegungseinschränkungen hervorruft. Bei einer rheumatoiden Arthritis liegt eine Fehlorientierung des Immunsystems vor. Der Körper wendet sich gegen sich selbst, anstatt die Beschwerde mit seinem Abwehrsystem zu bekämpfen. Dabei richtet sich das Immunsystem nicht nur gegen krankheitserregende Keime, die sich im Gelenk einnisten, sondern auch gegen die gesunden Zellen der Gelenkinnenhaut. Dies führt zu schmerzhaften Entzündungen und Wucherungen. Arthritis sollte vom Arzt behandelt werden. Die Behandlung mit chinesischen Heilmitteln wirkt therapieunterstützend, schmerzlindernd und entzündungshemmend.

Gerade bei chronischen Krankheiten wie der Arthritis können chinesische Heilanwendungen therapieunterstützend wirken. Chinesische Ärzte haben nämlich nicht nur die Krankheitssymptome, sondern auch den Zustand des Krankseins als Ausdruck der Disharmonie im Blick.

Akupressur

- B 40 – Weizhong oder Mitten in der Biegung
In der Mitte der Kniekehle liegt dieser Punkt, der besonders bei Kniebeschwerden gestärkt werden sollte
- M 36 – Zusanli oder Drei Meilen am Fuß
Außen am Schienbein, 4 Querfinger unterhalb der Kniescheibe liegt dieser Punkt, der bei Kniebeschwerden hilft
- MP 9 – Yinlingquan oder Quelle am Yin-Grabhügel
In der Vertiefung, in der das Schienbein in das Knie übergeht, zwischen Wadenbein und Wadenmuskel, liegt dieser Punkt, der ebenfalls bei Kniebeschwerden stimuliert werden sollte
- N 3 – Taixi oder Großer Bach
An der Fußinnenseite zwischen dem höchsten Punkt des Knöchels und der Achillessehne liegt dieser Punkt, der bei Beschwerden am Fußknöchel empfehlenswert ist
- LE 6 – Zhongdu oder Mitte der Hauptstadt
Dieser Punkt, der auch Alarmpunkt ist, liegt an der Innenseite der Schienbeinmitte

Heilende Nahrungsmittel

Verzichten Sie bei der Wahl Ihrer Lebensmittel besonders auf die Kombination von Stärke mit Eiweiß, und reduzieren Sie möglichst Ihren Fleischkonsum.

Selleriesaft

Täglich 100 Milliliter Selleriesaft helfen dabei, Ablagerungen aus den Gelenken zu lösen und sie über die Nieren auszuscheiden. Wahlweise können Sie den Selleriesaft auch zu gleichen Teilen mit Möhrensaft mischen. Davon sollten Sie dann allerdings täglich 1 Liter trinken.

Knochenmehl

1 bis 2 Teelöffel Knochenmehl in einen Saft geben und morgens nach dem Aufstehen 1 Glas davon trinken. Wichtig für den Aufbau des Knochengewebes.

Traubenkur

Essen Sie 1 bis 5 Tage lang ausschließlich frische blaue Trauben mit Kernen und Schale (täglich 1 bis 1 1/2 Kilogramm).

Sellerie ist auch hierzulande ein traditionelles Volksheilmittel bei Husten, Darmbeschwerden und Nierensteinen.

Luffa

Schneiden Sie 15 Gramm Luffa klein, und kochen Sie dieses in 1/2 Liter Wasser, bis es auf 1/4 seines ursprünglichen Volumens eingekocht ist. Seihen Sie die Abkochung ab, und mischen Sie sie mit etwas trockenem Weißwein. Nehmen Sie dieses Getränk 1-mal täglich zu sich.

Ingwer-Reis-Brei

Kochen Sie 100 Gramm Reis in etwas Wasser, und pressen Sie 10 Gramm Ingwer in einer Knoblauchpresse aus, den Sie in dieser Form zum Reis geben. Danach süßen Sie den Brei mit etwas Honig. Essen Sie täglich 2 Portionen dieses Breis, der sehr gut bei Arthritis hilft, die durch Kälte verursacht wurde.

Info Essen Sie viel Vitamin-B-reiches Obst, wie etwa frische Ananas oder Kiwis.

Weizenschrotpackung gegen Arthritis

Allem voran hilft Wärme dabei, die Gefäße zu erweitern und somit die Durchblutung zu fördern. Eine Schrotpackung hilft zudem ganz gezielt, Schmerzen an bestimmten Regionen rasch und ohne Nebenwirkungen zu lindern.

- Kochen Sie Weizenschrot zu gleichen Teilen in einem Wasser-Essig-Gemisch weich.
- Den heißen Brei streichen Sie fingerdick auf ein sauberes Leinentuch. Legen Sie dieses sofort auf die schmerzende Stelle, und wickeln Sie darüber noch ein trockenes Baumwolltuch und einen warmen Schal.
- 2 Stunden lang einwirken lassen. Dann wieder abnehmen.

Vorsicht: Nicht bei allen Formen von Arthritis sind Wärmebehandlungen angezeigt. Entzündliche Prozesse können dadurch sogar verschlimmert werden. Fragen Sie im Zweifelsfall immer Ihren Arzt.

Arthrose

Knie- und Hüftgelenke sind erster Linie von einer Arthrose betroffen. Man hat das Gefühl, das Gelenk würde am Knochen reiben. Es spannt und knirscht bei der Bewegung. Verschlimmert sich die Arthrose, so kommen Schmerzen bei der Bewegung hinzu, die Gelenke schwellen an. Zu Beginn einer Bewegung und danach sind die Schmerzen besonders stark und können sich bis ins Unerträgliche steigern. Gehen, das Tragen von Lasten und Treppensteigen fallen den Betroffenen schwer. Spätfolgen einer Arthrose können Gelenkverformungen und Rückenverspannungen sein, da man versucht, die Bewegungseinschränkung über die Wirbelsäule zu kompensieren.

Ursachen Die Gründe für eine Arthrose sind denen einer Arthritis sehr ähnlich. Hinzu kommen bei einer Arthrose Verschleißerscheinungen durch das Alter oder jahrelange Überbeanspruchung der Gelenke, Sehnen und Knochen durch Schwerstarbeit oder Leistungssport.

Bei einer Arthrose kommt es darauf an, einerseits die Gelenke zu schonen und andererseits die Muskulatur zu stärken, um Überbelastungen der Knochen abzufangen. Wassergymnastik und Rückenschwimmen sind in diesem Fall besonders günstige Bewegungsarten.

Akupressur

→ Punkte siehe »Arthritis«, Seite 248
● G 30 – Huantiao oder Der Kreis zum Springen
Hinter dem Gelenkkopf des Oberschenkelknochens am Gesäßmuskel liegt dieser Punkt, der bei Hüftbeschwerden sehr empfehlenswert ist

Qi Gong

Führen Sie regelmäßig die Qi-Gong-Übung 2 und wenn Sie möchten auch die anderen Übungen durch (siehe dazu Seite 95ff.)

Kniemassage

Wenn es Ihre Beschwerden zulassen, so sollten Sie sich jeden Morgen in den Schneidersitz begeben und jedes Knie gleichzeitig 100-mal in kreisenden Bewegungen massieren.

Heilbad

Schneiden Sie 1 frischen Rettich in dünne Scheiben, und geben Sie etwa 15 Tulpenblüten, 15 Gramm Salz und 1 Teelöffel Sesamöl dazu. Diese Mischung gibt man ins warme bis heiße Badewasser. Zur Methode siehe auch »Heilbaden«, Seite 81.

Tai Chi Chuan

Beginnen Sie mit Tai-Chi-Chuan-Übungen (siehe Seite 87ff.), die Sie nach und nach zu steigern versuchen.

Heilende Nahrungsmittel

Wer an Arthrose leidet, hat einen erhöhten Bedarf an Kalzium, Vitamin E und den Vitaminen der B-Gruppe. Grundsätzlich empfiehlt sich eine Ernährungsumstellung auf eine weitgehend salzarme vegetarische Vollwertkost mit viel Salat und kurz gedünstetem Gemüse. Das Salz kann man sehr gut durch die Beigabe frischer Kräuter, z. B. Petersilie, ersetzen. Saure Früchte wie Zitronen, Orangen oder Grapefruits sollte man ganz vom Speiseplan streichen. Auch auf den Genuss von Kaffee und Alkohol sollte in diesem Fall besser verzichtet werden.

Gicht

Eine weitere Erkrankung des rheumatischen Beschwerdenkreises ist die Gicht. Bei dieser Stoffwechselkrankheit produziert der Körper zu viel Harnsäure, die sich als Kristalle an den Gelenken ablagert. Die Erkrankung zeigt sich in Rötung, Schwellung und Erwärmung der Gelenke. Beim akuten Gichtanfall ist vor allem das Großzehengrundgelenk betroffen und verursacht starke Schmerzen.

Auch Knie-, Ellenbogen- oder Handgelenke können am Krankheitsgeschehen beteiligt sein. Teilweise bilden sich Knoten an Gelenken, Schleimbeuteln und an der Ohrmuschel. Bei den genannten Beschwerden sollte ein Arzt konsultiert werden. Die nachstehenden Empfehlungen sind als Unterstützung der ärztlichen Therapie zu verstehen.

Ursachen Jahrelange Fehlernährung wie zu viel fettes Fleisch, Salz und Alkohol und zu wenig frische Nahrung kann zu Gichtsymptomen führen, denen eine Schwäche des Lebermeridians zugrunde liegt. Andauernder seelischer Stress oder übermäßige Sorgen können ebenfalls Gicht hervorrufen.

Die Gicht galt bei uns früher als Krankheit der reichen Leute, weil nur diese es sich leisten konnten, viel Fleisch zu essen und sich opulent zu ernähren, was man als Hauptursache für das schmerzhafte Leiden ansah.

Heilende Nahrungsmittel

Es empfiehlt sich eine Ernährungsumstellung auf eine weitgehend vegetarische Kost. Günstig ist auch der Verzicht auf Kaffee, Alkohol und Süßigkeiten.

Möhren-, Rote-Bete- und Gurkensaft

Der Saft dieser Gemüsearten löst Harnsäurekristalle in den Gelenken und stellt das pH-Gleichgewicht im Blut wieder her.

Petersilien-Möhren-Saft

In der westlichen Volksmedizin wird Gicht seit alters mit Birkensaft behandelt. Auch Tee aus den getrockneten Birkenblättern soll heilsame Wirkung haben.

Mischen Sie 1 Teil Petersiliensaft mit 3 Teilen Möhrensaft, und trinken Sie davon 1/2 Liter täglich.

Kirschen

Essen Sie 1 Tag lang ausschließlich bis zu 1 1/2 Kilogramm dunkle Kirschen.

Brennnesseltee

Übergießen Sie 3 Teelöffel Brennnesselblätter mit 1 Liter kochendem Wasser, und lassen Sie den Tee 10 Minuten lang ziehen, dann abseihen. Über den Tag verteilt warm trinken.

Hexenschuss

Charakteristisch für den Hexenschuss ist der blitzartig einschießende Schmerz im unteren Lenden- und Kreuzwirbelbereich, der bis in die Oberschenkel ausstrahlen kann. Die Folge ist, dass man sich kaum und wenn, dann nur unter starken Schmerzen bewegen kann. Bei Taubheitsgefühlen an den Innenseiten der Oberschenkel sowie Schwäche oder Lähmung der Wadenmuskeln könnte es sich um das Kaudasyndrom handeln. Diese Sonderform der akuten Ischiasbeschwerden (siehe auch Seite 253f.), bei der alle Nervenwurzeln im Wirbelkanal abgequetscht werden, erfordert ein umgehendes Eingreifen eines Arztes.

Der Hexenschuss trägt seinen bildhaften Namen wegen seines jähen Auftretens, unter dem sich der Patient »wie vom Blitz getroffen« niederkrümmt. Nur Hexen konnten vermeintlich einen so bösartigen Zauber ausüben.

Ursachen Ein Hexenschuss tritt meist nach schwerem Heben, Bücken oder durch dauernde Beeinflussung von Kälte, Nässe und Wind auf. Aus chinesischer Sicht ist ebenso wie bei Ischiasbeschwerden ein geschwächtes Qi der Nieren die Ursache. Dies kann durch oben genannte Einflüsse sowie durch eine zu starke oder fehlerhafte Belastung der Lendenwirbel beeinträchtigt werden. Auch eine schwache Konstitution der Nieren kann häufigere Hexenschuss- oder Ischiasbeschwerden auslösen.

Akupressur

● B 22 und 23 – Sanjiaoshu oder Transportpunkt zum Dreifachen Erwärmer und Shenshu oder Transportpunkt zu den Nieren
Diese Punkte finden Sie am Rücken zwischen dem ersten und dem zweiten sowie dem zweiten und dem dritten Lendenwirbel

● B 30 – Baihuanshu oder Transportpunkt am weißen Ring
Knapp neben dem Kreuzbein
● B 31 – Shangliao oder Der obere Knochenspalt
In der Kuhle, die das Kreuzbein oberhalb des Gesäßes bildet
● B 32 – Ciliao oder Der zweite Knochenspalt
1 Daumen breit unter B 31
● B 33 – Zhongliao oder Der mittlere Knochenspalt
2 Daumen breit unter B 31
● B 34 – Xialiao oder Der untere Knochenspalt
3 Daumen breit unter B 31
● B 35 – Huiyang oder Das vereinigte Yang
Neben dem Steißbein liegt dieser Stärkungspunkt
● B 36 – Chengfu oder Unterstützung
3 Querfinger unterhalb des Fußballens
● N 7 – Fulin oder Wiederhergestelltes Fließen
An der rechten Seite der Ferse
Die beiden letzteren Punkte sollten je 1 bis 2 Minuten lang kreisförmig massiert werden.

Kombinationsbehandlung

Sternaniswein
Braten Sie etwas Sternanis in einer Pfanne, und vermahlen Sie ihn im Mörser zu Pulver. 6 Gramm davon in 1 kleines Glas Wein geben und dieses 2-mal täglich vor den Mahlzeiten einnehmen.

Reispackung
Diese Packung führen Sie parallel zur Anwendung mit Sternanis durch. Kochen Sie 100 Gramm Reis, bis er bissfest ist, und rösten Sie ihn anschließend in einer Pfanne. Den heißen, klebrigen Reis geben Sie direkt auf die betroffene Stelle und bedecken ihn mit einem Handtuch, bis er ausgekühlt ist.

Sind Kälte und Nässe die Ursache für den Hexenschuss, empfindet man Wärme, am besten in Form einer Wärmflasche oder eines warmen Kirschsteinsäckchens auf der betroffenen Stelle, als sehr angenehm. Ansonsten empfiehlt sich Ruhigstellung.

Ischiasbeschwerden

Ischiasbeschwerden treten durch bohrende, dumpfe Schmerzen in Erscheinung. Sie können nur das Gesäß betreffen, bandförmig an der Vorderseite des Oberschenkels verlaufen oder seitlich bzw. hinten am Bein bis in den Fuß hinabziehen. Der Schmerz wird als bohrend und im Allgemeinen als unerträglich beschrieben. Das Bein ist in manchen Fällen in seiner Bewegung eingeschränkt, oder es kommt zu einer Verschlimmerung der Beschwerden durch körperliche Tätigkeiten oder durch Zugluft. Bei Ischiasquetschungen können Muskelschwäche oder sogar Lähmungserscheinungen auftreten. In diesem Fall müssen Sie sofort einen Arzt aufsuchen!

Ursachen Ischiasschmerz ist meist die Folge von abnutzungsbedingten Veränderungen der unteren beiden Bandscheiben. Die chinesische Medizin sieht als weitere Ursachen die äußeren Faktoren Wind, Kälte und Nässe. Sie beeinträchtigen den Fluss des Qi entlang der davon betroffenen Leitbahnen. Neben den unten stehenden Anwendungen empfehlen sich auch die Behandlungen, die unter »Hexenschuss« auf Seite 252f. verzeichnet sind.

Akupressur

➜ siehe »Hexenschuss«, Seite 252f.

● B 60 – Kunlun (oder Kunlun-Gebirge)
Zwischen Außenknöchel und Achillessehnen
● B 50 – Weicang oder Der Magenspeicher
In der Mitte der Gesäßquerfalte
● B 57 – Chengshan oder Den Berg halten
Strecken Sie den Fuß nach vorne, so entsteht in der Wadenmitte eine Kuhle – hier liegt B 57
Massieren Sie abschließend die Hinterseite Ihrer Beine, um den Blasenmeridian anzuregen.

Heiße Fußbäder

Wer zu Ischiasbeschwerden neigt, sollte immer auf warme Füße achten. Füllen Sie dazu eine (Fuß-)Badewanne mit warmem Wasser (35 bis 40 °C), und geben Sie 2 Esslöffel Franzbranntwein hinzu. Beenden Sie das Fußbad nach 1/4 Stunde mit einem kurzen kalten Guss, zuerst vom rechten Fuß und dann vom linken hinauf zum Knie. Streifen Sie das Wasser von der Haut ab (nicht abtrocknen), und ziehen Sie sich dann warme Strümpfe oder Wollsocken an.

Heilendes Nahrungsmittel

Schweinerippe mit Ingwer

500 Gramm Schweinerippe mit frisch geschnittenen Ingwerscheiben und 1 Bund klein geschnittenen Frühlingszwiebeln in 1/2 Liter Wasser 1 Stunde lang kochen. Mit Salz würzen und servieren. Anschließend etwas Selleriesalat essen oder 1 Glas Selleriesaft trinken.

Bei Ischiasschmerzen, aber auch bei Hexenschuss und rheumatischen Beschwerden haben sich Senfauflagen bewährt, für die man Senfmehl mit warmem Wasser anrührt. Man darf die Auflage nicht länger als 15 Minuten auf der betroffenen Stelle lassen, denn Senf kann stark haut- und schleimhautreizend wirken.

Muskelkater

Schwere Beine sowie ziehende Schmerzen in den Armen, Beinen oder im Rücken sind typisch für einen Muskelkater. Ursache ist körperliche Überanstrengung oder eine ungewohnte Belastung wegen Mangel an sportlichem Training.

Ursachen Durch die Überbelastung übersäuert die betroffene Muskelpartie mit Milchsäure. Die Anhäufung von Stoffwechselschlacken verhärtet und verkrampft den Muskel. Zusätzlich können sehr feine Muskelfaserrisse mitverantwortlich für die Schmerzen sein. Beim Muskelkater liegt eine Überfunktion aller Meridiane vor, die die Akupunkturpunkte schwächt. Der Körper bildet einen Energiestau, der Schmerzen verursacht.

Da nach neueren Erkenntnissen auch feine Muskelfaserrisse den Muskelkater auslösen, stimmt das alte Gegenmittel des »Sobald-wie-möglich-weitertrainieren« nicht mehr. Besser ist es, den überanstrengten Geweben zunächst eine Erholungs- und Regenerationszeit zu gönnen.

Akupressur

- B 57 – Chengshan oder Den Berg halten

Bei ausgestrecktem Fuß in der Kuhle in der Wadenmitte; sehr wirkungsvoll bei Wadenkrämpfen nach ausgiebigem Training

- G 30 – Huantiao oder Der Kreis zum Springen

4 Querfinger vom Oberschenkelknochen, zur äußeren Hüfte hin, entfernt

Vorbeugung

Um Muskelkater zu vermeiden, sollte man zu Beginn jeder sportlichen Betätigung unbedingt ausreichend lange Aufwärmübungen durchführen. Wichtig ist auch ein regelmäßiges, sich allmählich steigerndes Training, bei dem Kraft und Beweglichkeit der Muskeln und Gelenke systematisch aufgebaut werden. Eine ausgewogene Ernährung und der Ausgleich des Flüssigkeitsverlusts während und nach jeder sportlichen Aktivität sind ebenso unerlässlich wie bequeme Kleidung, insbesondere gut sitzendes Schuhwerk. Regelmäßige Tai-Chi-Chuan- oder Qi-Gong-Übungen sind seltenen Kraftakten vorzuziehen.

Nackenverspannung

Verspannungen und Verrenkungen der Halswirbelsäule äußern sich örtlich begrenzt im Nacken, in schlimmeren Fällen können sie jedoch auch ausstrahlen und mit Taubheit im Arm verbunden sein. Es kann begleitend zu Kopfschmerzen, Schwindel,

Sehstörungen und Gereiztheit kommen. Ist ein Schleudertrauma die Ursache, gesellen sich zu diesen Symptomen in schweren Fällen noch Unsicherheit beim Gehen sowie Konzentrationsstörungen und Schluckbeschwerden hinzu.

Ursachen Plötzliche Zerrungen der Muskulatur durch rasche Bewegungen können zu Nackenschmerzen und -steife führen. Doch auch Fehlhaltung oder -lagerung kann die oben genannten Symptomen hervorrufen.

Wer den Kopf z. B. bei der Arbeit ständig gesenkt hält oder den Nacken Wind und Kälte aussetzt, fördert damit die Entstehung von Verspannungen. Oft sind es auch innere Faktoren wie andauernde seelische Überbelastung, innere Anspannung, eine starrköpfige Lebenshaltung und allgemeine Verkrampfung, die das Auftreten dieser Beschwerden begünstigen. In allen genannten Fällen kommt es zu Qi-Störungen in den betroffenen Meridianen, meist dem Blasen- und dem Dreifachen-Erwärmer-Meridian.

Sogar Ohrgeräusche und plötzliche einseitige Schwerhörigkeit können durch Verspannungen im Nacken ausgelöst werden. Bei solchen Symptomen muss sofort der Arzt aufgesucht werden, um die Ursache zu klären.

Akupressur

● B 10 – Tianzhu oder Himmelssäule
Unterhalb der Schädelbasis, etwa 2 Daumen breit seitlich von dem Punkt, an dem der Schädel unmittelbar an die Wirbelsäule anschließt
● G 20 – Fengchi oder Windteich
Am Ansatz der Nackenmuskeln am unteren Hirnhauptrand
● G 21 – Jiangjing oder Schulterbrunnen
In der Mitte zwischen dem ersten Brustwirbel und den beiden Schultern

Qi Gong

Die Qi-Gong-Übung 2 (siehe Seite 96) ist sehr wirkungsvoll bei schmerzhaften Nackenbeschwerden und Verkrampfungen der Halswirbelsäule.

Heilende Nahrungsmittel

Rosenwein

Bei kleineren Verrenkungen ist Rosenwein empfehlenswert, den man an 3 aufeinander folgenden Tagen zu sich nimmt. Weichen Sie dazu 15 Gramm getrocknete Rosenblüten in 120 Milliliter trockenem Weißwein ein. Lassen Sie das Ganze etwas ziehen, und filtern Sie die Blüten anschließend ab. Teilen Sie die Portion in 3 Einzelfläschchen, um die Einnahme besser zu dosieren.

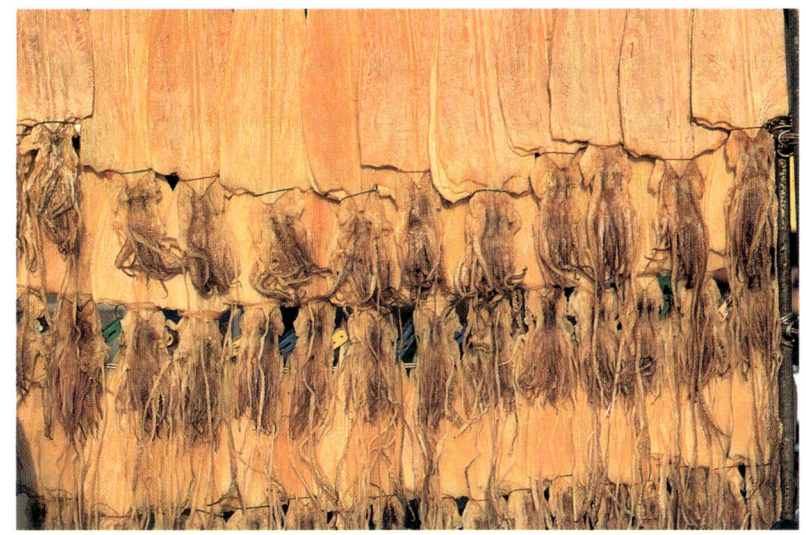

Tintenfisch – getrocknet und frisch – zählt in Asien zu den beliebtesten Fischgerichten. Er enthält viel Eiweiß, Phosphor und Kalzium, was sich positiv auf den Knochenaufbau und -erhalt auswirkt.

Osteoporose

Bei einer Osteoporose kommt es zu einer Minderung der Knochenmasse und zu einer Verschlechterung des Knochenaufbaus, die zu einer höheren Brüchigkeit führen kann. Am häufigsten tritt diese Krankheit bei Frauen nach der Menopause auf. Doch auch jüngere Frauen können nach gynäkologischen Operationen davon betroffen sein. Bei Männern traten Osteoporosebeschwerden früher eher selten auf, heute allerdings vermehrt. Dass die Krankheit unterdessen sogar bei jungen Amerikanern auftritt, führt man auf die Ernährung mit Fastfood zurück. Wird eine Osteoporose nicht rechtzeitig behandelt, kann es zur Verformung der Wirbelsäule und zu Wirbeleinbrüchen kommen. Rückenverformungen und Schmerzen im Lenden- und Rückenbereich sind dann die Folge.

Ursachen Eine entsprechende erbliche Veranlagung und die hormonelle Umstellung während der Wechseljahre der Frau, die einen Östrogenentzug mit sich bringt, begünstigen Osteoporose. Auch eine operative Entfernung der Eierstöcke kann später Osteoporose auslösen. Risikofaktoren sind zudem Bewegungsarmut, kalziumarme Ernährung, Ernährungsfehler insgesamt, Rauchen, aber auch langjährige Behandlungen mit Kortison und ein schmaler Körperbau. Nach chinesischer Ansicht liegt eine Nieren- und Leberschwäche vor, aufgrund derer der Körper weniger Kraft hat, um die Knochen aufzubauen und zu erhalten.

Die westliche Medizin behandelt Osteoporose oft mit Östrogengaben, die sich in vielen Fällen als wirkungsvolle Hilfe erwiesen haben. Allerdings ist diese Behandlung nicht für Frauen mit erhöhtem Brustkrebsrisiko angezeigt. Chinesische Therapien wirken in erster Linie vorbeugend.

Tai Chi Chuan

Regelmäßige Bewegung fördert die Durchblutung und die Geschmeidigkeit der Gelenke. Die Tai-Chi-Chuan-Übungen (siehe Seite 87ff.) verhelfen zudem zu einer aufrechten Körperhaltung und einer verbesserten Atmung.

Heilende Nahrungsmittel

Vorbeugend wirkt eine eiweißhaltige Vollwertkost. Die folgenden Mahlzeiten sollen dazu eine Anregung sein.

Tintenfisch

Braten Sie 300 Gramm Tintenfisch mit 50 Gramm Chinapilzen, 50 Gramm Bambus und 30 Gramm Sojabohnen in Sonnenblumenöl im Wok kurz durch.

Zanderfilet

250 Gramm Zanderfilet kurz in etwas Öl anbraten. Dann 5 schmale Scheiben Ingwer dazugeben. Mischen Sie 2 Esslöffel Sojasauce, 1 Teelöffel Sesamöl, 1/2 Teelöffel Zucker und 1/2 Liter Wasser, löschen Sie damit den Bratensatz ab, und lassen Sie das Gericht 40 Minuten lang leise kochen.

Im Westen sind rheumatische Beschwerden angeblich wesentlich verbreiteter als in China. Die chinesische Medizin kann rheumatoiden Krankheiten sehr wirkungsvoll vorbeugen. Die Chinesen achten in dieser Hinsicht sehr auf ihre Ernährung.

Rheumatische Beschwerden

Unter rheumatischen Beschwerden versteht man entzündliche, degenerative sowie schmerzhafte Erkrankungen, die vor allem die Gelenke, aber auch die Weichteile des Körpers betreffen und an denen auch innere Organe wie Herz und Gehirn beteiligt sein können. Dazu gehören rheumatisches Fieber, Formen der Arthritis (siehe Seite 247f.) sowie Arthrosen (siehe Seite 250f.) und Gicht (siehe Seite 251f.). Typisch für rheumatische Beschwerden sind morgendliche Steifheit der Gelenke, Schmerzen bei Bewegung oder Druck sowie Schwellungen. Die Schmerzen treten besonders oft im Schulterbereich auf.

Ein anderes Charakteristikum ist der wandernde Schmerz unter der Haut. Im weiteren Verlauf der Krankheit kann es zu schmerzenden Knoten an den Gelenken, Deformierungen der Hände und Füße sowie schließlich auch des Rückens kommen.

Ursachen Rheumatische Beschwerden können anlagebedingt sein, durch Überbeanspruchung der Gelenke oder eine ungünstige Stoffwechselsituation sowie eine vorzeitige Gelenkalterung hervorgerufen werden. Auch die Gicht wird zu den rheumatischen Beschwerden gezählt, denn hier sorgt ebenfalls ein überhöhter Harnsäurespiegel aufgrund von Fehlernährung für die Schmerzen. Das Abwehrsystem des Körpers wird geschwächt, und es kommt zu mangelndem Qi-Fluss im Leber- und Nierenmeridian.

In der chinesischen Medizin sieht man die Beeinflussung des Körpers durch Kälte, Nässe, Wind oder Hitze als weitere Ursachen für rheumatische Beschwerden. Diese äußeren Faktoren blockieren die Meridiane in den Gelenken. Auch innere Faktoren, wie etwa unterdrückter Zorn, können sich in rheumatischen Symptomen manifestieren. Yin-Mangel und eine konstitutionelle Schwäche des Bluts begünstigen darüber hinaus die Entstehung der Beschwerden.

Info Bis heute können rheumatische Beschwerden nicht geheilt, sondern allenfalls verzögert und gelindert bzw. ein Fortschreiten aufgehalten werden.

Rheumatische Krankheiten können durch ihre Schmerzhaftigkeit und ihre chronische Natur die Lebensqualität stark beeinträchtigen. Die traditionelle chinesische Medizin kann mit ihren Anwendungen viel dazu beitragen, die Beschwerden erträglicher zu machen.

Akupressur

- 3 E 5 – Waiguan oder Der äußere Pass
Oberhalb des Handrückens, 2 Daumen breit von der Handgelenksfalte in Richtung Ellenbogen, liegt dieser Stärkungspunkt für Schultern und Ellenbogen
- DI 4 – Hegu oder Das geschlossene Tal
Pressen Sie Ihren Daumen an Ihren Zeigefinger – auf der Muskelwölbung, die hierbei entsteht liegt DI 4, der sehr wirksam bei Schulter- und Ellenbogenschmerzen ist
- DI 14 – Binao oder Der Oberarm
An der Außenseite des Oberarms, am Rand des Deltamuskels
- DI 15 – Jianyu oder Das Schulterschlüsselbein
Seitlich am Schulterende
- G 20 – Fengchi oder Windteich
Am Hinterkopf befindet sich in der Nähe des Ohrläppchens ein Knochenvorsprung. Von hier aus tasten Sie sich in die Mitte und finden dort eine kleine Vertiefung. Drücken Sie beide Punkte mit beiden Daumen etwa 1 Minute lang
- G 30 – Huantiao oder Der Kreis zum Springen
Hinter dem Hüftkopf am Gesäßmuskel liegt dieser Punkt, der sich bei Hüftbeschwerden empfiehlt
- B 40 – Weizhong oder Mitten in der Biegung
Bei Kniebeschwerden drücken Sie den Punkt an der Beinhinterseite, in der Mitte der Kniekehle

Weizenschrotpackung

Kochen Sie Weizenschrot in einem Verhältnis von 1:1 mit Essigwasser, und streichen Sie den Brei 1/2 Zentimeter dick auf ein sauberes Baumwolltuch. Legen Sie die Packung möglichst heiß auf die schmerzende Stelle, und lassen Sie sie dort so lange ruhen, bis der Brei abgekühlt ist.

Heilende Nahrungsmittel

Leidet man bereits an rheumatischen Beschwerden, so können die Symptome durch eine entsprechende Ernährung deutlich gelindert werden. Als Leitlinien gelten: reichlich Vitamine, grünes Gemüse und Pflanzen, wenig Fett und wenig Süßigkeiten.

Zwiebelbrei

Kochen Sie 30 Gramm grob gehackte Zwiebeln mit 30 Gramm salzlosen, gekochten und gegorenen Sojabohnen (Doutschi) und 100 Gramm Reis in ausreichend Wasser zu einem dünnflüssigen Brei. Entfernen Sie die Zwiebeln, und essen Sie von dem Brei 2-mal täglich 1 Portion. Sehr wirksam bei rheumatischen Beschwerden, die durch Wind verursacht wurden.

Erfolgreich bei der Behandlung rheumatischer Beschwerden sind in erster Linie Unterwassermassagen, Heilbäder, Fangopackungen, Moor- und Solebäder sowie kalte und heiße Packungen.

Ingwer-Reis-Brei

Kochen Sie 100 Gramm Reis in ausreichend Wasser und fügen dann den Saft von 10 Gramm frisch gepresstem Ingwer (Knoblauchpresse) hinzu. Süßen Sie den Brei mit Honig, und essen Sie ihn täglich, auf 2 Portionen verteilt.

Zitronenwasser

Sie geben den Saft von 1 Zitrone in 1 Becher warmes Wasser und trinken das 4- bis 5-mal täglich. Zitrone hilft dabei, Harnsäurekristalle aufzulösen und auszuscheiden.

Spinat-Möhren-Saft

Mischen Sie 3 Teile rohen Blattspinat mit 5 Teilen Möhren im Entsafter, und trinken Sie davon täglich bis zu 1 Liter.

Luffa

Schmerzlindernd und durchblutungsfördernd wirkt Luffa (Rezept siehe Seite 249).

Rücken- und Kreuzbeschwerden

Rücken- und Kreuzschmerzen entstehen an der Lendenwirbelsäule und am Kreuzbein, da diese die am meisten beanspruchten Körperteile sind. Schmerzen treten besonders häufig im Bereich des Übergangs von der Brust- zur Lendenwirbelsäule auf. Andere Rückenbeschwerden kennen wir als Hexenschuss (siehe dazu Seite 252f.) oder Ischiasschmerz (siehe dazu Seite 253f.). Kreuzschmerzen können auch chronisch werden. Bei Rückenbeschwerden, die mit Muskelschwäche oder Lähmungserscheinungen wie dem Gefühl des Kribbelns einhergehen, sollte man sofort einen Arzt aufsuchen. Die unten stehenden Anwendungen sind als Unterstützung der ärztlichen Therapie gedacht.

Ursachen Die Schmerzen im Rücken- und Kreuzbeinbereich gehen meist auf eine dauernde Überbelastung, falsche Sitzhaltung, Bewegungsmangel sowie auf psychische Belastungen zurück, denn seelische Probleme, Kummer und Sorgen lasten auf dem ganzen Menschen.

Die Schmerzen, die durch langes Sitzen, Stehen und schweres Heben oder Tragen ausgelöst sein können, verstärken sich in der Regel nach dem Auftreten im Lauf des Tages. Als weitere Ursachen kommen Übergewicht, Bewegungsmangel sowie Bandscheibenabnutzung und Veränderung von Gelenken infrage.

Akupressur

→ Punkte siehe »Ischiasbeschwerden«, Seite 254, und »Hexenschuss«, Seite 252f.

● M 36 – Zusanli oder Drei Meilen am Fuß
1 Handbreit unter der Kniescheibe und 1 Querfinger seitlich außen

● G 34 – Yanglingquan oder Quelle am Yang-Grabhügel
Unter dem Wadenbeinköpfchen
Beide Punkte helfen gut bei chronischen Rückenbeschwerden.

Qi Gong

Versuchen Sie, bei erträglichen Rückenschmerzen die Qi-Gong-Übungen (siehe Seite 95ff.) regelmäßig durchzuführen. Sie verbessern nicht nur Ihre Körperhaltung und machen Ihre Gelenke geschmeidiger, sondern entspannen auch.

Fußreflexzonenmassage

● Der Ischiaspunkt liegt auf der rechten Seite der Fußferse
● Der Nierenpunkt liegt auf beiden Fußsohlen, 4 Querfinger unterhalb des Fußballens in der Mitte
● Der Kleinhirnpunkt wiederum liegt auf beiden Seiten der Großzehenspitze

Zwar sind fast alle Schreibtischarbeitsplätze heute mit ergonomisch gebauten Stühlen ausgestattet, aber oft werden ihre rückenschonenden Möglichkeiten nicht genutzt. Stellen Sie die Sitzhöhe so ein, dass Sie mit rechtwinklig abgeknickten Knien die Fußsohlen auf den Boden stellen können. Die Lehne so einstellen, dass der Rücken 15 bis 20 Zentimeter über der Sitzfläche gestützt wird.

261

> ### Heilbad gegen Rücken- und Kreuzschmerzen
>
> • Führen Sie ein Heilbad durch, wie auf Seite 250 beschrieben.
> • Als Badezusatz verwenden Sie 4 Esslöffel Franzbranntwein,
> 20 Gramm Kamillenblüten und 10 Gramm Arnikablüten.
> • Anschließend können Sie auch noch eine Wärmflasche auf die
> betroffene Stelle am Rücken legen.

Massage

Diese Massage der beiden Blasenmeridiane können Sie leicht selbst durchführen. Noch entspannender wirkt sie allerdings, wenn Ihr Partner Sie massiert.

● Erwärmen Sie zunächst die vom Schmerz betroffene Stelle mit Hilfe einer Wärmflasche und/oder eines in warmes Wasser getauchten und ausgewrungenen Handtuchs.

● Massieren Sie dann den Bereich des Kreuzbeins so, dass jeweils 4 Finger einer Hand neben der Wirbelsäule Streichbewegungen nach oben und nach unten durchführen.

● Massieren Sie erst mit den gesamten Handflächen, dann lassen Sie Ihre Finger vibrieren und klopfen, um mehr Druck auszuüben. Die Blasenmeridiane liegen jeweils 2 bzw. 4 Querfinger seitlich der Mittellinie.

Im Alltag wird heute die Rückenmuskulatur meist kaum noch eingesetzt, so dass die Wirbelsäule doppelte Arbeit leisten muss. Spezielle Rückengymnastik, Schwimmen oder Skilanglauf bauen die Rückenmuskeln auf und entlasten die Wirbel und die Bandscheiben.

● Zum Schluss massieren Sie wieder flächig über den gesamten Kreuz- und Lendenbereich.

Heilende Nahrungsmittel

Luffa

Bei einem verrenkten Rücken tut die Luffaabkochung (siehe Seite 249) sehr gut.

Dillsamen

Pulverisieren Sie 6 Gramm Dillsamen im Mörser, mischen Sie das Pulver mit etwas trockenem Weißwein, und nehmen Sie dies täglich 1-mal ein, bis die akuten Beschwerden (verrenkter Rücken) abgeklungen sind.

Wassermelonenschale

Bei verrenktem Rücken oder einer verrenkten Hüfte empfiehlt sich ein Heiltrunk aus Wassermelonenschale. Lassen Sie die Schale trocknen, und mörsern Sie 15 bis 30 Gramm davon. Das Pulver vermischen Sie mit etwas Wein und nehmen es morgens auf nüchternen Magen ein.

Schwindel

Bei Schwindel hat man das Gefühl, zu schwanken, sich selbst zu drehen oder dass sich die Umgebung um einen herum dreht. Es kann zu regelmäßigen Schwindelattacken kommen, die jedoch selten isoliert auftreten. Meistens sind sie verbunden mit Nacken- und/oder Kopfschmerzen sowie Migräne oder Seh- und/oder Sprachstörungen. Die Beschwerden zeigen sich zunächst in der Furcht des Patienten davor, sein Gleichgewicht zu verlieren. Auch bei bestimmten Tätigkeiten wie Fensterputzen, Deckenstreichen, mit dem Auto rückwärts fahren oder dem Drehen des Kopfs kann es zu Anzeichen von Benommenheit kommen.

Ursachen Herz-Kreislauf-Erkrankungen können eine Ursache für diese Beschwerden sein. Dies ist der Fall, wenn es zu Schwindelerscheinungen bei Angstzuständen, niedrigem Blutdruck oder während der Menstruation kommt. Häufig rühren die Gleichgewichtsstörungen jedoch von Beschwerden der oberen Halswirbelsäule her. Auch Kopfverletzungen können Schwindel auslösen. Die Ursachen zur Verspannung der Nackenmuskulatur lesen Sie bitte auf Seite 255f. nach.

Akupressur

● DÜ 26 – Renzhong oder Die Mitte der Oberlippe
In der Mitte der Oberlippe
● Ex. 2 – Taiyang oder Die Schläfe (Extrapunkt)
Auf beiden Schläfen in der Mitte
● KG 4 – Guanyuan oder Die umschlossene Ursprungsenergie
3 Querfinger unterhalb des Nabels
● Ex. 6 – Sishencong oder Die vier geistigen Weisen (Extrapunkt)
2 Querfinger von der Kopfspitze entfernt links und rechts oben in der Mitte sowie links und rechts unten in der Mitte

Heilende Nahrungsmittel

Tagetes
Kochen Sie 9 Gramm getrocknete Tagetesblüten in Wasser, bis dieses auf 1/3 seines ursprünglichen Volumens reduziert ist, seihen Sie die Blüten ab, und nehmen Sie die Abkochung 1-mal täglich ein.

Pfefferminz-Chrysanthemen-Tee
➜ Rezept siehe Seite 184

Schwindelgefühle können so viele Ursachen haben, von recht harmlosen bis zu sehr ernsten Erkrankungen, dass eine Diagnose nur ein erfahrener Arzt treffen sollte. Bei Kindern steckt manchmal auch eine nicht durch eine Brille korrigierte Sehschwäche dahinter.

Winterzwiebeltrunk

Pulverisieren Sie 3 bis 9 Gramm Samen der Winterzwiebel im Mörser, und nehmen Sie diese täglich 1-mal vermischt mit etwas Wasser ein.

Peperoni mit Lauch

Zerkleinern Sie 1 frische Peperoni und 1 Stange Lauch. Braten Sie beides in wenig Sesamöl an und geben etwas Salz dazu. Essen Sie die Mischung abends vor dem Schlafengehen.

Ingwer in Honig

Legen Sie 20 Scheiben Igwer in 1 Glas Honig 5 Tage lang ein. Lutschen Sie danach jeden Tag 4 Scheiben des eingelegten Ingwers. Nach etwa 5 Tagen stellt sich in der Regel eine Besserung der Beschwerden ein.

Wenn Sie immer wieder unter Sehnenscheidenentzündungen leiden, sollten Sie eventuell einen Bewegungstherapeuten zurate ziehen. Er kann Ihre Bewegungsabläufe analysieren, Sie auf Fehler hinweisen und Tipps geben, wie Sie bei Arbeit und Sport Hände und Arme schonender einsetzen.

Tennisellenbogen

Charakteristisch für eine Sehnenscheidenentzündung oder einen Tennisellenbogen ist die Schwellung im Ellenbogenbereich sowie der Schmerz, der am äußeren Ellenbogen in den Unterarm bis hin ins Handgelenk und manchmal sogar bis zum Mittel- oder Ringfinger ausstrahlen kann.

Die Muskulatur ermüdet bei bestimmten Bewegungen so schnell, dass sogar einfache Verrichtungen wie das Halten eines Stifts, das Auswringen eines feuchten Tuchs oder ein Händedruck bereits Schmerzen verursachen können.

Ursachen Auslöser für die Reizung oder Entzündung am Ursprung der Handgelenk-Streckmuskulatur am Ellenbogen ist eine Überbelastung der Arme oder ein falsch ausgeführter Bewegungsablauf. Zur Überbelastung kann es durch einseitige Bewegungsabläufe wie Nähen, Tippen oder Stricken kommen. Auch mangelhaftes Aufwärmen vor dem Sport, Trainingsmangel, falsche Technik oder ungeeignete Schläger beim Tennisspiel gehören zu den Verursachern. Ein weiterer Auslöser können Entzündungsherde an den Zähnen, den Mandeln oder den Nasennebenhöhlen sein, die nicht selten ausstrahlen.

Akupressur

● LU 5 – Chize oder Teich der Elle
Auf der Beugefalte des inneren Ellenbogens unterhalb der Bizepssehne

264

- PE 3 – Quze oder Gebogener Tümpel

In der Mitte der Bizepssehne, in der Beugefalte des Ellenbogengelenks
- DI 11 – Quchi oder Der gebogene Graben

Am Ende der äußeren Beugefalte des Ellenbogens bei rechtwinkliger Beugung des Gelenks

Noch wirkungsvoller als die schmerzlindernde Akupressur ist die Akupunktur. Sie trägt dazu bei, die umgebende Muskulatur zu entspannen und zu entkrampfen.

Heilkräuter

Schmerzlindernd und heilend wirken äußerlich angewendet auch Umschläge, Bäder und Salben mit Arnika, Beinwell und Hamamelis.

Beinwellauszug

Kochen Sie 100 Gramm Beinwellwurzel etwa 10 Minuten lang in 1 Liter Wasser, und seihen Sie danach ab. Mit der warmen Flüssigkeit tränken Sie saubere Baumwolltücher und machen damit feuchtwarme Umschläge um das Gelenk, um das Sie abschließend ein trockenes Handtuch wickeln. Ist der Umschlag ausgekühlt, wiederholen. Mehrmals am Tag anwendbar.

Zusätzliche Maßnahmen

Schonung

Vermeiden Sie soweit wie möglich einseitige Bewegungsabläufe, die zur Entzündung geführt haben.

Eis

Bei einer akuten Entzündung empfiehlt es sich, den Arm ruhig zu halten und regelmäßig Eispackungen anzulegen. Klingt die Entzündung langsam ab, so kann eine chiropraktische Behandlung helfen, die Bewegungseinschränkung des Gelenks durch behutsame Manipulation wieder aufzuheben.

Verstauchung oder Prellung

Typisch für eine Verstauchung oder Prellung sind akute oder auch anhaltende Schmerzen an der verletzten Stelle, die auch gequetscht oder angeschwollen sein kann. Nach einigen Tagen zeigt sich meist zusätzlich ein Bluterguss. In der Regel kommt es zur Einschränkung der Beweglichkeit der betroffenen

Zur äußerlichen Behandlung eines Tennisellenbogens eignet sich auch Ringelblumensalbe. Sie ist aufgrund ihrer ähnlichen Wirkung eine gute Alternative zur Arnikasalbe, die Hautreizungen verursachen oder sogar Allergien auslösen kann.

265

Gliedmaßen. Bei einer Verstauchung handelt es sich um eine Überdehnung der Gelenkkapsel oder deren Bänder, unter Umständen auch um einen Riss.

Ursachen Prellungen oder Verstauchungen gehören zu den häufigsten Sportverletzungen. Sie kommen durch Umknicken eines Gelenks, eine schwache Muskulatur oder eine abrupte Bewegung zustande. Zu Prellungen und Verstauchungen kann es auch durch äußere Gewalteinwirkung kommen. Leichtere Beschwerden können Sie problemlos selbst behandeln. Intensivieren die Schmerzen sich jedoch nach drei Tagen, sollten Sie sich in die Hände eines Arztes begeben. Insgesamt dauert der Heilungsprozess bei Verstauchungen meist sechs bis acht Wochen, also länger als bei einem Knochenbruch.

Bei einer Verstauchung oder Prellung legt man am besten zunächst Eisbeutel auf die betroffenen Stellen, um den Schmerz zu lindern und die Schwellung in Grenzen zu halten.

Akupressur

● Drücken Sie die Akupressurpunkte, die in der Nähe der Verletzung liegen.

Massage

Zunächst sollte man das Gelenk durch einen festen Verband mit weicher Polsterung stützen und ruhig stellen, aber dennoch so früh wie möglich mit begleitenden Massagen beginnen. Diese lassen die schmerzhafte Schwellung rascher abklingen und verhindern, dass Gewebeflächen miteinander verwachsen. Außerdem wird so die Beweglichkeit der betroffenen Gelenke auf jeden Fall schneller wiederhergestellt.

Zu Beginn sollten die Massagen unter fachkundiger Beratung durchgeführt werden. Danach können Sie mit der Selbstbehandlung beginnen. Sehen Sie sich hierzu das Kapitel über Massagen auf Seite 74ff. an, und massieren Sie nach dieser Anleitung und nach Absprache mit dem Arzt das betroffene Gelenk.

Feuchte Wickel

Eine weitere Sofortmaßnahme sind feuchte Wickel. Sie geben 10 Tropfen Arnikatinktur in 300 Milliliter Wasser, tränken damit ein Baumwolltuch oder einen Verband und legen ihn an.

Heilkräuter

Kampfer- und Melissenöl wirken lokal entspannend. Auch Umschläge mit Beinwellsalbe, die es fertig in der Apotheke zu kaufen gibt, leisten gute Dienste.

Beschwerden der Haut

Unsere Haut ist mit einer Ausdehnung von bis zu zwei Quadrat-meter unser größtes Organ und gleichzeitig unser Grenze zur Außenwelt. Über die Hülle unseres Körpers verspüren wir Außenreize wie Wärme und Kälte, Wind und Feuchtigkeit. Wir spüren durch sie Berührungen und Zärtlichkeit, aber auch Schmerzen und Verletzungen. Gleichzeitig spiegeln sich auf der Haut auch seelische Befindlichkeiten wider, gleich ob wir blass vor Erschöpfung sind oder rot vor Scham oder Erregung. An der Haut erkennen wir auch, wie gut ein Organismus mit Qi und Blut versorgt ist, wie es um die Atemtätigkeit und die Ernährung eines Menschen bestellt ist.

Hautbeschwerden sind wie die Funktionsstörungen anderer Organe in der chinesischen Medizin ein Spiegel der äußeren und inneren Faktoren, denen wir ausgesetzt sind. Neben der körper-lichen Beeinträchtigung durch Jucken, Spannen und Ziehen bei bestimmten Hautproblemen kann es jedoch zusätzlich zu emp-findlichen seelischen Niederschlägen kommen. Dies ist der Fall, wenn sich die Hautkrankheit in Pusteln, Pickeln oder Geschwüren manifestiert. Das Selbstbewusstsein des Patienten wird oft stark in Mitleidenschaft gezogen, eine Tatsache, die der Heilung nicht eben Vorschub leistet. Besonders bei Hautkrank-heiten ist daher eine sorgfältige Diagnose der körperlichen wie der seelischen Hintergründe wichtig. Zunächst muss festgestellt werden, auf welchen Meridianen Blockaden vorliegen und dann, welche Gefühle den Patienten beherrschen. Im manchen Fällen und bei chronischen Erkrankungen ist es ratsam, ergänzend zur chinesischen Therapie einen Psychotherapeuten hinzuzuziehen.

Die chinesischen Behand-lungen empfehlen sich gerade bei Hauterkran-kungen auch deshalb, weil sie eine ganze Reihe von Übungen beinhalten, die tiefe Entspannung bringen, seelische Blocka-den auflösen und den Atem und damit das Qi wieder in Fluss bringen.

Akne

Bei diesem oft chronisch auftretenden Hautleiden sind die Poren durch eine erhöhte Talgproduktion verstopft. Es zeigen sich Pickel, Mitesser und Pusteln. Das Hautbild ist fettig und zugleich rau. Bisweilen kommt es auch zur Bildung von Knoten und Entzündungsherden, die vernarben können. Akne kann bei entsprechender Veranlagung bei Jungen und Mädchen während der Pubertät auftreten, in manchen Fällen auch während einer Schwangerschaft, begünstigt durch die Hormonumstellung. Verschiedene Medikamente können ebenfalls akneartige Hautveränderungen herbeiführen.

Ursachen Während der hormonellen Umstellung des Körpers im Lauf der Pubertät kommt es – bei Mädchen wie bei Jungen – zu einer vermehrten Ausschüttung des männlichen Keimdrüsenhormons Testosteron. Dieses regt die Produktion der Talgdrüsen an. Eine entsprechende Veranlagung kann dazu führen, dass der Talg durch die verstopften Ausführungsgänge der Haut nicht mehr abfließen kann und sich so Mitesser bilden. Kommen diese mit Keimen in Berührung, so können eitrige Entzündungen entstehen. Bei diesem Hautleiden ist immer die seelische Situation des Betroffenen zu berücksichtigen. Berufliche und/oder private Überbelastung begünstigen seine Entstehung. Doch auch eine fehlerhafte Ernährung und eine unregelmäßige Lebensweise verstärken die Ausprägung der Krankheit. In der chinesischen Medizin wird als Hauptursache für die Akne der Lungen- und der Lebermeridian angesehen. Durch eine Schwäche des Lungenmeridians sind die Ausgänge der Hautporen klein und können leicht verstopfen. Durch die Aktivität des Lebermeridians erhält der Körper zu viel Feuerelemente, welche dann die Entzündung auf der Haut hervorrufen.

Akneähnliche Symptome können auftreten, wenn man häufiger mit Erdöl- oder Teerprodukten in Berührung kommt, beispielsweise in der Bau- oder Autoindustrie. Auch Brom, Jod oder Chlor (z. B. bei häufigem Baden in stark gechlortem Wasser) können entzündliche Pickel hervorrufen.

Akupressur

Das betroffene Hautareal sollte nicht akupressiert werden. Ansonsten sind die folgenden Punkte hilfreich:
- LG 14 – Dazhui oder Großer Wirbel
Unterhalb des Dornfortsatzes des siebten Halswirbels am Rücken
- MP 6 – Sanyinjiao oder Kreuzung der drei Yin-Meridiane
An der inneren Seite des Unterschenkels, 4 Querfinger oberhalb des Knöchels

Äußerliche Heilanwendungen

Mungbohnenpackung

Pulverisieren Sie einige Mungbohnen im Mörser, und verrühren Sie sie mit etwas warmem Wasser zu einer streichfähigen Paste. Tragen Sie diese abends vor dem Schlafengehen auf das gereinigte Gesicht auf. Die Mungbohnen entziehen der Gesichtshaut das überschüssige Fett, das für die Entzündungen der Poren mitverantwortlich ist.

268

Hamameliswaschungen

Um so viel Fett wie möglich zu entfernen, waschen Sie Ihre Haut zunächst, legen dann für 2 Minuten einen heißen Waschlappen auf die betroffenen Stellen und spülen anschließend mit kaltem Wasser nach. Betupfen Sie dann Ihre Haut mit einem in Hamameliswasser (aus der Apotheke) getränkten Wattebausch. Wenn nötig, wiederholen Sie den Vorgang. Achten Sie darauf, dass Waschlappen, Wattebausch und Handtuch immer frisch sind, um ein Ausbreiten der Infektion zu verhindern.

Ringelblumengesichtswasser

Ebenfalls zur Waschung geeignet ist dieses Gesichtswasser. Verrühren Sie dazu 1 Teelöffel Ringelblumentinktur (aus der Apotheke) in 1 Glas Wasser.

Kamillensud

Sie geben 1 Teelöffel getrocknete Kamillenblüten oder 1 Kamillenteebeutel in einen Topf, gießen 1 Tasse kochendes Wasser darüber, bringen alles zum Kochen und lassen es zugedeckt 10 Minuten lang leise kochen. Seihen Sie die Kräuter ab, und tupfen Sie die Lösung mit einem Wattebausch auf die betroffenen Hautpartien. Man kann diesen Sud auch für Umschläge verwenden. Alle diese Lösungen wirken entzündungshemmend und antibakteriell.

Hautpflege

Eine entscheidende Rolle bei der Akne spielt die Hautpflege. Die Haut sollte immer peinlich sauber gehalten werden. Waschen Sie sie häufig, bis zu 5-mal täglich. Gleichzeitig sollten Sie jedoch darauf achten, dass die Haut dabei nicht zu stark austrocknet. Sanfte Reinigungsmittel aus natürlichen Stoffen oder Pflanzen sind aggressiven chemischen Präparaten auf jeden Fall vorzuziehen.

Manche Akneformen werden durch Sonnenbestrahlung gemildert, andere hingegen eher verschlimmert. Wenn Ihre Haut positiv darauf anspricht, können auch mäßig dosierte Solariumbestrahlungen die Überproduktion der Talgdrüsen etwas eindämmen.

Heilende Nahrungsmittel

Als Leitlinie bei Ihrer Ernährung sollten Sie zur Reduzierung der Hitze vor allem Scharfes meiden.

Knoblauch

Essen Sie täglich bis zu 5 rohe Knoblauchzehen. Knoblauch wirkt antibakteriell und wird schon kurz nach dem Verzehr von der Haut aufgenommen.

Paprikasaft

Trinken Sie täglich 1/2 bis 1 Liter frisch ausgepressten Saft aus grünen Paprikaschoten.

Gurken
Essen Sie täglich 1 Portion Gurkensalat, als Rohkost zubereitet. Die Inhaltsstoffe der Gurke helfen dabei, der Übersäuerung des Bluts entgegenzuwirken.

Weizenkeimöl
Nehmen Sie täglich 1 bis 2 Teelöffel nach den Mahlzeiten ein. Das Öl hilft dabei, die Darmperistaltik und damit die Ausscheidung von Giftstoffen im Körper anzuregen.

Info Um das Feuer des Lebermeridians zu dämpfen, sollte man für innere und äußere Ruhe und Entspannung sorgen.

Kontaktekzeme entstehen durch den direkten Hautkontakt mit einem allergiesierenden Stoff. Besonders allergieauslösend sind nickelhaltige Metalle, Duft- und Farbstoffe in Kosmetika oder Putzmitteln, Konservierungsmittel, aber auch natürliche Stoffe wie Propolis oder Heilkräuterzubereitungen mit Korbblütlern.

Ekzem (Dermatitis)

Am häufigsten treten Ekzeme an Körperstellen auf, die feucht-warm sind, also in den Achselhöhlen, den Knie- oder Ellenbeugen, auf den Fußsohlen oder in den Handflächen, am Haaransatz im Nacken, aber auch im Gesicht in der Nähe der Schleimhäute. In der akuten Beschwerdephase sind alle Hautstellen, die mit der auslösenden Substanz in Berührung gekommen sind, stark gerötet und geschwollen. Im weiteren Verlauf bilden sich nässende oder trockene und bisweilen juckende Bläschen. Wenn die Entzündung über einen längeren Zeitraum anhält, verdicken sich die oberen Hautschichten, es treten Schuppen und Hautrisse auf, und die Haut verliert an Elastizität.

Ursachen Allergene, wie etwa bestimmte Lebensmittel oder giftige Substanzen (Haarfärbemittel, manche Kosmetika), können Ekzeme auslösen. Auch psychische Ursachen, die eine erhöhte Empfindsamkeit gegenüber Aufregungen nach sich ziehen, können die Entstehung einer Dermatitis fördern. Die Harmonie zwischen Magen- und Blasenmeridian ist bei einem Ekzem gestört. Durch erhöhte Aktivität des Blasenmeridians hat der Körper zu viel Feuchtigkeit. Ein schwacher Magenmeridian wiederum kann die Gifte, die der Körper produziert, nicht ausscheiden.

Akupressur

- LG 14 – Dazhui oder Großer Wirbel
Unterhalb des Dornfortsatzes des siebten Halswirbels am Rücken
- DI 11 – Quchi oder Der gebogene Graben
Am Ende der äußeren Beugefalte des Ellenbogens bei rechtwinkliger Beugung des Gelenks

270

● LG 20 – Baihui oder Hundert Zusammenkünfte

Dieser Punkt liegt direkt auf dem Kopf. Man zieht dabei eine gedankliche Linie von der Nasenspitze über die Stirn und über den Kopf sowie eine zweite Linie vom höchsten Punkt der Ohrmuscheln über den Kopf – auf dem Schnittpunkt der beiden Linien liegt LG 20

Äußerliche Heilanwendungen

Thymianabkochung

16 Gramm getrockneten Feldthymian und 30 Gramm getrockneten Löwenzahn mit etwas Wasser aufkochen, Blätter und Kraut abseihen und mit einem Wattebausch oder einem sauberen Tuch, das Sie mit der Abkochung tränken, die betroffenen Stellen betupfen.

Senfpulver

Zermahlen Sie 1 Esslöffel Senfsamen in einem Mörser, und kochen Sie das Pulver anschließend mit etwas Wasser in einem geschlossenen Topf zu einem Brei. Tragen Sie die dickflüssige Paste 1- bis 3-mal täglich auf die betroffenen Stellen auf.

Eichenrinde

Kochen Sie 2 Esslöffel Eichenrinde 15 Minuten lang in 1/2 Liter Wasser. Anschließend gießen Sie die Flüssigkeit durch ein Sieb und lassen sie abkühlen. Sie kann dann unverdünnt auf die betroffenen Hautpartien aufgetragen werden.

Furunkel

Ein Furunkel ist eine örtlich begrenzte eitrige Entzündung. Er ist auf der Haut als rötliche Verdickung sichtbar und schmerzt besonders bei Druck. Äußerlich ähnelt er damit einem Abszess, die Ursache ist allerdings eine andere. Behandelt werden Abszesse und Furunkel in der Regel ähnlich.

Vergrößert sich die Entzündung, kommt Fieber hinzu, kann der Eiter nicht abfließen und strahlt der Schmerz nach innen aus, sollten Sie unbedingt einen Arzt aufsuchen. Auch bei problematischen Stellen, etwa im Genitalbereich oder im Gesicht, sollten Sie einen Arzt zurate ziehen.

Ursachen Bei einem Furunkel entzündet sich der Haarbalg. Diese Entzündung wird durch Eitererreger hervorgerufen. Im Inneren des Geschwürs verwandelt sich das Gewebe in Eiter um

Bei der Behandlung muss man zwischen nässenden Ekzemen und solchen mit trockener, schuppiger Haut unterscheiden. Während im ersten Fall austrocknende und zusammenziehende Lotionen besser helfen, muss beim trockenen Ekzem die Haut mit Fett und Feuchtigkeit versorgt werden.

und verflüssigt sich. Wird dieser Eiter abgestoßen, so verheilt der Furunkel in der Regel rasch. Sehr tief gehende und ausgedehnte Furunkel können Narben hinterlassen, besonders bei unsachgemäßer Behandlung.

Akupressur

Bei einem Furunkel sollten Sie die direkt betroffenen Hautpartien bei der Akupressur aussparen.

→ Punkte siehe »Akne«, Seite 268

● DI 4 – Hegu oder Das geschlossene Tal

Am Ende der Daumenfalte zwischen Zeigefinger und Daumen; dieser Punkt empfiehlt sich bei Gesichtsbefall

Kleinere Furunkel können auch mit Teebaumöl behandelt werden, das man 2- bis 3-mal täglich unverdünnt auf die betroffene Stelle tupft. Fließt der Eiter nicht nach wenigen Tagen von selbst ab, muss der Arzt das Furunkel eventuell mit einem kleinen Schnitt öffnen.

Äußerliche Heilanwendungen

Chrysanthemenblätterauflage

Zerstampfen Sie frische Chrysanthemenblätter zu einem Brei und tragen diesen direkt auf die betroffenen Stellen auf. Sie können die Blätter auch pürieren und den Saft mehrmals täglich auf die erkrankten Hautpartien geben.

Mungbohnenpackung

Zur äußerlichen Anwendung empfiehlt sich Mungbohnenpulver, das Sie mit etwas Wasser zu einer dickflüssigen Paste vermischen und mehrmals täglich auf die – zuvor gereinigten – betroffenen Stellen auftragen.

Heilendes Nahrungsmittel

Mungbohnentrunk

Kochen Sie 1 kleine Hand voll Mungbohnen in etwas Wasser, bis sich die Schalen ablösen. Seihen Sie die Flüssigkeit ab, süßen sie mit etwas Zucker oder Honig, und trinken Sie diesen Trunk so lange, bis der Eiter ausgeflossen ist.

Fußpilz

Typische Beschwerden bei einer Fußpilzerkrankung sind Schuppung und Rötung an den Fußsohlen sowie die Bildung von feinen Rissen und weißlichen Belägen zwischen den Zehen. Manchmal finden sich auch juckende Bläschen an den Seiten der Zehen oder am Fußrand. In einigen Fällen können auch die Zehennägel von der Infektion befallen sein, die übrigens auch im Gesicht und an anderen Körperregionen auftreten kann. Nagelpilzerkrankungen sind dabei besonders hartnäckig und bedürfen einer ausdauernden Behandlung.

Ursachen Die Fadenpilze, die sich in einem feuchtwarmen Klima besonders gut entwickeln, sind Schmarotzer, die in der Hornschicht von Haut und Haaren leben. Wer zu starkem Fußschweiß neigt oder mit schlecht abgetrockneten Füßen nach dem Baden oder Duschen in sein Schuhwerk schlüpft, fördert die Entwicklung dieser Pilze. Auch das Tragen zu enger Schuhe oder von Strümpfen aus Kunstfasern erhöht das Risiko einer Fußpilzerkrankung. Wenn bereits die Zehennägel von dem Pilz befallen sind oder Schmerzen auftreten, sollten Sie die Selbstbehandlung abbrechen und einen Arzt aufsuchen. Eine Unterfunktion des Darmmeridians bei gleichzeitiger Überfunktion des Blasenmeridians leistet aus chinesischer Sicht einer Fußpilzerkrankung Vorschub.

Sorgen Sie dafür, dass Ihre Füße stets gut durchblutet sind. Kalte Füße führen zu unterversorgtem, geschwächtem Gewebe und sind viel anfälliger für Fuß- und Nagelpilzinfektionen.

Akupressur

- M 44 – Neiting oder Die innere Halle
1/2 Finger breit oberhalb des Schwimmhautrands zwischen der zweiten und der dritten Zehe
- DÜ 8 – Jinsuo oder Der Muskel zieht sich zusammen
Bei gebeugtem Ellenbogen liegt dieser Punkt auf der Innenseite am Ende der Falte
- MP 3 – Taibai oder Höchstes Weiß
In der Mitte der Innenseite des Fußes

Äußerliche Heilanwendungen

Schwefelfußbad
Nehmen Sie täglich 1 warmes Fußbad (ca. 35 bis 40 °C bei 10 Minuten Badedauer) mit 1/2 Teelöffel Schwefelpulver. Anschließend trocknen Sie Ihre Füße gut ab und laufen, wenn es die Temperaturen erlauben, eine Weile barfuß.

Salbeifußbad
Führen Sie das Fußbad wie oben beschrieben durch, aber verwenden Sie als Zusatz alternativ 30 Gramm Salbei und 2 Teelöffel Apfelessig.

Barfußlaufen
Laufen Sie möglichst viel barfuß oder in offenen Sandalen, und stecken Sie dazu Wattebäusche zwischen die Zehen, die die Feuchtigkeit aufsaugen sollen.

Haarausfall

Der Verlust von 80 bis 100 Haaren pro Tag ist normal. Krankhafter Haarausfall dagegen zeigt sich darin, dass man beim Bürsten und Kämmen der Haare oder bei einer Kopfmassage mehrmals täglich büschelweise Haare verliert. In der Regel wachsen binnen kurzer Zeit genauso viele Haare wieder nach. Verliert man hingegen über einen längeren Zeitraum mehr Haare, als nachwachsen, spricht man von Haarausfall.

Ursachen Hormonstörungen oder eine Hormonumstellung wie etwa bei der Frau nach einer Schwangerschaft oder während der Wechseljahre können ebenso zu Haarausfall führen wie Mangel an bestimmten Spurenelementen und Mineralstoffen. Auch eine Schilddrüsenunter- oder -überfunktion sowie Infektionen, wie beispielsweise eine Lungenentzündung, können chronischen Haarausfall auslösen. Das gilt auch für manche Medikamente, den Jahreszeiten- oder einen Klimawechsel. Zu den seelischen Ursachen gehört erhöhter Stress im Beruf oder Privatleben.

In der chinesischen Medizin sieht man Blockaden oder Funktionsstörungen der Nieren als Hauptursache für Haarausfall, aber auch als Ursache für sprödes und leicht fettendes Haar an.

Nach einer Ölpackung verdünnen Sie das Shampoo mit wenig Wasser und bringen es auf die trockenen Haare auf. Feuchten Sie die Haare dagegen vor dem Shampoonieren an, bleiben sie strähnig und fettig.

Akupressur

● N 1 – Yongquan oder Die sprudelnde Quelle
In der Mitte der Fußsohle
● N 3 – Taixi oder Großer Bach
Zwischen Innenknöchel und Achillessehne
● N 16 – Huangshu oder Transport zu den edlen Organen
1 Querfinger seitlich des Nabels

Mandelölpackung gegen Haarausfall

Diese pflegende Packung verbessert die Haarstruktur und die Beschaffenheit der Kopfhaut.
● Erwärmen Sie je nach Haarlänge 2 bis 4 Esslöffel süßes Mandelöl, und massieren Sie es sanft in die Kopfhaut und bis in die Haarspitzen ein.
● Mindestens 1 Stunde lang, besser noch die ganze Nacht über einwirken lassen.
● Anschließend das Mandelöl mit einem milden Shampoo gründlich auswaschen.

Kopfhautmassage

- Klopfen Sie Ihre Kopfhaut etwa 100-mal sanft mit den Fingerkuppen ab.
- Massieren Sie sie dann, indem Sie die Haut mit den Fingerspitzen etwa 50-mal leicht verschieben.
- Ziehen Sie abschließend leicht und möglichst kurz an Ihren Haaren, insgesamt etwa 30-mal.
- Führen Sie diese Massage am besten täglich oder nach dem Haarewaschen durch.

Heilendes Nahrungsmittel

Brennnesseltee

Trinken Sie täglich 3 Tassen Brennnesseltee (1 Esslöffel getrocknete Brennnesseln auf 1/4 Liter Wasser). Dieser hilft Ihnen dabei, zu entschlacken und wirkt gut gegen Kopfhautjucken und Schuppenbildung.

Info Nehmen Sie vermehrt Sesamkörner und Walnüsse in Ihren Speiseplan auf.

Herpes simplex

Mit einem unangenehmen Brennen und Spannen an den Lippen, Druckempfindlichkeit und einem starken Wärmegefühl an der betroffenen Stelle kündigt sich eine Herpesinfektion an. Schon kurze Zeit später tauchen kleine Bläschen an den betroffenen Stellen der Mundpartie oder in der Nähe der Nase und Wangen auf.

Ein anderer Herpestypus kann sich im Genital- und Gesäßbereich ausbreiten. Dieser Herpes genitalis gehört zu den Geschlechtskrankheiten, die Sie von einem Arzt behandeln lassen müssen. Generell entstehen die Bläschen immer in der Nähe der Schleimhäute, stehen meist in Gruppen, »fließen zusammen« und brechen dann letztlich auf. Nach drei bis vier Tagen setzt die Abheilung unter Krustenbildung ein, die in der Regel keine Narben hinterlässt.

Wenn sich die Herpesinfektion im Augenbereich ausbreitet, die Lymphknoten geschwollen sind oder eine bakterielle Infektion hinzukommt, sollten Sie einen Arzt aufsuchen. Dies gilt auch bei häufigen Rückfällen. Sehr bedrohlich können Herpesviren für AIDS-Infizierte oder Diabetiker werden.

Herpesviren sind so verbreitet, dass die meisten Menschen schon früh damit infiziert werden. Das Virus bleibt lebenslang im Körper und nistet sich gewissermaßen in Wartestellung ein. Anlässe wie Abwehrschwäche, Klimawechsel oder heftige Ekelgefühle lassen es dann aktiv werden, und die typischen Hauterscheinungen treten hervor.

275

Ursachen Ausgelöst wird die Krankheit durch Herpesviren, die mittels Tröpfchen- oder Schmierinfektion übertragen werden, beispielsweise bei Lippenkontakt oder Geschlechtsverkehr oder beim Neugeborenen während der Geburt, wenn die Mutter an Herpes genitalis leidet.

Nach der Übertragung muss es jedoch nicht unmittelbar zum Ausbruch der Herpesbläschen kommen. Viele Menschen sind auch immun gegen das Virus. In den meisten Fällen führen erst bestimmte Auslöser zum Auftreten der Symptome. Bei einem geschwächten Immunsystem oder instabiler Seelenlage kann es zum Ausbruch des Herpes kommen. So tauchen die Bläschen häufig im Zug von Erkältungskrankheiten und Stress auf. Aber auch intensive Sonnenbestrahlung oder ausgeprägte Ekelgefühle können Auslöser sein.

Im Stadium der Bläschenbildung ist Herpes sehr ansteckend. Man darf deshalb keine Bestecke, Gläser oder Tassen gemeinsam mit anderen benutzen – und muss leider auch auf Küsse verzichten!

Akupressur

- LG 20 – Baihui oder Hundert Zusammenkünfte
Oben auf dem Scheitelpunkt in der Mitte der Schädeldecke
- 3 E 5 – Waiguan oder Der äußere Pass
3 Querfinger von der Handgelenksfalte entfernt
- M 44 – Neiting oder Die innere Halle
1/2 Finger breit oberhalb des Schwimmhautrands zwischen der zweiten und der dritten Zehe

Äußerliche Heilanwendungen

Virushemmende Öle

Wacholder- oder Zimtöl mehrmals täglich auf die betroffenen Hautstellen aufbringen. Beide Öle haben eine virushemmende Wirkung.

Kalmus-Zitronen-Paste

Verrühren Sie 1 Teelöffel pulverisierte Kalmuswurzel mit frischem Zitronensaft zu einer dickflüssigen Paste. Tragen Sie diese mehrmals täglich auf die betroffenen Stellen auf.

Heilende Nahrungsmittel

Vermeiden Sie Süßes, und trinken Sie, solange die Beschwerden anhalten, keinen Alkohol. Ansonsten sollten Sie diesen bei einer Neigung zu Herpes reduzieren.

Bananen-Erdnuss-Brei

Sie zerdrücken 2 Bananen und mischen 10 zerriebene Erdnüsse darunter. Essen Sie diesen Brei 2-mal wöchentlich.

276

Insektenstich

Nach einem Insektenstich tritt zunächst oft ein stechender, mehr oder minder starker Schmerz auf, an der Stichstelle zeigt sich eine Rötung und Schwellung (Ödem), und gleichzeitig entsteht ein starker Juckreiz. Bei Stichen von Insekten, gegen deren Gift eine Allergie besteht, sowie bei Wespen-, Bienen- und Hornissenstichen in den Rachen muss sofort ein Arzt aufgesucht werden, sonst können durch die Schwellung Atemprobleme auftreten. Bei Insenktengiftallergien wird häufig eine Desensibilisierung des Patienten durchgeführt, die sehr gute Erfolge aufweist.

Reagiert der Gestochene allergisch auf einen Bienen-, Wespen- oder gar Hornissenstich muss man unbedingt sofort einen Arzt aufsuchen. Es kann zu einem lebensgefährlichen allergischen Schock kommen.

Äußerliche Heilanwendungen

Kaltes Wasser
Als Erste-Hilfe-Maßnahme tauchen Sie ein sauberes Tuch in kaltes Wasser und legen es sofort auf die betroffene Stelle.

Zwiebelauflage
Schneiden Sie 1 Zwiebel auf und legen diese mit der Schnittstelle auf den Stich. Der Zwiebelsaft bringt die Schwellung zum Abklingen, wodurch sich auch ein Bienenstachel leichter entfernen lässt.

Lauchpaste
Schneiden Sie etwas Lauch klein und verrühren ihn mit Honig, so dass eine dickflüssige Paste entsteht. Geben Sie diese auf den schmerzenden Insektenstich. Besonders wirksam bei Bienenstichen. Die Mischung sollte auf gar keinen Fall gegessen werden, da sie unverträglich ist.

Sesampaste
Zermahlen Sie einige Sesamkörner in einem Mörser, und mischen Sie das Pulver mit etwas Wasser. Diese Paste tragen Sie mehrmals täglich auf die betroffenen Stellen auf. Sie ist besonders geeignet bei Spinnenbissen.

Süßholzpaste
Weichen Sie 15 Gramm klein geschnittenes Süßholz 2 Stunden lang in 2 Tassen heißem Honig (nur bis 40 °C erhitzen) ein, und tragen Sie diese Paste anschließend wie ein Salbe auf die betroffenen Hautstellen auf.

Knoblauchessig
Vermischen Sie 1 ausgepresste Knoblauchzehe mit 1 Teelöffel Essig, und geben Sie diese Paste auf den Insektenstich. Mehrmals täglich wiederholen.

Nesselsucht

Dieser Hautausschlag äußert sich in hellroten, etwa münzgroßen Quaddeln. Sie entwickeln sich binnen kurzer Zeit und lösen einen starken Juckreiz aus. Insgesamt hält sich der Ausschlag nicht sehr lange, sondern verschwindet in manchen Fällen schon nach einer Stunde. Eine ausgeprägte Nesselsucht kann zu starken Kreislaufbeschwerden bis hin zu Schocksymptomen führen, weshalb sie umgehend behandelt werden sollte.

Ursachen Bei Nesselsucht reagiert die Haut auf bestimmte Gifte, Stress, Kälte, aber auch emotionale Probleme. Menschen mit Neigung zu Nesselsucht stehen oft in starken Abhängigkeitsbeziehungen zu anderen. Doch auch Medikamente wie Penizillin und bestimmte Nahrungsmittel wie Fisch, Eier, Muscheln, Milchprodukte, Erdbeeren, Getreide, Nüsse, Honig und Gewürze können zu Nesselsucht führen. Insgesamt liegt eine Schwäche des Leber- und der beiden Darmmeridiane vor, aufgrund derer der Körper sich nicht ausreichend entgiften kann.

Die Nesselsucht entwickelt sich unter der Einwirkung des auslösenden Stoffs sehr schnell, so dass es oft leichter ist, die Ursache festzustellen als bei anderen Abwehrreaktionen. Überlegen Sie, was Sie in den letzten Stunden gegessen oder eingenommen haben, oder mit welchen Stoffen Sie in Berührung gekommen sind, die nicht zu Ihrem normalen Alltag gehören.

Heilende Nahrungsmittel

Möhrensaft

Zur Entgiftung von Leber und Blut empfiehlt sich ein Kur mit frischem Möhrensaft. Trinken Sie davon 2 Wochen lang täglich 1 bis 1 1/2 Liter, und vermeiden Sie gleichzeitig Süßes und Fettes bei Ihrer Ernährung.

Gelbwurzel mit Ingwer

Sie mischen 1 Gramm Gelbwurzelpulver mit 1 Gramm pulverisiertem Ingwer, mischen dies mit etwas Wasser und nehmen den Brei 1- bis 3-mal täglich ein.

Info Nehmen Sie täglich 1 bis 2 Gramm Vitamin C zu sich, als Raucher etwas mehr.

Kamillenaufguss gegen Nesselsucht

- Übergießen Sie 1 Teelöffel getrocknete Kamillenblüten oder 1 Teebeutel Kamillentee mit 1/2 Liter Wasser, bringen dieses zum Kochen und lassen den Aufguss erkalten.
- Betupfen Sie anschließend die betroffenen Hautpartien mit einem in dem kalten Aufguss getränkten Wattebausch.
- Der Aufguss kann auch wahlweise mit frischer oder getrockneter Melisse hergestellt werden.

Neurodermitis

Vor allem bei Kindern und Säuglingen tritt diese Ekzemerkrankung auf, die, unter Umständen allerdings auch erst spät, in jedem Alter ausbrechen kann. Charakteristisch für Neurodermitis sind starker Juckreiz und trockene, schuppige und gerötete Haut mit kleinen Bläschen und Knötchen, die zum Teil ein klebriges Sekret absondern. Bevorzugt tritt die Hauterkrankung unter den Augen, am Hals, in den Ellenbeugen, den Kniekehlen und am Ohrläppchenansatz auf.

Eine Neurodermitis kann nicht geheilt, sondern nur zum Abklingen gebracht werden. Behandlungen mit natürlichen Methoden haben dabei allein oder begleitend zur ärztlichen Therapie gute Erfolge gezeigt.

Ursachen Die Veranlagung zu Neurodermitis ist erblich bedingt. Erst bestimmte Auslöser führen zum Ausbruch. Vor allem seelische Überlastung, übermäßiger Stress sowie zwischenmenschliche Konfliktsituationen können allein oder im Verbund mit anderen Faktoren Neurodermitis auslösen. Das psychische Dilemma des Neurodermitikers besteht häufig darin, sich nach menschlicher Nähe und Berührung zu sehnen und gleichzeitig große Angst vor dieser Nähe zu haben. Doch auch Allergene wie Hausstaub, Tierhaare, Pollen oder ein feuchtwarmes Klima können die Ursachen für einen Krankheitsschub sein. Häufig lösen auch bestimmte Nahrungsmittel wie Milch, Nüsse und tierisches Eiweiß Neurodermitis aus. Heute geht man davon aus, dass dem Ausbruch hauptsächlich Störungen des Verdauungssystems zugrunde liegen. In der chinesischen Medizin spricht man bei Neurodermitis von einer Immun- und Entgiftungsschwäche. Seelische und körperliche Belastungen stören Leber-, Magen- und Darmmeridian nachhaltig. Dadurch ist der Körper in seinen Entgiftungsfunktionen behindert, und die Haut versucht, dieser Aufgabe Herr zu werden.

Akupressur

● LE 8 – Ququan oder Die gebogene Quelle
Diesen Punkt finden Sie, wenn Sie das Knie anwinkeln, am Faltenende an der Inneseite des Knies
● DI 5 – Yangxi oder Yang-Gebirgsbach
Biegen Sie Ihre Hand nach oben ab, und suchen Sie den Punkt an der Daumenseite am Ende der Handgelenksfaltenlinie

Um den Kreislauf von unerträglichem Juckreiz, heftigem Kratzen und Verschlimmerung des Hautzustands mit weiterem Juckreiz zu durchbrechen, empfiehlt sich bei Neurodermitis das Erlernen von Entspannungstechniken. Auch etwas größere Kinder können sich schon darin üben.

Wichtig ist bei Neurodermitis eine intensive Hautpflege mit feuchtigkeitsspendenden und rückfettenden Präparaten. Zur Reinigung gibt es spezielle milde Waschöle, die juckreizstillende Zusätze haben.

● M 36 – Zusanli oder Drei Meilen am Fuß
4 Finger breit unterhalb der Kniescheibe auf der Außenseite
● M 40 – Fenglong oder Aufblühend
In der Mitte des Schienbeins auf der Außenseite

Qi Gong

● Nehmen Sie die Qi-Gong-Ausgangsstellung ein, oder setzen Sie sich aufrecht auf einen Stuhl.
● Halten Sie Ihre beiden Hände unterhalb des Bauchnabels. Beide Daumen haben Kontakt zueinander. Die linke Hand ruht dabei in der rechten. Denken Sie: »Ich bin ganz ruhig.«
● Sprechen Sie das Wort »San« (chin.: löschen).
● Führen Sie diese Meditationsübung 1/4 Stunde lang durch. Danach reiben Sie Ihre Handflächen aneinander, und legen Sie auf die betroffenen Hautpartien.

Bei den meisten Kindern tritt Neurodermitis während der ersten sechs Lebensjahre auf. Sie verläuft in unterschiedlich starken Schüben und besteht selten nach dem Schulkindalter weiter. Eine verlängerte Stillzeit kann vorbeugend wirken. Für bereits erkrankte Kinder ist besonders viel Zuwendung und Zärtlichkeit wichtig, um ihr Körpergefühl und Selbstbewusstsein zu stärken.

Heilendes Nahrungsmittel
Ingwer-Reis-Brei
Geben Sie 500 Gramm Reis mit 5 Scheiben Ingwer und 1 klein geschnittenen Stück Lauch in einen Topf, und kochen Sie alles in etwas Wasser etwa 1 Stunde lang. Danach würzen Sie den Brei mit etwas Petersilie und Kräutersalz und essen jeden Tag 1 Schüssel davon.

Sonnenbrand

Bei einem Sonnenbrand kommt es zu entzündlichen Veränderungen der Haut. Die Haut ist dabei rot, gespannt und heiß. In schwereren Fällen bilden sich Bläschen. Wie man die Sonne verträgt, hängt vom jeweiligen Hauttyp ab. Menschen mit sehr heller Haut beispielsweise sollten pro Tag lediglich fünf bis zehn Minuten ungeschützt in der Sonne verweilen.

Ursachen Zu den leichten Verbrennungen der Haut kommt es, weil ihr durch die Hitze der Sonne Feuchtigkeit entzogen wird bzw. durch eine zu starke UV-B-Strahlung die Hautzellen geschädigt werden.

Sonnenbrand erhöht das Risiko, an Hautkrebs zu erkranken, weshalb Sie immer auf ausreichend Schutz durch entsprechende Lotionen und durch Schatten achten sollten. Kinder sollten während der heißen Mittagsstunden gar nicht in die Sonne, sondern erst wieder am späten Nachmittag. Sollten Sie den Eindruck haben, dass Ihr Sonnenbrand stärker wird, obwohl Sie sich schon vor Stunden in den Schatten zurückgezogen haben, und sollten sich Fieber und ein Gefühl der Übelkeit einstellen, suchen Sie bitte umgehend einen Arzt auf, da es sich dabei um einen Sonnenstich handeln könnte.

Äußerliche Heilanwendungen

Aloe-vera-Saft

Tragen Sie mehrmals täglich Aloe-vera-Saft auf die betroffenen Hautstellen auf. Er kühlt und hilft bei der Regeneration der Hautzellen. Eine andere Alternative ist Aloe-vera-Gel, das Sie in der Apotheke erhalten.

Melonenschalenauflage

Legen Sie mehrmals am Tag Melonenschalen auf die Stellen der Haut, die von der Sonne angegriffen sind. Diese Auflage ist auch sehr hilfreich bei Hautausschlägen, die durch starke Hitze verursacht wurden.

Heilende Nahrungsmittel

Chinakohl-Grüntee

Sie kochen 1/2 Liter Wasser auf und geben 2 zerkleinerte Blätter Chinakohl sowie 1 Teelöffel grünen Tee dazu. Lassen Sie den Sud 5 Minuten lang ziehen, seihen Sie die pflanzlichen Bestandteile ab, und trinken Sie ihn schluckweise über den Tag verteilt. Sie können den Tee auch äußerlich zum Abtupfen der betroffenen Hautpartien verwenden.

Pfefferminz-Rosen-Tee

Mischen Sie zu gleichen Teilen Pfefferminze, getrocknete Orangenschale und Rosenblätter zusammen und brühen sie mit heißem Wasser auf (1 Esslöffel auf 1/4 Liter Wasser). Ein solcher Tee ist sehr wirkungsvoll bei Sonnenallergie und Sonnenbrand. Trinken Sie davon mehrmals täglich, bis die Beschwerden abgeklungen sind.

Bei leichter Rötung und Reizung der Haut durch Sonneneinstrahlung haben sich auch kühlende Quark- oder Buttermilchauflagen bewährt. Sie spenden angenehme Kühle und Feuchtigkeit und halten die strapazierte Haut geschmeidig.

Verbrennungen

Rein medizinisch betrachtet, sind Verbrennungen schmerzhafte Hautentzündungen. Sie führen zur Rötung und Schwellung des betroffenen Hautgebiets. Häufig entwickeln sich an der verbrannten Hautstelle auch Brandblasen, aus denen nach und nach helle Gewebeflüssigkeit austritt. Bei leichten Verbrennungen klingen die Beschwerden in der Regel nach einigen Tagen wieder ab, und die Wunde verheilt.

Bei Verbrennungen, die größere Hautflächen bedecken – bei Erwachsenen mehr als zehn und bei Kindern mehr als fünf Prozent der Körperoberfläche – müssen Sie umgehend den Arzt aufsuchen. Auch offene Verbrennungen gehören in jedem Fall in ärztliche Behandlung.

Ursachen Neben der Sonne zählen weitere Hitzefaktoren wie offene Flammen, heißes Wasser oder Fett zu den Verursachern.

Als erste Maßnahme sollten Sie die betroffene Stelle bis zu 1/2 Stunde mit kaltem Wasser, aber nicht mit Eiswürfeln, kühlen. Das lindert den Schmerz und bewahrt das Gewebe vor weiterer Schädigung. Größere Verbrennungen werden bis zum Eintreffen eines Arztes nur lose mit einem durch ein heißes Bügeln sterilisierten Tuch abgedeckt.

Äußerliche Heilanwendungen

Sesampaste
Zermahlen Sie einige Sesamkörner in einem Mörser, und mischen Sie das Pulver mit etwas Wasser. Die Paste tragen Sie mehrmals täglich auf die betroffenen Stellen auf. Sie ist besonders geeignet bei Verbrühungen, die man sich beim Kochen zugezogen hat.

Schwarze-Sojabohnen-Auflage
Kochen Sie 1 Hand voll Sojabohnen 10 Minuten lang in Wasser auf. Seihen Sie die Bohnen durch ein Sieb ab, und geben Sie die abgekühlte Flüssigkeit auf die verbrannte Hautstelle.

Honig
Auf kleinere Verbrennungen, beispielsweise durch Fettspritzer, tragen Sie etwas Honig auf. Wiederholen Sie diese Anwendung mehrmals täglich.

Aloe-vera-Saft
→ Anwendung siehe »Sonnenbrand«, Seite 281

Wunden

Wunden sind sichtbare Verletzungen der Haut, die gelegentlich auch bluten können. Solche an sich harmlosen Verletzungen sollten umgehend behandelt werden, da es durch eine Infektion mit Keimen zu Entzündungen kommen kann, die auch ins Körperinnere vordringen können.

Ursachen Entstehen können derartige Wunden durch vielfältige äußere Einwirkungen wie Abschürfungen, Schnitte, Stiche oder auch Bisse von Tieren.

Äußerliche Heilanwendungen

Kamillenbad
Übergießen Sie 1 Esslöffel getrocknete Kamillenblüten mit 1/4 Liter heißem Wasser, lassen Sie den Aufguss 10 Minuten lang ziehen, und baden Sie anschließend das verletzte Körperteil in dem lauwarmen Sud.

Sonnenblumenkerne
Zerstampfen Sie frische Sonnenblumenkerne, und tragen Sie dieses direkt auf Schnittwunden auf. Das Mark hilft dabei, Blutungen zu stillen.

Winterzwiebel
Erhitzen Sie das Blatt von 1 Winterzwiebel in der Pfanne, und schlitzen Sie es auf, wenn es heiß geworden ist. Drücken Sie nun die innere, schleimig gewordene Fläche auf die Wunde. Anschließend wiederholen Sie diesen Vorgang mit frischen Blättern, bis die Blutung gestillt ist. Ideal ist diese Auflage bei stark blutenden Schnittwunden am Finger, wie man sie sich häufig bei der Küchenarbeit zuzieht.

Heilende Nahrungsmittel
Bevorzugen Sie während der Zeit der Wundheilung eine Vollwertkost mit viel Vitamin C aus Obst und Gemüse. Das stärkt die Abwehrkräfte und hilft bei der Bildung von neuem Gewebe.

Bohnen mit Kartoffeln
Dieses herzhafte Gericht fördert die Wundheilung. Kochen Sie dazu 30 Gramm klein geschnittene Bohnen mit 2 Kartoffeln etwa 20 Minuten lang, schmecken Sie das Gericht mit Salz und Pfeffer ab, und essen Sie es 1-mal täglich.

Größere Schürfwunden bergen ein großes Infektionsrisiko, weil durch die ausgedehnte Fläche der beschädigten Haut leicht Keime eindringen können. In jedem Fall sollte deshalb ein Arzt die Wunde desinfizieren und gegebenenfalls eine Auffrischung der Tetanusimpfung vornehmen.

Zellulite

Charakteristisch für eine Zellulite ist das orangenartige Aussehen der Haut an Hüften, Gesäß und Oberschenkeln, weshalb diese Störung im Volksmund auch Orangenhaut genannt wird. Schiebt man die Haut an diesen Stellen mit den Fingern zusammen, zeigen sich die typischen Dellen. In erster Linie handelt es sich bei Zellulite um ein kosmetisches Problem, dem eine Veränderung der Gewebestruktur zugrunde liegt. Frauen neigen aufgrund ihrer geschlechtsbedingt lockereren Bindegewebestruktur eher zu Orangenhaut als Männer.

Ursachen Eine Fettverteilungsstörung im Oberschenkel- und im Gesäßbereich, bei der sich die im Unterhautfettgewebe liegenden Fettzellen vergrößern und durch das elastische Bindegewebe hindurch sichtbar werden, führt zu den typischen Anzeichen der Zellulite. Begünstigt wird die Störung durch Gewichtszunahme, Verstopfung, mangelnde körperliche Bewegung, einseitige Ernährung oder die altersbedingt nachlassende Spannung der Haut. Nach Ansicht der chinesischen Medizin sind vor allem die Nieren geschwächt und kommen ihrer Funktion, Giftstoffe auszuscheiden, nicht mehr in ausreichendem Maß nach.

Entgegen allen Versprechungen der Kosmetikindustrie gibt es gegen Zellulite nach wie vor kein Wundermittel. Viel Bewegung durch Schwimmen, Rad fahren und Gymnastik sowie eine gesunde, entschlackende Ernährung haben aber langfristig recht gute Erfolge gezeigt.

Gymnastik

Neben Massagen und Lymphdrainagen hilft auch regelmäßige Bewegung, vorzugsweise an der frischen Luft. Cremes gegen Zellulite helfen im Allgemeinen wenig. Nutzen hat jedoch die Massage, die mit dem Eincremen verbunden ist.

Heilende Nahrungsmittel

Eine Ernährungsweise vorzugsweise mit Rohkost sollte in 75 Prozent aller Fälle helfen, einer Zellulite vorzubeugen bzw. eine bereits bestehende Zellulite zu beseitigen. Viele Zellulitepatienten leiden ja gleichzeitig unter Verstopfung, die dadurch ebenfalls behoben werden kann.

Zitrusfrüchte
Vorbeugend und sogar abklingend wirkt auch der Verzehr von 2 bis 3 Zitrusfrüchten am Tag.

Gurke
Der Verzehr von Gurken bewegt die Nieren dazu, verstärkt Abfallstoffe des Körpers auszuscheiden. Trinken Sie jeden Tag den frisch gepressten Saft 1 großen Gurke, oder bereiten Sie sich daraus einen Gurkensalat zu.

Seetang
Er enthält Mineralstoffe, Eiweiß, Vitamine und Jod und soll bei regelmäßigem Verzehr zu einer glatteren Haut verhelfen.

Sellerie
Sellerie wirkt entwässernd und hilft dabei, überschüssige Flüssigkeit aus dem Körper zu spülen. Man isst ihn roh oder mischt Selleriesaft mit dem Saft von Roter Bete und Möhren.

Wassermelone
Essen Sie mehrmals täglich 1 Stück Wassermelone. Auch sie hat eine stark entwässernde Wirkung.

Beschwerden des Nervensystems

Eine ganze Reihe nervöser Funktionsstörungen haben ihre Ursache in einer Schwäche des Nervensystems. Dabei ist das vegetative Nervensystem immer nur der Ausdrucksort der jeweiligen Beschwerde, während der Auslöser meist an anderer Stelle im Körper zu finden ist. Jedes Organ hat, wie wir wissen, in der traditionellen chinesischen Medizin neben seinem physiologischen Aspekt auch noch einen übertragenen gefühlsmäßigen Bezug. Beim gesunden Menschen stehen diese beiden Aspekte in Harmonie zueinander. So sind jeder körperlichen Funktion jeweils bestimmte Emotionen zugeordnet (siehe auch Seite 57ff.). Ist das Nervensystem aufgrund von Überlastung oder der Konstitution schwach, so kann ein bestimmtes Übermaß innerer Faktoren sich zum einen auf der körperlichen Ebene in nervösen Funktionsstörungen und Krankheiten, zum anderen aber auch auf der rein seelischen Ebene zeigen.

Kommt eine nervös bedingte Krankheit zum Ausbruch, so liegt meist ein Übermaß oder eine Unterdrückung innerer psychischer Faktoren vor, die sich negativ oder verschleißend auf die Organfunktionen auswirkt.

Die chinesische Medizin sieht in der Entstehung derartiger Krankheiten einen Mangel an seelisch-geistiger Reife, der es dem Menschen erschwert, angemessen mit seinen Gefühlen umzugehen. Bei der Behandlung geht es in erster Linie um die Normalisierung und Harmonisierung des Allgemeinbefindens.

Organische und nervliche Störungen im Zusammenhang

- Störungen des Herz-Kreislauf-Systems bedeuten nach chinesischer Auffassung Störungen im Hinblick auf die gesamte Persönlichkeit und deren menschliche Reife.
- Störungen der Leber und der Durchblutung wiederum deuten auf Störungen im Verhalten zur Umwelt (Reagieren und Handeln, Vorsicht und Rücksichtnahme, Durchsetzungskraft und Einsichtigkeit) hin.
- Störungen der Nieren bedeuten Störungen in der Beziehung zur Umwelt (Offenheit und Abgrenzung, Kontakt zu anderen).
- Störungen der Milz bedeuten Störungen im Besitzdenken (Geben und Nehmen, Verwerten und Meinungsbildung sowie Erwerben).

Depressive Verstimmungen

Depressive Verstimmungen zeigen sich in dem Gefühl der Mutlosigkeit, der Trauer und des Kummers, für die kein unmittelbarer Grund vorliegen muss, und in einer pessimistisch-melancholischen Weltsicht. Der Betroffene fühlt sich niedergedrückt, matt, lust- und energielos, müde und verzweifelt. Am meisten leiden depressive Personen darunter, sich aus ihrem momentanen Tief nicht befreien zu können. Depressionen können bei längerer Dauer zu inneren Krankheiten führen.

Ursachen Depressionen gehören zu den so genannten neurotischen Störungen. Sie gehen häufig auf eine konkrete Ursache zurück wie ein trauriges Ereignis, unerfüllte Hoffnungen und Wünsche oder Misserfolge. Depressionen stehen im übertragenen Sinn in Beziehung zum Besitzstreben und damit zur Milz. Negative Emotionen und Beschwerden, die mit depressiven Verstimmungen einhergehen sind Neid und Missgunst, Habgier sowie Suchtprobleme. Depressionen können mit verschiedenen anderen Beschwerden einhergehen wie Wechseljahrebeschwerden, Schlafstörungen, Frigidität, Prostatabeschwerden, prämenstruellem Syndrom und Blasenstörungen.

Untersuchungen in Skandinavien haben gezeigt, dass der Mangel an natürlichem Tageslicht im Winter depressive Verstimmungen verstärkt und begünstigt. Behandlungen mit regelmäßigen UV-Bestrahlungen brachten in den meisten Fällen Stimmungsaufhellungen. Gehen Sie deshalb auch im Winter so oft wie möglich ins Freie, oder machen Sie – wenn möglich – in der lichtarmen Zeit Urlaub in südlichen Ländern.

Tai Chi Chuan

Regelmäßige Bewegung wirkt stimmungsaufhellend, sorgt für eine tiefe und belebende Atmung und lässt die Lebensgeister wieder erwachen. Versuchen Sie sich an den auf Seite 87ff. beschriebenen Übungen.

Massage

Massieren Sie sich täglich morgens nach dem Aufstehen von den Füßen bis hinauf zum Gesicht mit ätherischen Ölen. In diesem Fall bieten sich an: Basilikumöl, Salbeiöl, Rosenöl, Römisches Kamillenöl, Thymianöl.

Sie können auch 6 bis 8 Tropfen eines dieser Öle auf ein Taschentuch geben und bei Bedarf tief einatmen. Die Wirkstoffe der Öle tragen zur Stimmungsaufhellung bei.

Lichttherapie

Bestrahlen Sie Ihre Stirn 2-mal täglich 10 Minuten lang mit dem 60-Watt-Licht einer Lampe (30 Zentimeter Abstand). Schließen Sie dabei Ihre Augen.

Heilende Nahrungsmittel
Vitamin B
Sorgen Sie dafür, dass ausreichend nervenstärkende Vitamine der B-Gruppe – z. B. in Nüssen, Meeresfrüchten, Hülsenfrüchten, Kartoffeln oder Milch – in Ihrer Ernährung enthalten sind.
Johanniskrauttee
Mischen Sie Schafgarbe- und Johanniskraut zu gleichen Teilen, und gießen Sie 2 Teelöffel der Mischung mit 1/4 Liter heißem Wasser auf, lassen den Tee 10 Minuten lang ziehen und trinken davon 2 Tassen täglich kurmäßig über einen Zeitraum von mehreren Wochen.
Dattel-Lotos-Tee
Mischen Sie 2 klein geschnittene Datteln mit 5 Lotoskernen und 1 Esslöffel Darjeelingtee. Übergießen Sie die Mischung mit 1/4 Liter kochendem Wasser, lassen Sie den Tee 5 Minuten lang ziehen und trinken ihn mit Honig gesüßt.

Erschöpfung

Körperliche und seelische Belastungen kann unser Körper längere Zeit relativ problemlos verkraften. Jedenfalls so lange, bis alle seine Energiereserven verbraucht sind. Dann stellt sich ein Erschöpfungszustand ein, der nichts anderes ist als ein Hinweis darauf, dass die Energien unbedingt aufgefüllt werden müssen und dass das Abwehrsystem zudem stark angegriffen ist. Nicht selten kommt es in der Folge von Erschöpfung zu Infektionskrankheiten, mit denen ein gesunder und starker Mensch ohne weiteres fertig wird. Eine Folge der ständigen seelischen und körperlichen Überlastung kann Schlafmangel sein, der letztlich in chronische Erschöpfung mündet.
Ursachen Einerseits fallen die Ruhepausen, in denen der Mensch auftanken könnte, immer kürzer oder gar ganz aus und andererseits werden die Anforderungen, denen man sich stellen muss, oft immer größer. Das rechte Maß zwischen Anspannung und Entspannung ist verloren gegangen. Hinzu kommt in manchen Fällen auch eine ungesunde, einseitige Ernährung, die den Körper nicht mit ausreichend wertvollen Nährstoffen versorgt. In der traditionellen chinesischen Medizin sieht man als weitere Ursache für Erschöpfung eine Funktionseinschränkung der Nieren, die zu Qi- und Blutleere führt.

Früher nannte man arbeitsfreie Zeiten Ruhetage und verbrachte sie meist mit ausgleichenden, erholsamen Beschäftigungen. Heute soll die Freizeit Erlebniswert haben, was bei vielen Menschen dazu führt, sich bis zur Erschöpfung mit anstrengenden Urlauben, Sportarten und Geselligkeiten zu verausgaben. Verordnen Sie sich nicht selbst ein hektisches Wochenendprogramm, wenn schon Ihr Alltag von Terminen und Verpflichtungen geprägt ist.

Akupressur

● Ex. 2 – Taiyang oder Die Schläfe (Extrapunkt)
Die Punkte liegen am Ende der Augenbrauen; reiben Sie beide 20-mal im Uhrzeigersinn

Qi Gong

Regelmäßige Qi-Gong-Übungen stärken die Durchblutung, den Fluss des Qi und damit das allgemeine Wohlbefinden. Zudem wirken sie harmonisierend, entspannend und gleichzeitig vitalisierend. Besonders wirksam ist die Übung zu »Asthma«, siehe dazu Seite 171.

Sehr erholsam bei Erschöpfungszuständen durch starke innere Anspannung sind auch Vollbäder mit einer Mischung aus je 10 Tropfen Melissen- und Lavendelöl, die Sie in etwas Honig oder Sahne verrührt dem Badewasser zusetzen.

Heilsame Kombination

Rosmarinbad
Geben Sie 15 bis 20 Tropfen Rosmarinöl ins Badewasser, und verweilen Sie maximal 20 Minuten im Bad. Die Badetemperatur sollte so heiß wie möglich sein. Danach trocknen Sie sich ab und fahren mit unten stehender Gymnastikübung fort.
»Fahrrad fahren«
Legen Sie sich bequem auf Ihr Bett oder auf einen Teppich, winkeln Sie die Beine an, und fahren Sie 20-mal vorwärts und 20-mal rückwärts. Atmen Sie dabei tief ein und aus. Diese Übung kurbelt Ihren Kreislauf an.

Heilende Nahrungsmittel

Pekannüsse
Essen Sie täglich 10 bis 15 Pekannüsse. Sie liefern Ihnen Vitamin B6, das bei den Funktionen des Nervensystems eine bedeutende Rolle spielt.
Eigelb
Vermischen Sie 2 rohe Eigelbe mit Möhrensaft, und trinken Sie dieses stark lezithinhaltige Getränk 1-mal am Tag. Es vitalisiert durch seine anregende Wirkung auf die Nebennieren.

Kopfschmerzen

Kopfschmerzen sind keine Krankheit an sich, sondern ein Symptom verschiedener Erkrankungen. Man unterscheidet eigenständige Kopfschmerzen von solchen, hinter denen andere Grunderkrankungen wie Infektionen, Erkältungskrankheiten oder Schleudertraumata stehen. Unter den primären Kopfschmerzen ist der Spannungskopfschmerz am häufigsten. Er zeigt sich durch anhaltend dumpfe, diffuse Schmerzen an Schläfen, Stirn und im Augenbereich. Spannungskopfschmerzen bestehen oft schon morgens nach dem Aufwachen und bessern sich meist gegen Abend.

Ursachen Seelische Gründe für Kopfschmerzen können Depressionen, Angst, Erschöpfung und aufgestaute Aggressionen sein. Sorgen sowie ungesunde Ernährung schwächen Magen und Milz und damit den Dreifachen Erwärmer, was zu den oben genannten Symptomen führen kann. Ärger und Zorn können ebenso wie zu viel Alkohol Kopfschmerzen auslösen, da sie das Leber-Yang nach oben steigen lassen. Auch stundenlanges Überanstrengen der Augen durch Lesen oder Computerarbeit lässt das Yang aus der Leber aufsteigen. Qi- und Blutschwäche können auch durch eine Beeinträchtigung der Nieren, beispielsweise durch Überarbeitung und zu wenig Erholung, bedingt sein. Als mechanische Auslöser kommen körperliche Fehlhaltungen und daraus folgende Verspannungen im Nacken- und Schulterbereich in Betracht. Hier spielt die Einwirkung äußerer Faktoren wie Kälte, Nässe, Wind und Hitze eine Rolle.

Akupressur und Massage

- M 36 – Zusanli oder Drei Meilen am Fuß
Außen am Schienbein, 4 Querfinger unter der Kniescheibe
- G 20 – Fengchi oder Windteich
Am unteren Hinterhauptrand
- LE 2 – Xingjiang oder In den Zwischenraum gehen
Zwischen der großen und der zweiten Zehe
- LE 3 – Taichong oder Der große Impuls
Zwischen den Enden der beiden Mittelfußknochen der großen und der zweiten Zehe
- N 3 – Taixi oder Großer Bach
An der Fußinnenseite zwischen dem höchsten Punkt des Knöchels und der Achillessehne
- M 41 – Jiexi oder Löst den Krampf
In der Mitte der vorderen Querfalte des Sprunggelenks
Kneten Sie nach der Akupressur den Fuß von der Sohle bis hinauf zum Knie. Streichen Sie hin und her und kneten dann Unterschenkel und Fußsohle etwas fester. Zum Schluss streichen Sie wieder von der Fußspitze bis zum Knie.

Die Versuchung ist groß, bei Kopfschmerz schnell zur Tablette zu greifen. Neben der potenziellen Suchtgefahr durch derartige Medikamente kann sich bei häufigerem Gebrauch eine paradoxe Reaktion einstellen: Der Kopfschmerz wird schlimmer, statt sich zu bessern.

Qi Gong

● Setzen Sie sich im Schneidersitz auf den Teppich oder in einen bequemen Sessel. Winkeln Sie dabei Ihre Beine im 90-Grad-Winkel ab, so dass Ihre Füße dadurch mit der Sohle auf festem Grund stehen.

● Legen Sie Ihre Hände übereinander auf Ihren Unterleib. Die Frau legt ihre rechte Hand direkt auf den Unterleib und die linke darüber auf den Nabel. Der Mann legt seine linke Hand auf den Unterleib und die rechte darüber. Lassen Sie Ihre Hände etwa 1 Minute lang in dieser Position. Schließen Sie die Augen, und atmen Sie durch die Nase tief ein und aus.

Bei Spannungskopf-schmerz ist eine aus-reichende Sauerstoff-zufuhr besonders wichtig. Gehen Sie dazu möglichst ins Freie, oder machen Sie die Atemübungen bei geöffnetem Fenster.

● Reiben Sie dann Ihre Handflächen aneinander, bis sie warm werden. Legen Sie Ihre warmen Handflächen nun auf den äuße-ren Rand Ihrer Augenbrauen, so dass die Finger die Schläfen berühren. Atmen Sie ganz langsam ein, und lassen Sie beim Aus-atmen die Luft mit einem »Sssss« entweichen. Führen Sie diese Übung langsam 10-mal hintereinander durch.

● Reiben Sie wieder Ihre Hände aneinander, bis die Hand-flächen warm sind. Die Frau legt dann ihre rechte Hand hinten auf ihren Nacken und ihre linke oben auf den Kopf, der Mann entsprechend umgekehrt. Atmen Sie tief und langsam durch die Nase ein, und atmen Sie mit einem langen »Mimimimi« aus. Wie-derholen Sie diese Übung 10-mal.

● Reiben Sie wieder Ihre Handflächen, bis sie warm sind. Dann legen Sie Ihre Hände gekreuzt vor die Brust. Die Frau legt bei diesem Kreuz ihre rechte Hand etwas weiter nach unten, die linke weiter nach oben. Der Mann macht es umgekehrt. Atmen Sie tief durch die Nase ein und atmen mit einem »Haaaaa« aus. Formen Sie dann Tatzen aus Ihren Händen, und klopfen Sie Ihren Kopf damit ganz leicht ab.

Heilende Nahrungsmittel

Sojabohnensuppe

→ Rezept siehe »Frühstück«, Seite 113

Diese Suppe liefert Ihnen viel flüssiges Lezithin, das dabei hilft, Ihr Gehirn mit sauerstoffreichem Blut zu versorgen.

Grüne Bohnen

Binden Sie 1 Kilogramm grüne Bohnen in ein Baumwolltuch ein, und legen Sie es über Nacht als Kissenersatz unter Ihren Kopf. Dies ist besonders hilfreich bei Kopfschmerzen, die durch Wind verursacht wurden.

Knoblauchsaft

Bei länger andauernden Kopfschmerzen sollten Sie sich einige Tropfen Knoblauchsaft in die Nase träufeln.

Spinat

Spinat als Saft oder als Gemüse reinigt das Blut und hilft dadurch, die Versorgung des Gehirns zu verbessern.

Rosmarinabkochung

Kochen Sie 5 Gramm Rosmarinblätter in etwas Wasser 10 Minuten lang, seihen Sie die Blätter ab, und trinken Sie den Sud täglich auf 2 Portionen verteilt.

Chrysanthementee

10 Chrysanthemenblüten und 3 Gramm grünen Tee mit 1 Liter heißem Wasser überbrühen und 5 Minuten lang ziehen lassen. Danach abseihen und über den Tag verteilt trinken. Hilft sehr gut bei leichten Kopfschmerzen.

Pfefferminz-Spargel-Tee

Getrocknete Pfefferminze und frischen Spargel im Verhältnis 1:5 mit 1/4 Liter kochendem Wasser überbrühen und 10 Minuten lang ziehen lassen. Den Tee immer mal schluckweise über den Tag verteilt trinken.

Bei Kopfschmerzen nach einem Sturz oder Schlag auf den Kopf oder bei häufigem Erwachen in der Nacht sollte man einen Arzt aufsuchen. Dies gilt auch, wenn gleichzeitig Verwirrtheit oder Fieber auftreten.

Migräne

Viele Migränepatienten spüren bei einem Anfall einen heftigen pulsierenden Schmerz im Bereich der Schläfen. Dieses Arterienklopfen ist ein typisches Symptom bei Migräne und hat die medizinische Forschung schon sehr früh zu der Vermutung veranlasst, dass der Migräneschmerz auf eine Entzündung der Gefäße in der Gehirnhaut zurückzuführen ist.

Normalerweise verläuft eine Migräne in drei Schüben: Das erste Stadium dauert etwa eine halbe Stunde. Es kommt zu Einschränkungen des Sehvermögens, Schwindel, manchmal auch zu Taubheitsgefühl oder Sprachstörungen. Zu sehr starken Kopfschmerzen, die meist mehrere Stunden dauern, kommt es im zweiten Stadium, manchmal begleitet von Bauchkrämpfen und Brechreiz. Der Migräneschmerz beginnt häufig halbseitig und wechselt während eines Anfalls eventuell die Seite. Das dritte Stadium schließlich ist gekennzeichnet von einem dumpfen Kopfschmerz, der tagelang anhalten kann, oft begleitet von Übelkeit. Migränepatienten sind häufig sehr licht- und geräuschempfindlich. Bevor Sie mit der Selbstbehandlung der Migräne beginnen, sollten Sie einen Arzt zurate ziehen, denn sie wird sehr häufig fehldiagnostiziert.

Ursachen Als Auslöser für einen Migräneanfall nimmt man Stress, Überarbeitung, Erschöpfung und Schwankungen im Hormonspiegel an. Die Veranlagung kann auch familiär bedingt sein. Sensorische Reize wie Lichtblitze, Geräusche und Gerüche können ebenso wie bestimmte Nahrungsmittel einen Migräneanfall auslösen. Käse oder Nüsse enthalten beispielsweise Thyramin, eine Substanz, die Serotonin und Noradrenalin freisetzt. Diese Substanz wie auch die Ausschüttung von Histamin, einem Hormon, das bei allergischen Reaktionen freigesetzt wird, trägt zur Entstehung von Migränekopfschmerz bei. Meist sind der Dickdarm-, der Leber- und der Dünndarmmeridian bzw. die Harmonie zwischen diesen drei Meridianen gestört.

Akupressur

● MP 3 – Taibai oder Höchstes Weiß
Knapp hinter dem ersten Mittelfußknochen
● MP 4 – Gongsun oder Name des gelben Kaisers
Auf der Fußinnenseite, am höchsten Punkt des Fußgewölbes
● B 63 – Jinmen oder Das goldene Tor
1 Querfinger vor und unterhalb des äußeren Fußknöchels
● B 10 – Tianzhu oder Himmelssäule
1 Querfinger seitlich der hinteren Körpermittellinie in Höhe des Haaransatzes

Qi Gong

→ Übungen siehe »Kopfschmerzen«, Seite 290

Tai Chi Chuan

Als aktive Entspannung helfen die Tai-Chi-Chuan-Übungen dem Migränepatienten dabei, nervliche Anspannung zu lösen.

Heilbaden

● Ein entspannendes warmes Bad mit einem Badezusatz aus 4 Tropfen Melissenöl, 4 Tropfen Salbeiöl, 2 Tropfen Lavendelöl und 2 Tropfen Majoranöl tut sehr gut bei Migräne. Bleiben Sie etwa 15 Minuten in der Badewanne, und ruhen Sie danach aus.
● Ebenfalls sehr wohltuend ist ein heißes Bad mit dem Zusatz von 30 Rosskastanienblättern.

Nach dem Heilbaden empfiehlt die chinesische Medizin folgende Auflage: Waschen Sie einige Kohl- oder Weißkrautblätter, zerquetschen Sie sie leicht mit einem Nudelholz auf einem Holzbrett und legen diese etwa 20 Minuten lang auf die Stirn.

Nervosität

Typisch für Nervosität sind starke Erregbarkeit, innere Unruhe, Konzentrationsprobleme, Herzklopfen und/oder Beklemmungsgefühle, Schlaflosigkeit, Schwindel und Spannungskopfschmerzen. Kalte Füße und Hände aufgrund mangelnder Durchblutung oder schweißnasse Hände sind ebenfalls Ausdruck von erhöhter Nervosität und Anspannung. Zusätzlich können sich Druckgefühl im Magen, Potenz- und Verdauungsstörungen sowie Zittern einstellen. Wird die Nervosität nicht behandelt, können nervös bedingte Gesundheitsstörungen die Folgen sein, die Kinder ebenso wie Erwachsene betreffen.

Ursachen Eine hektische Lebensweise mit unzureichenden Entspannungsphasen und ständige Reizüberflutung der Sinnesorgane durch Lärm, visuelle Eindrücke, Umweltschadstoffe sowie der übermäßige Konsum von Genussgiften wie Alkohol oder Nikotin greifen unser Nervensystem an und schwächen das körpereigene Immunsystem.

Akupressur

● M 36 – Zusanli oder Drei Meilen am Fuß
Setzen Sie sich hin, und winkeln Sie Ihr Bein im rechten Winkel ab. Außen unterhalb des Knies liegt der Punkt auf der Erhebung, die entsteht, wenn man in dieser Position den Fuß vorne mit den Zehen anhebt und dabei die Ferse auf dem Boden lässt

Qi Gong

Regelmäßige Qi-Gong-Übungen helfen Ihnen dabei, Entspannungsphasen einzuhalten. Üben Sie täglich den Qi-Gong-Zyklus (siehe dazu Seite 95ff.).

Tai Chi Chuan

Ebenso wie Qi Gong helfen die Tai-Chi-Chuan-Übungen dabei, den Körper mit frischem Blut und Qi zu versorgen und zu entspannen. Auch hier gilt: Je regelmäßiger und ernsthafter geübt wird, desto eher stellt sich die wohltuende Wirkung ein.

Inhalation mit ätherischen Ölen

Ätherisches Basilikum- oder Rosmarinöl – auf ein Taschentuch getropft (6 bis 8 Tropfen) und tief inhaliert oder in einer Duftlampe – wirkt nervenstärkend.

Auch viele Schulkinder sind bereits von nervösen Störungen betroffen, die meist in Überforderung und Reizüberflutung wurzeln. Um sie von stundenlangem Fernsehen und Computerspielen abzulenken, muss man ihnen schon interessante Alternativen bieten. Spielerisch-sportliche Wettkämpfe oder nicht zu verbissen durchgeführte naturkundliche Exkursionen haben mehr Erholungswert und schaffen körperlichen Ausgleich.

293

Heilende Nahrungsmittel

Sojabohnensuppe

→ Rezept siehe »Frühstück«, Seite 113

Das im Soja enthaltene Lezithin stärkt Gehirn und Nerven.

Weizenkeimöl

Jeweils 1 Teelöffel nach dem Frühstück und nach dem Abendessen stärkt das Nervensystem.

Ginsengwein

Geben Sie 100 Gramm fein gehackten Ginseng mit 4 Esslöffeln Honig in 1 Liter hochprozentigen Alkohol (Cognac oder Brandy), und stellen Sie das Ganze gut verschlossen 6 Wochen lang an einen kühlen, schattigen Platz. Danach ist der Heilwein gebrauchsfertig. Trinken Sie täglich nach dem Abendessen oder vor dem Zubettgehen 30 Milliliter. Die Dosis sollte auf keinen Fall erhöht werden.

Info Für Kinder ist der Wein aufgrund des hohen Alkoholgehalts nicht geeignet!

Schlafstörungen in Form von viel zu frühem Erwachen, nach dem man nicht mehr einschlafen kann, ist häufig ein Zeichen für eine versteckte depressive Verstimmung (siehe dazu Seite 286f.). Beachten Sie in diesem Fall auch die Anwendungen unter diesem Punkt.

Schlafstörungen

Typische Anzeichen von Schlafstörungen sind Einschlafbeschwerden, obwohl man sich müde und zerschlagen fühlt. Stattdessen wälzt man sich im Bett hin und her und kommt nicht zur Ruhe, weil man innerlich nicht abschalten kann. Eine weiteres Charakteristikum für Schlafstörungen ist das nächtliche Aufwachen nach nur wenigen Stunden Schlaf, die nur wenig Erholung gebracht haben. Langfristig schwächen Schlafstörungen den Körper und das Abwehrsystem, und es kann in der Folge zu körperlichen Beschwerden kommen.

Ursachen Bei Schlafbeschwerden sieht man in der traditionellen chinesischen Medizin eine Störung im Übergang von Aktivität (Yang) zu Ruhe und Entspannung (Yin). Zudem ist das Nervensystem, das für den Ausgleich von Anspannung und Entspannung sorgt, geschwächt.

Dies kann daran liegen, dass Ängste, Stress, Überarbeitung oder seelische Überlastung die Nieren oder Sorgen und Kummer die Milz schwächen. In beiden Fällen kommt es zu einem Aufsteigen von Yang. Auch ein erhöhtes Leber-Yang, wenn aufgestaute Wut und Ärger zur Belastung werden, kann die Ursache für die Störungen sein.

Qi Gong

- Legen Sie sich entspannt auf Ihr Bett.
- Schließen Sie den Mund. Ihre Zunge hat Kontakt zum oberen Gaumen. Ihre Hände ruhen übereinander auf Ihrem Nabel. Bei der Frau liegt die rechte Hand unten, beim Mann die linke.
- Atmen Sie jetzt tief ein, und schließen Sie die Augen.
- Stellen Sie sich vor, dass Sie Energie vom Himmel tief hinab in Ihre Lunge saugen. Beim langsamen Ausatmen visualisieren Sie dann, wie die verbrauchte Luft Ihres Körpers durch Ihre Füße hindurch wieder ins Universum zurückkehrt.
- Atmen Sie insgesamt 7-mal auf die beschriebene Art und Weise ein und aus.
- Legen Sie Ihre Hände nebeneinander auf Ihren Brustkorb, drehen Sie jetzt die geschlossenen Augen ganz langsam 7-mal im Uhrzeigersinn, dann entgegen dem Uhrzeigersinn.
- Stellen Sie sich nun vor, dass Sie leicht wie der Wind sind und in ihm schwingen.

Eine weitere hilfreiche Qi-Gong-Übung bei Schlafstörungen finden Sie bei »Asthma« (siehe dazu Seite 171).

Gewöhnen Sie sich ein möglichst gleichbleibendes Zubettgehritual an, mit dem Sie sich auf die Nachtruhe einstimmen. Hören Sie eine Lieblingsmusik, trinken Sie einen beruhigenden Kräutertee, oder nehmen Sie ein warmes Bad.

Tai Chi Chuan

Regelmäßiges Üben von Tai Chi Chuan hilft Ihnen dabei, Ihre Gefühle zu ordnen und mehr Ausgeglichenheit zu finden.

Heilbad

Nehmen Sie abends vor dem Einschlafen ein warmes Bad mit Melisse oder Johanniskraut als Badezusatz. Die Badedauer beträgt maximal 15 Minuten.

Heilende Nahrungsmittel

Ginsengwein
→ Rezept siehe Seite 294

Maisfäden mit Muscheln
Kochen Sie 60 Gramm Maisfäden und 150 Gramm Süßwassermuschelfleisch in 1/2 Liter Wasser. Essen Sie jeden Tag von dieser Suppe 1 Teller. Dieses Gericht ist sehr hilfreich bei Schlafstörungen, verursacht durch Zorn und aufgestaute Wut.

Süßholz mit Datteln
Kochen Sie 18 Gramm klein gehacktes Süßholz mit 15 roten Datteln und 100 Gramm Haferflocken in etwas Wasser. 4 bis 5 Tage lang morgens und abends 1 Portion davon essen.

Melasse

Geben Sie 2 Esslöffel Melasse in 1 Glas mit warmem Wasser, und trinken Sie dieses vor dem Zubettgehen. Die Melasse enthält viel Kalzium, das die Funktionen des Nervensystems verbessert und so einen gesunden Schlaf fördert.

Banane

Essen Sie abends vor dem Zubettgehen 1 reife Banane. Sie hilft dabei, durch Nährstoffmängel verursachte Schlafstörungen zu beheben und enthält schlaffördernde Aminosäuren.

Milch und Orange

Trinken Sie vor dem Zubettgehen 1 Glas warme Milch, und legen Sie neben Ihr Bett 1 Orangenschale. Die Duftstoffe beruhigen Ihr vegetatives Nervensystem.

Ein Glas Bier oder ein Schoppen Wein vermitteln zwar die nötige »Bettschwere« und lassen leichter einschlafen. Mehr Alkohol stört aber den Tiefschlaf, so dass man nach wenigen Stunden wieder aufwacht oder sich am Morgen schlapp und zerschlagen fühlt.

Zahnschmerzen

Ebenso wie Kopfschmerzen sind auch Zahnschmerzen keine Krankheit an sich, sondern ein Zeichen dafür, dass etwas mit Ihrem Kauapparat nicht in Ordnung ist. Die Schmerzen an den Nervenenden von Zähnen oder Zahnfleisch können sich in sehr unterschiedlicher, aber immer unangenehmer Art und Weise zeigen – von pochend über pulsierend bis ziehend. Die Zähne reagieren dabei empfindlich auf Süßes, Kaltes und Heißes. Hierbei handelt es sich meist um eine Karieserkrankung.

Schmerzt dagegen das Zahnfleisch, ist es gerötet, entzündet und blutet sogar, dann liegt eine Parodontitis vor, die – sofern sie unbehandelt bleibt – zu Zahnausfall führen kann. Einerlei, woher Ihre Schmerzen rühren, sie gehören in jedem Fall in zahnärztliche Behandlung. Begleitend, und um die Schmerzen zu lindern, können Sie sie jedoch in jedem Fall auch selbst behandeln.

Ursachen Ein eitriger Zahn, eine Wurzelentzündung oder eine Fehlstellung von Kiefer oder Zahn können die Auslöser für die Schmerzen sein. Häufig ist eine Störung des Dickdarmmeridians der Grund für Zahnschmerzen im Oberkiefer, ein gestörter Magenmeridian für Beschwerden im Unterkiefer. Eine Schwäche der Nieren kann die Zähne ebenfalls anfällig für Bakterien machen. Fehlernährung und zu viel Zucker sind der häufigste Grund für Zahnfleischentzündungen und -bluten, da sie u. a. zu Vitamin-C-Mangel führen.

Akupressur

- M 36 – Zusanli oder Drei Meilen am Fuß

1 Hand breit unter der Kniescheibe und einen Querfinger seitlich davon liegt dieser schmerzlindernde Punkt

- M 8 – Touwei oder Den Kopf binden

Direkt am Unterkiefer, knapp vor dem Kaumuskelrand

- DI 4 – Hegu oder Das geschlossene Tal

Wenn Sie den Daumen fest an den Zeigefinger pressen, entsteht ein Wulst, auf dessen höchster Stelle dieser Punkt liegt

- 3 E 5 – Waiguan oder Der äußere Pass

Oberhalb des Handrückens, 2 Daumen breit von der Handgelenksfalte in Richtung Ellenbogen, liegt dieser Punkt

- Zahnschmerzpunkt (trägt keine Nummer)

Am unteren Rand der Ohrläppchen befindet sich der Zahnschmerzpunkt, den Sie mit Daumen und Zeigefinger drücken sollten

Auflagen und Mundspülungen

Ingwer-Alaun-Pulver

→ Rezept siehe Seite 214. Bringen Sie dieses Pulver direkt auf den schmerzenden Zahn auf.

Gurgelwasser mit Koriandersamen

Geben Sie 9 Gramm Koriandersamen auf 5 Liter Wasser und kochen die Flüssigkeit auf 1 Liter ein. Seihen Sie die Samen ab. Gurgeln Sie bei Bedarf mit dieser Abkochung, die lindernd bei Zahnschmerz wirkt.

Gurgelwasser mit Sesamsamen

Mischen Sie 1 Teil Sesamsamen mit 2 Teilen Wasser, und kochen Sie dieses auf die Hälfte ein. Seihen Sie die Samen ab, und gurgeln Sie mit der Flüssigkeit. Dieser Sud ist sehr hilfreich bei geschwollenem Zahnfleisch.

Salzspülung

Vorbeugend und im akuten Fall auch entzündungshemmend wirkt eine Mundspülung mit warmem Salzwasser morgens vor oder nach dem Zähneputzen.

Spargel

Einige Spargelstangen in leicht gesalzenem Wasser kochen, bis sie weich sind. Das Kochwasser nicht weggießen. Danach den Spargel möglichst fein zerkleinern, in ein Tuch füllen und auf die schmerzende Stelle legen. Täglich 3 Tassen des Spargelwassers als Tee trinken.

Die Säuren, die durch zu häufigen Genuss von Zucker entstehen, können den Zahnschmelz zerstören und damit die Voraussetzungen für Karieserkrankungen schaffen. Gefördert werden diese noch durch eine unzureichende Zahnhygiene.

Adressen von behandelnden Ärzten, Heilpraktikern sowie Instituten, die gemäß der traditionellen chinesischen Medizin heilen und behandeln:

Chinesische Naturheilpraxis
Wu und Mariam Li
Stuntzstraße 51
81677 München
Tel. 0 89/91 07 58 54
Fax 0 89/91 07 58 54

ACM
Akademie für Wissenschaft und Klinik der Chinesischen Medizin
Meinickestraße 24
10719 Berlin
Tel. 0 30/8 84 68 00
Fax 0 30/88 46 80 11

Deutsches Zentrum für Chinesische Medizin
Ludwig-Thoma-Weg 21
94072 Bad Füssing
Tel. 0 85 31/2 40 00
Fax 0 85 31/24 00 80

Zentrum für Akupunktur und TCM GmbH & Co. KG
Brunnanderstraße 24
84364 Bad Birnbach
Tel. 0 85 63/98 06 14
Fax 0 85 63/98 07 99

Eine Liste niedergelassener Ärzte in Deutschland und der Schweiz, die mit der traditionellen chinesischen Medizin behandeln, erhalten Sie gegen einen adressierten und mit 1,10 DM frankierten Rückumschlag bei:

Societas medicinae sinensis (SMS)
Internationale Gesellschaft für chinesische Medizin
Franz-Joseph-Straße 38
80801 München
Tel. 0 89/33 56 74

TCM-Kliniken

TCM-Klinik Kötzting
Ludwigstraße 2
93444 Kötzting/Bayer. Wald
Tel. 0 99 41/60 90
Fax 0 99 41/60 94 99

Klinik Am Steigerwald
Zentrum für biologische Heilverfahren und chinesische Medizin
97447 Gerolzhofen/Waldesruh
Tel. 0 93 82/94 90
Fax 0 93 82/94 91 09 oder 94 92 09

Arzneimittel

Nicht in Deutschland zugelassene oder hier den Behörden unbe-
kannte Fertigarzneimittel kann jeder Arzt auf Anfrage verordnen und jede Apotheke auf ein gültiges Rezept bestellen. Hier
sind die wichtigsten Kontaktadressen und Bezugsquellen für chinesische Heilmittel:

Chinesische Heilkräuter
Herner Straße 299, Haus 6
44809 Bochum
Tel. 02 34/9 53 67 55 und 9 53 66 30
Fax 02 34/53 85 07

Chinatees
Heißenberger Tee- und Kaffee-Spezialhaus
Hauptplatz 6
A-8010 Graz
Tel. 00 43 03 16/8 22 65 50
Fax 00 43 03 16/82 26 55 17

Tees

Viele Tees erhalten Sie in Apotheken, Asienläden oder speziellen
Teegeschäften. Achten Sie auf gute Qualität.

Impressum
© 1998 W. Ludwig Buch-
verlag in der Verlagshaus
Goethestraße GmbH
& Co. KG, München

Alle Rechte vorbehalten.
Nachdruck – auch auszugs-
weise – nur mit Genehmi-
gung des Verlags.

Redaktion:
Dr. Marion Quodi,
Barbara Wurzel
Projektleitung:
Sybille Schlumpp
*Redaktionsleitung und
medizinische Fachberatung:*
Dr. med. Christiane Lentz
Bildredaktion:
Sabine Kestler
Produktion:
Manfred Metzger
Umschlag:
Till Eiden
Layout:
Wolfgang Lehner
DTP/Satz:
Klaus-Manuel Rehfeld
Druck und Bindung:
Westermann Druck Zwickau
GmbH, Zwickau

Printed in Germany

Gedruckt auf chlor-
und säurearmem Papier

ISBN 3-7787-3686-8

Über die Autoren
Andrea-Anna Cavelius ist freiberufliche Redakteurin. Ihr Schwerpunkt liegt in den Bereichen Naturheilkunde und alternative Heilmethoden.
Alexandra Cavelius arbeitet als Journalistin und Autorin. Ihre Themenschwerpunkte sind alternative Heilmethoden und Psychologie.
Li Wu studierte traditionelle chinesische Medizin, Psychologie und Sprachwissenschaften. Er ist Vorstandsmitglied im Huang-Han TCM-Ärzteverband und arbeitet heute als Heilpraktiker in München.

Literatur
Chang, Edward G. (Hrsg.): Gesundheit und Fitness aus dem Reich der Mitte. O. W. Barth Verlag. 3. Auflage der Sonderausgabe, Bern 1991
Flaws, Bob/Wolfe, H. Lee: Das Yin und Yang der Ernährung. O. W. Barth Verlag. 3. Auflage, Bern 1995
Gascoigne, Stephen: Gesundheit durch chinesische Medizin. Delphi bei Droemer Knaur. München 1997
Kaptchuk, Ted J.: Das große Buch der chinesischen Medizin. Heyne Verlag. 3. Auflage, München 1995
König, Georg/Wancura, Ingrid: Praxis und Theorie der Neuen Chinesischen Akupunktur. Wilhelm Maudrich Verlag. 3., ergänzte und überarbeitete Auflage, Wien 1995
Leung, Albert Y.: Chinesische Heilkräuter. Diederichs Verlag. 4. Auflage, München 1995
Lie, Foen Tjoeng/Skopek, Heidemarie: Chinesische Heilmassage. Wilhelm Maudrich Verlag. Wien 1992
Maier, Herbert: Pa Tuan Chin. Prolog Verlag. 6. Auflage, Kassel 1992
Meng, Alexander/Exel, Wolfgang: Chinesisch Heilen. Kneipp Verlag. Leoben 1995
Ots, Thomas: Medizin und Heilung in China. Dietrich Reimer Verlag. 2., überarbeitete und erweiterte Auflage, Berlin 1990
Pálos, Stephan: Atem und Meditation. mvg Verlag. München 1994
Perschke, Otfried: Akupunktur und manuelle Medizin in Praxis und Theorie. Wilhelm Maudrich Verlag. Wien 1996
Stiefvater, Erich W. und Ilse R.: Chinesische Atemlehre und Gymnastik. Haug Verlag. 3., erweiterte Auflage, Heidelberg 1985
Unschuld, Paul U.: Medizin in China. C. H. Beck Verlag. München 1980
Wancura, I.: Praxis und Theorie der Neuen Chinesischen Akupunktur. Wilhelm Maudrich Verlag. 3., überarbeitete Auflage, Wien 1994

Bildnachweis
AKG, Berlin: 17; Bilderberg, Hamburg: 70 (Klaus Bossemeyer), 99, 119 (Reinhart Wolf); Das Fotoarchiv, Essen: 257 (Jochen Tack); Heidolph Theiss, Eching: 39, 40, 41, 42, 43, 44, 45, 46, 47, 87, 88, 89, 91; IFA-Bilderteam, Taufkirchen: 136 (Digul); Kerth Ulrich, München: 167; Siegfried Sperl, München: U1 (Fond), U1 (Einkl. mi. u. re.); Südwest Verlag, München: U1 (Einkl. li.), 77, 78, 80, 205 (Kristiane Vey/Jump), 49, 112 (Karl Newedel), 109 (Bodo Schieren), 242 (Matthias Tunger); Tony Stone, München: 11 (Chave/Jennings); Visum, Hamburg: 59 (M. Scharnberg), 185 (Michael Wolf)

Hinweis
Das vorliegende Buch ist sorgfältig erarbeitet worden. Dennoch erfolgen alle Angaben ohne Gewähr. Weder Autoren noch Verlag können für eventuelle Nachteile oder Schäden, die aus den im Buch gemachten praktischen Hinweisen resultieren, eine Haftung übernehmen.

Rezepte und Anwendungen